Untersuchungen der Sprechmotorik von Polterern mit Hilfe der Elektromagnetischen Mediosagittalen Artikulographie (EMMA)

HALLESCHE SCHRIFTEN ZUR SPRECHWISSENSCHAFT UND PHONETIK

Herausgegeben von
Lutz Christian Anders, Ursula Hirschfeld,
Eva-Maria Krech und Eberhard Stock

Band 24

PETER LANG
Frankfurt am Main · Berlin · Bern · Bruxelles · New York · Oxford · Wien

Mariam Hartinger

Untersuchungen der Sprechmotorik von Polterern mit Hilfe der Elektromagnetischen Mediosagittalen Artikulographie (EMMA)

PETER LANG
Internationaler Verlag der Wissenschaften

Bibliografische Information der Deutschen Nationalbibliothek
Die Deutsche Nationalbibliothek verzeichnet diese Publikation in der Deutschen Nationalbibliografie; detaillierte bibliografische Daten sind im Internet über <http://www.d-nb.de> abrufbar.

Zugl.: Halle-Wittenberg, Univ., Diss., 2006

3
ISSN 1437-3890
ISBN 978-3-631-55886-7

www.peterlang.de

Danksagung

Meine dankenden Worte richten sich an all diejenigen, die zum Abschluss der Dissertation beigetragen haben. Beginnen möchte ich mit Prof. Lutz Christian Anders, der mich in der ersten Planungsphase der Promotion auf die Elektromagnetische Artikulographie aufmerksam machte. Dr. Phil Hoole ermöglichte mir Monate später eine Hospitation am Phonetiklabor der LMU München, bei der ich mich mit der EMMA-Technik vertraut machen konnte. Aufgrund der räumlichen Entfernung empfahl er mich an das Zentrum für Allgemeine Sprachwissenschaft (ZAS) nach Berlin weiter. Dr. Christine Mooshammer hat mich kurze Zeit später aufgrund des „interessanten" Themas am Phonetiklabor in Berlin aufgenommen. Herzlichen Dank für diese ersten Schritte!

Besondere Anerkennung verdienen die Probanden, die sich zur Teilnahme an dem aufwendigen Experiment bereit erklärten und dadurch die empirische Arbeit ermöglichten.

Bedanken möchte ich mich beim ZAS, insbesondere bei Prof. Manfred Krifka, für die Bereitstellung des Arbeitsplatzes, bei der Graduiertenförderung der Martin-Luther-Universität Halle-Wittenberg für die Gewährung des Stipendiums sowie bei der DFG für die kurzzeitige finanzielle Unterstützung.

Mein Dank gilt besonders den Mitarbeitern des ZAS für die Durchführung der Untersuchungen. Ich danke Dr. Susanne Fuchs für die große Unterstützung beim Korrigieren, Programmieren und für all die spontanen Hilfsaktionen, Jörg Dreyer für die ausnahmslose Hilfsbereitschaft, Dr. Sabine Koppetsch für Unterstützung beim Korrektur lesen und Formatieren, Christian Geng für die Datenvorverarbeitung, Daniel Pape, Jana Brunner, Yugo Fujii für die hervorragenden Praat- und Matlab-Scripte sowie Swetlana Christoph für das mehrfache Lesen der Arbeit.

Ich möchte mich sehr herzlich bei meinem Betreuer Prof. Lutz C. Anders für die Beantwortung zahlreicher Fragen und die allzeit motivierenden Worte bedanken. Sehr dankbar für die fachliche Betreuung, den kritischen Blick sowie den tiefen Einblick in die Experimentalphonetik bin ich ebenfalls Prof. Bernd Pompino-Marschall und Dr. Christine Mooshammer.

Ein besonders großes Dankeschön verdient meine Familie. Meine Töchter Missy und Conchita haben mich durch ihr Dasein immer wieder zum Weitermachen motiviert. Ich danke ganz besonders meinem Partner Ralf Bieniek für seine fachliche Unterstützung, die Rückendeckung und die vielen Stunden, in denen er die Kinder betreut und behütet hat.

Inhalt

1 Einleitung

Die ersten Monographien über das Poltern verfassten Luchsinger (1963) und Weiss (1964). Nachdem dem Poltern in der sprachtherapeutischen Fachliteratur lange Zeit nur wenig Platz eingeräumt wurde, hat die wissenschaftliche Auseinandersetzung mit der Redeflussstörung Poltern in den vergangenen Jahren an Bedeutung gewonnen. Zu Beginn des neuen Jahrtausends erschienen im deutschsprachigen Raum gleich zwei Monographien (Weber 2002; Sick 2004).

Ein Großteil der existierenden Studien basiert auf Erfahrungen mit polternden Kindern, daher dominiert in der sprachtherapeutischen Praxis vorwiegend das kindliche Therapiematerial. Neben dem generellen Forschungsbedarf fehlt es insbesondere an altersgerechten Therapiekonzepten für Erwachsene. Da die vorliegende Studie ausschließlich erwachsene Sprecher erfasst, beziehen sich die folgenden Ausführungen vorrangig auf das Poltern bei Erwachsenen. Es wird davon ausgegangen, dass sich die Symptomatik und ebenso die Wahrnehmung des Polterns bei Kindern und Erwachsenen stark voneinander unterscheiden.

Die Unflüssigkeiten des Polterns sind durch eine „hastige" Sprechweise, Silben- oder Lautelisionen sowie Wort- und Satzbrüche gekennzeichnet.

Die vorliegende Untersuchung hat zum Ziel, qualitative Daten über die sprechmotorischen Fähigkeiten von Polterern zu erheben. Innerhalb der Sprachtherapie ist es bisher aufgrund fehlender standardisierter diagnostischer Verfahren üblich, das Störungsbild ausschließlich subjektiv zu beschreiben. Da sprechmotorische Defizite als mögliche Ursache für das Poltern diskutiert werden, sollen mit Hilfe der Elektromagnetischen Mediosagittalen Artikulographie (EMMA) kinematische Bewegungsparameter sowie akustische Merkmale von Polterern erfasst werden. Anhand der erhobenen Daten werden:

a) allgemein auffindbare sowie sprecherspezifische kinematische Merkmale des Polterns im Vergleich zu Normalsprechern beschrieben
b) Parallelen und Unterschiede zu vergleichbaren Studien des Stotterns aufgezeigt
c) Anregungen für das therapeutische Vorgehen gegeben.

Im theoretischen Kapitel 2.1 werden zunächst verschiedene Definitionen und Erklärungsansätze für das Poltern gegenübergestellt, da es bisher nicht gelungen ist, eine einheitliche Definition für das Poltern zu finden. Ebenso herrscht Unklarheit über die Ursachen des Polterns. Die Vermutungen reichen von Konzentrationsschwäche bis hin zu neurologischen Schädigungen. Zudem erschwert die Vielzahl der Symptome, die mit dem Poltern in Verbindung gebracht werden, eine eindeutige Beschreibung des Störungsbildes, eine zuverlässige Differentialdiagnostik und demzufolge ein gezieltes Einsetzen therapeutischer Übungen. In allen Bereichen fehlt die empirische Beweislage.

Die Grundlage für die Erarbeitung des Kapitels 2.2 zur Sprachproduktion lieferte ein Zitat von Luchsinger / Landolt (1955, 12):

> „Die Differenzierung des Polterns, dieser eigentümlichen Sprachstörung, wäre nicht so schwierig, wenn wir eine genaue Vorstellung der normalen Sprache hätten.“

Es wird hier dennoch der Versuch unternommen, die normalen störungsfreien Abläufe während der Sprachproduktion sowie mögliche Grenzen zum Pathologischen darzulegen. Vor dem Hintergrund, dass das Poltern durch neurologische Defekte hervorgerufen werden kann, werden die wichtigsten Strukturen des motorischen Systems im Zentralnervensystem vorgestellt. Dem folgt eine Übersicht über die Vorstellungen, wie Sprache im Gehirn geplant wird und auf welchen Ebenen der Sprachproduktion Fehler entstehen können. Mit der Absicht, eine Hilfestellung für die diagnostische Erfassung der Redeflussstörung zu geben, werden grundlegende Symptome des Polterns in ein vereinfachtes Modell der Sprachproduktion eingeordnet. Weiterhin wird die Bedeutung des Feedbacks für das fehlerfreie Sprechen erörtert.

Ein häufig zitiertes Merkmal des Polterns ist das schnelle Sprechen. Daraus ergibt sich die Fragestellung, welchen Einfluss schnelles Sprechen auf kinematische Parameter hat. Die im Normalfall zu erwartenden Modifikationen, z.B. das Auftreten von Reduktionen, werden im Kapitel 2.3 erörtert.

Im Kapitel 2.4 wird ein Überblick über bisherige Untersuchungen von Polterern gegeben. Es wird ersichtlich, dass in der Vergangenheit das Hauptaugenmerk auf der Gehirnforschung lag, sprechmotorische Aspekte jedoch kaum Beachtung fanden. Um Vergleichs- und Interpretationsmöglichkeiten für die Ergebnisse der vorliegenden Untersuchung zu schaffen, werden im Kapitel 2.5 verschiedene kinematische Studien von Stotterern vorgestellt, deren Sprechmotorik wesentlich eingehender untersucht wurde. Während die EMMA bereits bei Stotterern angewendet wurde, kommt diese Methode bei Polterern zum ersten Mal zum Einsatz.

Am Ende des zweiten Kapitels werden die auf den Ergebnissen der bisherigen Arbeiten basierenden empirischen Fragestellungen und Hypothesen entwickelt.

Kapitel 3 gibt einen Überblick über die Methode der vorliegenden Studie. Neben der Erfassung kinematischer Parameter werden ebenfalls akustische Eigenschaften analysiert. Es folgen Angaben zu den Probanden, zur Auswahl des Untersuchungsmaterials, zur Durchführung der Aufnahmen und zur Segmentation der Daten.

Im vierten Kapitel werden die Ergebnisse bezüglich der aufgestellten Hypothesen ausgewertet. Dabei werden die kinematischen und akustischen Daten getrennt voneinander behandelt. In Anlehnung an die zu Beginn der Arbeit formulierte Fragestellung wird das sprechmotorische Verhalten der Polterer mit Sprechern einer Kontrollgruppe verglichen.

Im Anschluss erfolgt die Diskussion im Kapitel 5, indem die Ergebnisse der Studie vor allem im Hinblick auf den therapeutischen Nutzen erörtert werden. Weiterhin werden Anstöße für weitere lohnenswerte Forschungsprojekte auf dem Gebiet Poltern gegeben.

Kapitel 6 fasst die wesentlichen Punkte der Arbeit aus theoretischer wie auch experimenteller Sicht zusammen. Die Bedeutung von Fachtermini wird im Glossar erläutert.

2 Theoretischer Hintergrund

2.1 Poltern

Das Poltern gehört ebenso wie das Stottern zu den Redeflussstörungen. In den 1970er-Jahren gab es Ansätze, das Poltern und Stottern nicht voneinander abzugrenzen. Van Riper (1970) zitiert amerikanische Autoren, die der Meinung waren, Poltern sei ein Sub-Typ des Stotterns. Weiss (1964) stellte sogar die Behauptung auf, dass Stotterer grundlegend Polterer seien. Wenn dem so wäre, würden sich die Bemühungen um eine Differentialdiagnose und unterschiedliche Therapieansätze erübrigen. Sämtliche therapeutische Maßnahmen, unabhängig davon, ob die Patienten poltern oder stottern, würden sich auf Methoden erstrecken, die bereits bei Stotterern angewendet werden.

Die nun folgenden Ausführungen werden das Poltern bei Erwachsenen kennzeichnen. Die Abgrenzung vom kindlichen Poltern ist notwendig, da es sich hinsichtlich der Symptomausprägung vom erwachsenen Poltern unterscheidet. In Anbetracht der durchgeführten Untersuchung wird vor allem auf die unterschiedlichen Ansätze, das Poltern zu definieren, eingegangen, ebenso wie auf die Symptome und mögliche Ursachen. Ziel ist es, die Grundlagen für das Verständnis des Untersuchungsmaterials, die Ergebnisse der Studie und deren Interpretation zu schaffen.

2.1.1 Definitionen

Eine einheitliche Definition des Polterns existiert bis heute nicht. Bis in die 1950er-Jahre basierten die Definitionen bis auf wenige Ausnahmen auf Persönlichkeitsmerkmalen. Heute stehen dagegen neurologische, sprechmotorische und phonetische Aspekte im Mittelpunkt. Aufgrund des Definitionsproblems ist die Differentialdiagnostik von anderen Störungsbildern erschwert, was den gezielten Einsatz therapeutischer Übungen verhindert.

> „Whatever descriptions of disfluencies are there, they often do not suffice in differentiating cluttering and other forms of fluency disruption such as stuttering, neurogenic disfluency, or even those considered normal" (Bakker 1996, 361).

Aufgrund der Störung mehrerer Modalitäten des Sprechens und der Sprache beschreiben einige Autoren das Poltern als Syndrom und nicht als eigenständiges Störungsbild (Freund 1952; Weiss 1967; Braun 1999).

In der vorliegenden Arbeit wird jedoch nicht von einem Syndrom, sondern von einem eigenständigen Störungsbild des Polterns ausgegangen. Dafür liegen folgende Gründe vor:

1. Der jetzige Stand der Forschung ist keineswegs zufriedenstellend. Es fehlen empirisch gesicherte Angaben zu den Ursachen des Polterns sowie zu diagnostischen und therapeutischen Methoden.
2. In dem Moment, in dem sich Therapeuten und Forscher auf das „Syndrom“ Poltern einigen, bestünde die Gefahr, dass alle Unternehmungen, die Ursachen des Polterns zu erforschen und als eigenständiges Störungsbild zu beschreiben, beendet würden.

Um die Verschiedenartigkeit der bisher existierenden Beschreibungen aufzuzeigen, sollen Definitionen aus persönlichkeits-, ursachenorientierter- und symptomorientierter Sicht gegenübergestellt werden.

Persönlichkeitsorientierte Perspektive:
Zu Beginn des vorigen Jahrhunderts basierten die Definitionen des Polterns weitgehend auf den charakteristischen Merkmalen der Person und nicht auf der Beschreibung von Symptomen (Kussmaul 1910; Gutzmann 1912; Arnold 1960; Luchsinger 1963; Weiss 1964).

Dem Polterer wurden in jener Zeit Eigenschaften wie aggressiv, extrovertiert, unkontrolliert, hastig und überproduktiv zugeschrieben, während der Stotterer als schüchtern, zurückhaltend und verkrampft eingeschätzt wurde (Freund 1952).

Ursachenorientierte Perspektive:
Weiss (1967) beschreibt das Poltern als Spitze eines Eisberges im Meer, von dem nur 1/7 sichtbar ist. Seine Definition wurde jahrzehntelang am häufigsten zitiert und bezieht sich auf Symptome, die besonders für polternde Kinder charakteristisch sind:

> „Cluttering is the verbal manifestation of central language imbalance” (Weiss 1967, 235).

Die zentrale Gleichgewichtsstörung bzw. Gestaltungsschwäche betrifft alle sprachlichen Ebenen: Sprechen, Lesen, Schreiben sowie die rhythmisch-musikalischen Fähigkeiten. Dieser Zusammenhang wird in der Abbildung 2.1 verdeutlicht.

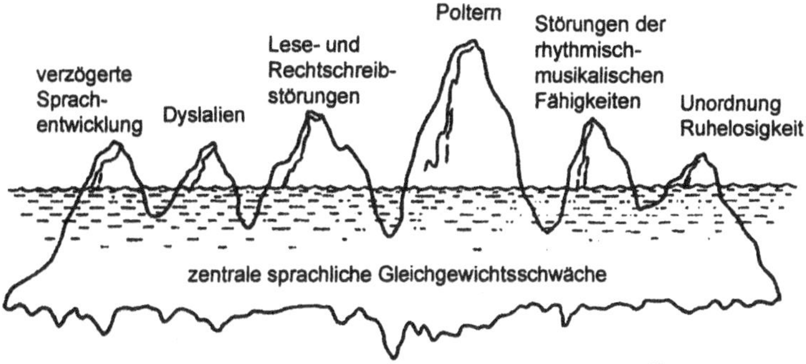

Abb. 2.1 Zentrale sprachliche Gleichgewichtsstörung (Weiss 1964, 7; Übers. d. Verf.)

Wirth (1994, 562) bezieht in seiner Definition ebenfalls mögliche Ursachen mit ein.

> „Poltern ist eine sprachliche Gestaltungsschwäche mit schneller, überstürzter, undeutlicher Sprechweise aufgrund einer angeborenen, oft vererbbaren, konstitutionell oder hirnorganisch bedingten Eigentümlichkeit der Gesamtpersönlichkeit."

Böhme (1997) definiert das Poltern aus neurologischer Sicht als Programmgestaltungsstörung und aus wahrnehmungspsychologischer Sicht als Serialitätsstörung, die als Entwicklungsstörung der Wahrnehmung zeitlicher Abfolgen zu verstehen ist.

Symptomorientierte Perspektive:
Vor allem Publikationen aus dem amerikanischen Raum integrieren ausgewählte charakteristische Symptome in ihren Definitionen, wie beispielsweise Daly / Burnett (1996, 239):

> „We view cluttering as a disorder of speech and language processing, resulting in rapid, dysrhythmic, sporadic, unorganized, and frequently unintelligible speech."

Myers / Bradley (1992) vermerken, dass Polterer die gleichen Unflüssigkeiten wie Normalsprecher haben, z.B. Wort- und Phrasenwiederholungen, Interjektionen etc., diese jedoch häufiger vorzufinden sind. St. Louis (1992) definiert Poltern als Sprachstörung mit unnormalem Redefluss, der kein Stottern ist. Hinzu kommt die schnelle und/oder unregelmäßige Sprechgeschwindigkeit. Diese Beschreibung erweist sich als nicht zweckmäßig, da sie Wissen über die Art der Unflüssigkeiten von Stotterern voraussetzt.
Generell scheint die Darstellung von Symptomen die beste Methode zu sein, um das Poltern zu beschreiben. Problematisch ist der Umfang der Beschreibung.

Eine kurze Definition ist zu oberflächlich, während eine Aufzählung mehrerer Symptome verwirrt und die Differentialdiagnostik erschwert. In einer Publikation von St. Louis / Hinzman (1986) wurden 65 für das Poltern charakteristische Merkmale beschrieben. Diese Symptomvielfalt macht es unmöglich, eine eindeutige Auswahl zu treffen.

Eine geeignete Definition für das Poltern zu finden, ist jedoch besonders für die therapeutische Arbeit von enormer Wichtigkeit. Sie ist die Voraussetzung, um Patienten und Angehörige über das Störungsbild aufzuklären. Unter diesem Aspekt sollte eine Definition die Bedingung erfüllen, das Störungsbild so genau und verständlich wie möglich zu beschreiben.

Eine Möglichkeit ist die Darstellung aus der Sicht des Hörers. Die hohe Sprechgeschwindigkeit entspricht dem ersten Eindruck, wenn man einem Polterer zuhört. Der Zuhörer braucht in diesem Moment einige Zeit, um sich an die Geschwindigkeit zu gewöhnen. Während sich zunächst der Eindruck einstellt, man habe einen Schnellsprecher vor sich, fallen einige Zeit später die verschluckten oder vertauschten Laute auf. Weiterhin können Unflüssigkeiten beobachtet werden, die durch die Suche nach Worten sowie durch unvollständige und häufig von Neuem begonnene Sätze entstehen.

Demnach scheint es angebracht, folgende Symptome in einer Definition des Polterns zu integrieren: 1. die hohe, unverständliche Sprechgeschwindigkeit, 2. die phonologischen Auffälligkeiten wie Antizipation (Vorwegnahme) oder Elision (Auslassung) und 3. Wortfindungsschwierigkeiten mit Wort- oder Satzabbrüchen. Dabei sind die verschluckten, vertauschten oder hinzugefügten Laute und Silben wesentliche Merkmale, die das Poltern vom Schnellsprechen abgrenzen.

Alle weiteren Auffälligkeiten, wie z.B. Konzentrationsmängel, Störung der Akzente oder die unphysiologische Atmung, werden erst bei genauer Analyse der Sprache sichtbar und sollten deshalb nicht in einer Definition formuliert werden. Solange die Ursachen für das Poltern nicht eindeutig geklärt sind, ist es ebenfalls nicht angebracht, diese in der Beschreibung der Redeflussstörung zu nennen.

2.1.2 Symptomatik

Da sich die vorliegende Studie ausschließlich mit erwachsenen Polterern befasst, werden Symptome im Kindesalter, wie z.B. Sprachentwicklungsverzögerungen, Dyslalien oder Lese-Rechtschreibprobleme, nicht berücksichtigt. Sie sind zum

Verständnis der vorliegenden Studie nicht erforderlich. Erfahrungsgemäß fällt es Polterern mit zunehmendem Alter leichter, bei Konzentration das Poltern zu reduzieren. Hinzu kommt die Therapieerfahrung, die einen wesentlichen Anteil an der bewussten Verbesserung der Sprechweise hat. Allein dieser Aspekt lässt sich nicht auf jüngere Kinder übertragen, da sie im Gegensatz zu Jugendlichen und Erwachsenen nicht in der Lage sind, das eigene Ich zu spiegeln und die Störung detailliert wahrnehmen und beschreiben zu können.

Die verschiedenen Definitionen (vgl. Kap. 2.1) zeigen, mit welch unterschiedlichen Schwerpunkten das Poltern in der Vergangenheit und Gegenwart beschrieben wurde. Dementsprechend unübersichtlich erscheint die Fülle der genannten Symptome. Jedoch kann eine Gemeinsamkeit für alle Polterer formuliert werden: die Symptome treten inter- und intrapersonell verschieden stark und in inkonstanter Weise auf.

In der Fachliteratur fällt auf, dass nur wenige Autoren den Versuch unternehmen, Symptome zu beschreiben. Die Mehrzahl der Autoren verweist auf bereits vorhandene und häufig veraltete Literatur. Interessanterweise unterscheidet sich dabei die Reihenfolge der genannten Symptome und deren Anzahl.

Am Ende des Kapitels werden einige Symptome gegenübergestellt, die in der Literatur sehr konträr beschrieben werden. Anhand dieser Beispiele wird erneut die Notwendigkeit weiterer Forschungsarbeit deutlich.

Im Folgenden erscheint eine Übersicht und Erläuterung der in der Literatur beschriebenen Symptome, die auch für die Probanden der vorliegenden Studie relevant erscheinen. Die Reihenfolge trifft dabei keinerlei Aussage über die Wichtigkeit oder Häufigkeit der Symptome.

1. intra- und interverbale Akzelerationen
2. phonologische Auffälligkeiten
3. Wort- und Satzabbrüche als Folge von Wortfindungsschwierigkeiten und der Formulierungsschwäche
4. mangelnde Konzentration und Aufmerksamkeit
5. Störung des Denkprozesses
6. Störung der drei Akzentformen der Sprache
7. rhythmisch-musikalische Defizite
8. Atemstörungen
9. Iterationen
10. gehäufte Interjektionen
11. Maze-Words
12. Sprache / Grammatik

13. sprechmotorische Fähigkeiten
14. pragmatische Fähigkeiten
15. Handschrift
16. Störungen des ZNS

1. intra- und interverbale Akzelerationen
Beschleunigungen dieser Art treten vermehrt in emotional angespannten Situationen auf. Die ursprünglich von Seeman / Novák (1963) beschriebenen intraverbalen Akzelerationen treten vermehrt in längeren Wörtern mit Konsonantenhäufungen (z.B. bei Fremdwörtern) oder gebräuchlichen Redewendungen auf. Anhand der Beschreibung von Braun (1999, 274 f.) lässt sich ableiten, dass vor allem am Wortende das Tempo zunimmt:

> „Beinahe kein Wort wird vollendet, zwischen den Wörtern werden keine Zwischenräume gelassen".

Nur wenige Autoren beschreiben die Redeflussstörung auf diese detaillierte Weise. Häufig wird von einem überhasteten Tempo berichtet, die Begriffe intra- und interverbale Akzeleration, die das Auftreten der Störung genau lokalisieren, tauchen jedoch kaum auf.
Neben dem Terminus „Akzeleration" wird häufig der Begriff „Propulsion" verwendet. Darunter versteht Braun (1999, 275) das „... propulsive, schussartige Hervorstoßen von Wörtern, Wortblöcken, Satzteilen und Sätzen ...".
Seeman / Novák (1963) beschreiben neben den Propulsionen des Sprechantriebes Propulsionen der gesamten Motorik und führen das auf Störungen im Striopallidärsystem zurück, welches zum extrapyramidalen System gehört.
Daly / Burnett (1996, 243) bringen Jahrzehnte später den Begriff „spurts" auf und beziehen sich damit auf das zu schnelle Sprechtempo, auf die Tachylalie.
Ein Proband der vorliegenden Studie berichtete von Freunden, die sein Sprechen mit einem Maschinengewehr verglichen.

2. phonologische Auffälligkeiten
Wie im Kapitel 2.1 erwähnt, treten bei Polterern die beiden erstgenannten Symptome nicht isoliert auf.

> „Erst dann, wenn die bekannten Umstellungen der Worte und das Verschlucken von einzelnen Worten eintritt, spricht man mit Recht von Poltern" (Luchsinger / Landolt 1955, 14).

Daly / Burnett (1996) erwähnen das Verschlucken bzw. Auslassen von Lauten und unbetonten Silben. Luchsinger / Landolt (1955) beschreiben das Verschlucken bzw. Umstellen von Silben oder Worten am Ende des Satzes.

Die am häufigsten zu beobachtenden phonologischen Auffälligkeiten sind Auslassungen (Elisionen) von Lauten, Silben oder ganzen Wörtern. Braun (1999) beobachtet sie vor allem in unbetonten Vor- und Endsilben.

In der Tabelle 2.1 sind die verschiedenen Auffälligkeiten anhand von Beispielen erläutert.

Tab. 2.1 Übersicht über phonologische Auffälligkeiten, zusammengestellt nach Wirth (1994) und Braun (1999) und der durchgeführten Pilotstudie (vgl. Kap. 3.4.1)

Auffälligkeit	**Erklärung**	**Beispiel**
Elision	Auslassung von Lauten, Silben oder ganzen Wörtern	Belletristik -> Belle_ristik Krokodil -> Kro_dil
Pararthrie	Verschleifung von motorisch schwierigen Konsonantenverbindungen	Nagel -> [naəl]
Kontamination	Verschmelzung von ähnlich klingenden Wörtern oder Wortkreuzungen	kleben und legen -> klegen Feder und Tinte -> Finte es fängt an + es geht los -> es fängt los
Kommutation	Vertauschung von Lauten	Mittelfinger -> Fittelminger
Substitution	Ersetzen von Lauten	aus Labilität -> Kabilität
Reduktion	Vereinfachung von Konsonanthäufungen	Schlüssel -> [sysəl]
Metathesis	Umstellung in der Reihenfolge	proportionalisieren -> proportio***nila***sieren
Assimilation	Angleichung	Protagonist -> Protogonist
Heterotopie	Verschieben von Lauten an andere Stelle	Brot -> Bort
Antizipation	späterer Laut, Wort- oder Satzteil verdrängt vorhergehenden	unerlaubt verlassen -> unerlaßt verlassen
Anaptyxis	Hinzufügen von Lauten	dimensionalistisch -> dimensionali***li***stisch

Seeman / Novák (1963, 170) interpretieren diese Abweichungen als Folge der intraverbalen Akzeleration.

> „Die Beschleunigung des Sprechantriebes ist so groß, daß die Artikulationsbewegungen unvollkommen werden, so dass es zum Entstellen von Lauten, zu Lautauslassungen und zur Reduktion von Konsonantenhäufungen kommt.“

Dieser Zusammenhang besteht jedoch nicht zwangsläufig. Bei der durchgeführten Pilotstudie (vgl. Kapitel 3.4.1) sowie bei der Durchführung des Experimentes, beides also in Testsituationen, konnten mehrfach Auslassungen oder Substitutionen auch ohne Akzelerationen beobachtet werden.

Sick (2000) konnte anhand ihrer Untersuchungen (vgl. Kap. 2.4.4) einen engen Zusammenhang zwischen einer hohen Artikulationsrate (ohne Berücksichtigung der Sprechpausen) und einer übermäßig hohen Anzahl an phonetischen Auffälligkeiten nachweisen. Im Gegensatz zu Seeman / Novák (1963) stellt sie die Hypothese auf, dass die phonetischen Auffälligkeiten keine Folgeerscheinung der hohen Artikulationsrate, sondern als eigenständiges Symptom zu werten sind. Vielmehr werden die Auffälligkeiten durch Iterationen und andere Unflüssigkeiten beeinflusst. Böhme (1997) beschreibt die phonetischen Auffälligkeiten als fakultative Symptome. Dieses Phänomen stellt jedoch zweifelsohne eines der wichtigsten Merkmale dar.

3. Wortfindungsschwierigkeiten, Formulierungsschwäche
Braun (1999, 277) unterscheidet zwischen Defiziten auf der syntaktisch-morphologischen Ebene (Steckenbleiben im Satz, Satzumbau, Satzabbruch) und der lexikalisch-semantischen Ebene. Letzteres zeigt sich in Form von Wortfindungsschwierigkeiten, Vokalstopps am Wortbeginn und dem Hin- und Herschwanken zwischen mehreren Ausdrücken sowie der Schwierigkeit, das passende Wort oder die passende Redewendung zu finden.

Die Wortfindungsschwierigkeiten sind häufig auch vorhanden, wenn durch Aufmerksamkeitszuwendung die Sprechgeschwindigkeit reduziert wird. Es ist denkbar, dass Wortfindungsschwierigkeiten einen Verdrängungsmechanismus auslösen. Das heißt, um die Schwierigkeiten zu verdecken, werden immer wieder Sätze mit hohem Sprechtempo begonnen, möglicherweise auch, damit der Zuhörer diese ständige Suche nach den richtigen Worten nicht bemerkt. Statt dessen lässt der Polterer den Zuhörer an seinem Denkprozess teilhaben und produziert alle auftauchenden Gestaltungsmöglichkeiten, auch, wenn sie im gleichen Atemzug von immer wieder neuen Formulierungen abgelöst werden. Dieses Phänomen könnte anhand einer Fragebogenstudie von Polterern selbst beurteilt werden.

4. Konzentration und Aufmerksamkeit
Bereits Gutzmann (1912) kam zu dem Schluss, dass die Konzentration und Aufmerksamkeitsspanne das Herzstück des Polterns darstellen. Luchsinger / Landolt (1955) beschreiben die Folgen mangelnder Konzentration genauer:

> „Sicher ist, dass der Sprechende mittels der Aufmerksamkeit einen für die richtige Gestaltung der Rede unentbehrlichen Einfluss auf die motorischen und sensorischen Regionen ausübt. Fällt derselbe weg, so stellen sich leicht unpassende Worte, eine falsche Betonung usw. ein“ (Luchsinger / Landolt 1955, 13).

Weiss (1967) charakterisiert den typischen Polterer als schlechten Zuhörer, der Schwierigkeiten hat, einer konsequenten Linie zu folgen. Er wechselt ständig sein Interesse und zeigt einen großen Mangel an Konzentration. Probleme der Aufmerksamkeitsspanne wurden anhand mathematischer Rechenaufgaben nachgewiesen, die sich meist beim vierten oder fünften Schritt einer komplexen Rechenaufgabe zeigten.

Lees et al. (1996) konnten anhand einer Fallstudie Defizite des Kurzzeitgedächtnisses nachweisen. Diese zeigten sich einerseits bezüglich sprachlicher Informationen, andererseits auch im Speichern visueller Reize. Daly / Burnett (1996) haben in Form einer Wiederholungsstudie innerhalb von drei Jahren das auditive Gedächtnis eines polternden Schülers überprüft. Dabei zeigten sich unterdurchschnittliche Werte. Auch Molt (1996) beschreibt anhand von EEG-Resultaten eine gestörte auditive Verarbeitung von Polterern. Aufgrund der Tatsache, dass Polterer glauben, sie sprechen normal, schließt Liebmann (1900) bereits zu Beginn des vorigen Jahrhunderts auf Defizite in der auditiven Aufmerksamkeit.

5. Störung des Denkprozesses

Weiss (1967) führt in seinen Ausführungen Aussagen von Polterern an, die Lücken oder „black outs“ während des Sprechens beschreiben, die ihnen Angst machen. Wenn Polterer zahlreiche Wiederholungen produzieren und sie gefragt werden, was sie sagen wollten, reagieren sie mit Schulterzucken: „als ob sie ohne Absicht sprechen“ (Weiss (1967, 244). Er weist darauf hin, dass es zu leicht wäre, langsames Denken dafür verantwortlich zu machen. Das Gegenteil scheint der Fall zu sein: Polterer sprechen von durch den Kopf rasenden Gedanken. Weiss (1967) stellt verschiedene Ansätze von Autoren gegenüber, die die Frage diskutieren, ob Polterer zu dem visuellen, auditiven oder motorisch-kinästhetischen Vorstellungstyp gehören oder ob sie sich keiner dieser Gruppen zuordnen lassen. Er selbst stellt die Vermutung auf, dass Polterer weder zu schnell noch zu langsam denken, sondern eher diffus und nicht verbal, sondern abstrakt.

Myers / St. Louis (1996, 301) zitieren die Mutter eines polternden Schülers:

> „… he knows what he wants to say, he thinks of various different ways to express that idea, and the different ways get all mixed up together when he starts to talk.”

Durch dieses Durcheinander der Gedanken und Formulieren von Sequenzen entstehen Unflüssigkeiten wie Interjektionen und unvollständige Wörter oder Phrasen.

6. Störung der drei Akzentformen der Sprache
In der Rede des Polterers sind alle drei Formen der Akzente gestört (melodisch, temporal, dynamisch), so dass die Sprache sehr monoton und aufgrund der falschen Betonungsmuster teilweise unnatürlich wirkt. Weiss (1967) begründet diese Monotonie mit der allgemeinen Formulierungsschwäche von Polterern. Da sie nicht längere Sätze, sondern nur kurze Passagen vorausdenken, erweckt die Wiederholung der kurzen Melodie den Eindruck von Monotonie, ähnlich wie bei Aphasikern. Lees et al. (1996) konnten ebenfalls flache Intonationsmuster bei einem Jugendlichen beobachten. Die Autoren sehen eine Verbindung zwischen der monotonen Sprechweise und der Unfähigkeit, die Tonhöhe zu variieren.

7. Rhythmisch-musikalische Defizite
Die Angaben zu den rhythmisch-musikalischen Fähigkeiten sind in der Fachliteratur sehr widersprüchlich. Arnold (1960) ordnet den Mangel an Musikalität als kongenitale (angeborene) Amusikalität ein und gruppiert sie zur LLMM-Gruppe (language-lability-musical-motoric). Pearson (1962) bestätigte mit seiner Untersuchung ebenfalls rhythmische Schwierigkeiten von Polterern. Dumke et al. (1963) fanden jedoch gut ausgebildete musikalische Fähigkeiten (vgl. Kap. 2.4.1). Weiss (1967) führt in seinem Vergleich der Poltersymptomatik mit einem Eisberg im Meer die Störung von Rhythmus und Musikalität an, geht jedoch nicht davon aus, dass diese Schwäche ein zentrales Problem darstellt.

Braun (1999, 276 f.) verweist in seinen Ausführungen ebenfalls auf die widersprüchlichen Angaben:

> „Die angebliche Unmusikalität wird aus der Beobachtung abgeleitet, daß vorgegebene Töne nicht treffsicher aufgenommen und einfache Melodien nicht nachgesungen werden können. Auch werden Störungen des Rhythmusempfindens genannt.“

8. Atemstörungen
Wendler et al. (1996) interpretieren Atemstörungen bei Polterern als gestörte phonetische Intention. Die Autoren vermuten, dass Polterer unphysiologisch atmen, weil sie in nur kurzen Phrasen denken und ihnen generell ihre Sprechabsicht nicht klar ist. Braun (1999) begründet die unökonomische Atmung als Folge der Nichteinhaltung von Atem- und Sprechpausen. Durch das überhastete Sprechen wird viel Luft gebraucht, so dass Atempausen auch an ungeeigneten Stellen mitten im Satz auftreten. Der Sinnzusammenhang wird mitunter entstellt.

9. Iterationen

Unter Iteration („wa- wa- was will der?“) versteht man das krampflose Wiederholen einzelner Silben, kurzer Wörter oder kurzer Äußerungen (Braun 1999). Die beim Stottern auftretenden Wiederholungen sind dagegen krampfartig. Weiss (1967) erklärt diese Erscheinung aus psychologischer Sicht. Iterationen treten seiner Ansicht nach auf, weil sich der Sprecher über das folgende Wort oder die Phrase unsicher ist. Dies kann mit der Schwierigkeit zusammenhängen, Wörter und korrekte grammatische Strukturen zu finden oder generell eine Idee zu formulieren. Iterationen sind in der Sprachentwicklung zwischen dem 2. und 5. Lebensjahr normal. Treten sie wie z.B. bei Polterern gehäuft im späteren Alter auf, erscheinen die Betroffenen laut Weiss (1967) weniger intelligent.

Normalerweise werden bei jedem Erwachsenen Iterationen beobachtet, bei Polterern treten sie jedoch viel häufiger auf. Vielleicht aus der Angst heraus, den Gedanken schnell wieder zu vergessen, schießen Polterer ihre Gedanken hervor und stehen dann vor dem erneuten Problem, zu überlegen, was sie sagen wollen. Es ist auch denkbar, dass Iterationen eingesetzt werden, um die entstehenden Pausen zu überbrücken.

10. Interjektionen

Interjektionen werden vermutlich aus dem gleichen Grund wie Iterationen eingesetzt. Weiss (1967, 239) beschreibt sie als längere Vokale, die häufig am Ende des Wortes oder mitten im Satz als *„ah ... ah ... ah“* erscheinen, ebenso wie Einschübe *„well, you know“*. Braun (1999) beschreibt die Dehnungen von Silben oder Wörtern als Versuch des Polterers, die Rede kontinuierlich aufrecht zu erhalten. Er unterscheidet zwischen embolophonischen (*„äh“*, *„hmm“*, *„öh“*) und embolophrasischen (*„na“*, *„sozusagen“*, *„ach ja“*) Interjektionen. In ihrer Fallstudie beobachteten Lees et al. (1996) in der Spontansprache von Polterern 10% Unflüssigkeiten in Form von Interjektionen, Wortteil- und Wortwiederholungen und Korrekturen.

11. Maze-Words

Dieser Begriff wurde von Teigland (1996) geprägt. Darunter versteht sie unvollständige oder grammatikalisch falsch gebildete Wörter. Bisher ungeklärt blieb die Frage, ob „Mazes“ primär durch Wortfindungsstörungen oder durch die fehlerhafte Anwendung grammatischer Strukturen verursacht werden. Lees et al. (1996) erwähnen „non-English words“ als Folge von Silbenelisionen, die zu einer verzerrten Verständlichkeit führen.

12. Sprache / Grammatik

Es wurde nachgewiesen, dass Polterer in kurzen Sätzen sprechen und komplizierte Nebensätze vermeiden. Nach Angaben von Lees et al. (1996) besteht eine

Aussage durchschnittlich aus sechs Wörtern. Es wäre interessant, weiterhin zu analysieren, wie sich dieses Verhältnis ändert, wenn Polterer nach Worten suchen und „Endlossätze“ bilden.

13. Sprechmotorische Fähigkeiten
Die Angaben über sprechmotorische Fähigkeiten von Polterern sind sehr unterschiedlich. So bewiesen Seeman / Novák (1963) mit Hilfe eines Silbenschnelligkeitstests sehr gute sprechmotorische Fähigkeiten von Polterern. Lees et al. (1996) untersuchten anhand des Fletcher Time-by-Count-Tests (Fletcher 1972) die sprechmotorischen Fähigkeiten eines Schülers. Sie stellten eine eingeschränkte Zungenbeweglichkeit und eine verlangsamte diadochokinetische Rate (Anzahl schnell aufeinander folgender Sprechbewegungen) fest. Ebenso fanden Daly / Burnett (1996) bei einem 9-jährigen Schüler mit Hilfe diadochokinetischer Aufgaben unterentwickelte koordinative Fähigkeiten der Sprechwerkzeuge.

14. Pragmatische Fähigkeiten
Pragmatische Fähigkeiten beschreiben das Vermögen, verbale und nonverbale Informationen zu nutzen und Botschaften übermitteln zu können, ebenso wie die Fähigkeit, sich den Bedürfnissen des Gesprächspartners anzupassen. Teigland (1996) konnte anhand ihrer Untersuchung (vgl. Kap. 2.4.6) nachweisen, dass die pragmatischen Fähigkeiten von Polterern nicht ausreichend vorhanden sind. Beispielsweise nutzen sie kaum die nachdrückliche Betonung, weshalb der Gesprächspartner weniger Informationen über die Wichtigkeit der Aussage erhält.

Aus der Beschreibung der Fallstudie von Lees et al. (1996) geht hervor, dass der untersuchte jugendliche Polterer kein Bedürfnis verspürt, die Aufmerksamkeit des Zuhörers zu gewinnen, bevor er mit dem Sprechen beginnt. Weiterhin scheint er, wie bei Teigland (ebd.) beschrieben, keine Verbesserungsstrategien anzuwenden. Die Autoren ließen jedoch ungeklärt, ob es sich um ein Unvermögen des Polterers handelt oder tatsächlich um Nachlässigkeit.

15. Handschrift
Die Handschrift von Polterern wird häufig als krakelig und kindlich beschrieben (Weiss 1964). Myers / St. Louis (1996) nennen in ihrer Symptomauflistung eine auffällige Handschrift bei Polterern an dritter Stelle nach den extremen Unflüssigkeiten und der exzessiven Sprechgeschwindigkeit.

16. Störungen des ZNS
Bei der Mehrzahl untersuchter Patienten konnten durch ein Elektroenzephalogramm (EEG) pathologische Gehirnleistungen festgestellt werden (Luchsinger / Landolt 1955; Langová / Morávek 1966; Molt 1996). Ohne eine genaue Lokali-

sation der Störung nennen zu können, beschreiben die Autoren vor allem eine hohe Ablenkbarkeit und ein schwaches auditives Gedächtnis. Molt (1996) fasst diese Störung als auditive Verarbeitungsstörung zusammen.

Im Folgenden sollen Symptome gegenübergestellt werden, zu denen in der Literatur widersprüchliche Angaben zu finden sind. Die Auflistung verdeutlicht einerseits den weiteren Forschungsbedarf, andererseits die interindividuelle Symptomatik des Polterns.

Sprechmotorische Fähigkeiten

Wie bereits unter Punkt 13 dargestellt, beschreiben nur wenige Autoren die sprechmotorischen Fähigkeiten von Polterern. Einerseits werden sie als unauffällig (Seeman / Novák 1963), andererseits aber auch als eingeschränkt und unterentwickelt (Lees et al. 1996; Daly / Burnett 1996) formuliert. Da die neueren Angaben auf sprechmotorische Defizite hinweisen, soll dieser Aspekt im Rahmen der vorliegenden Untersuchung überprüft werden.

Mathematische Fähigkeiten

Es wird allgemein angenommen, dass Polterer sehr intelligent sind und besonders gute mathematische Fähigkeiten haben. In einer Fallstudie stellen Daly / Burnett (1996) einen Schüler vor, der an einem Begabtenprogramm für Mathematik und Physik teilnahm. In der Literatur wird jedoch ebenso das Gegenteil beschrieben. So z.B. von Kleinsorge (1989), die anhand ihrer Untersuchung festgestellt hat, dass die mathematischen Fähigkeiten von Polterern nur mangelhaft ausgeprägt sind. Die Fallstudie von Myers / St. Louis (1996) stellt einen Schüler dar, der weder Mathematik noch Physik mag. In einer Tabellenübersicht von St. Louis (1996) beurteilen verschiedene Autoren die mathematischen Fähigkeiten ihrer Probanden von überdurchschnittlich gut (3 von 29 Fällen), über normal (10 von 29) bis hin zu auffällig/unnormal (5 von 29).

Aufgrund dieser Divergenz sind die mathematischen Fähigkeiten von Polterern nicht als Hauptsymptom anzusehen und demnach für die Diagnostik nicht ausschlaggebend. Entsprechend vorsichtig sollten Schlussfolgerungen betrachtet werden, die davon ausgehen, dass Polterer logisch und abstrakt denken, was sich in Form von guten mathematischen Fähigkeiten zeigt, sie andererseits jedoch Probleme haben, die Gedanken klar zu formulieren.

Iterationen

Während die Mehrzahl der Autoren (Weiss 1967; Braun 1999) Iterationen beschreibt, konnten Becker / Grundmann (1970) dagegen bei ihrer Untersuchung (vgl. Kap. 2.4.1) keine Wiederholungen beobachten.

Vokalstopp

Weiss (1967) begründet den Vokalstopp (Steckenbleiben) mit dem Unvermögen des Polterers, Gedanken klar zu formulieren. Dieses Symptom findet in der Literatur wenig Beachtung. Weiss (1967) merkt an, dass Vokalstopps teilweise unter mental zurückgebliebenen Polterern verbreitet sind. Damit kann dieses Symptom nicht als Hauptsymptom angesehen werden. Wendler et al. (1996) definieren den Vokalstopp nur als Symptom, wenn er ohne Anzeichen von Sprechangst und nicht in systematischer Weise wiederholt auftritt.

Störungsbewusstsein

Myers / Louis (1996) führen das Selbst- und Störungsbewusstsein als größten Unterschied zwischen zwei untersuchten polternden Schülern an. Allein an diesem Beispiel ist zu erkennen, dass das Störungsbewusstsein unterschiedlich stark ausgeprägt sein kann. Böhme (1997) zählt das nicht ausgeprägte Störungsbewusstsein bei Polterern als erstes Symptom auf, vermutlich als Abgrenzung zum Stottern. Einen solchen Stellenwert darf diese Beobachtung jedoch nicht bekommen, da es, wie bereits anfangs beschrieben, große Unterschiede zu erwachsenen Polterern gibt und spätestens während oder nach einer Sprachtherapie das Störungsbewusstsein vorhanden ist.

Vermutlich wird allgemein angenommen, dass Polterer kein Störungsbewusstsein besitzen, da sie ihre Sprache nicht selbst verbessern, indem sie das Tempo reduzieren und deutlicher artikulieren, wie Normalsprecher es tun würden. Das scheint jedoch genau das Problem zu sein: ein Polterer ist wahrscheinlich hoch motiviert, sein Sprechen zu verbessern, damit ihn seine Umwelt gut versteht, ihm fehlen dazu jedoch die Umsetzungsmuster. Er kann seine Verständlichkeit selbst nach der Behandlung häufig nicht in jeder Situation verbessern.

2.1.3 Ätiologie

> „We know little about the etiology of cluttering – conjectures and speculations being more predominant than knowledge" (Preus 1996, 350).

Anliegen dieses Kapitels ist es, grundlegendes Wissen über die möglichen Ursachen der Redeflussstörung Poltern darzustellen. Wie aus der Äußerung von Preus (1996) hervorgeht, wird noch immer über die Ursachen spekuliert, so dass es auch in der vorliegenden Arbeit nicht möglich ist, eindeutig zu klären, wie das Poltern entsteht. Es sollen vielmehr gegensätzliche Vermutungen aufgezeigt werden.

Sprachheilpädagogische Erklärungsansätze, wie Poltern als Entwicklungsstörung, werden an dieser Stelle nicht diskutiert, da das kindliche Poltern nicht Gegenstand der Untersuchung ist. Ein zweiter Grund für diese Entscheidung liegt darin, dass bei den Probanden dieser Studie seitens der Therapeuten und auch nach eigenen Aussagen keine Entwicklungsstörung in der Kindheit festgestellt wurde. Dies müsste anhand von Elterngesprächen nachgeprüft werden.

Das Poltern kann als reines Poltern oder als Mischform mit dem Stottern auftreten. Dabei wird zwischen dem Stottern mit Polterkomponente und dem Poltern mit Stotterkomponente unterschieden (Böhme 1997). Die Ursachen für das Stottern sind ebenso ungeklärt wie für das Poltern.

Es wird allgemein davon ausgegangen, dass sich in den Familien von Polterern häufig die gleichen Symptome finden. Das Poltern kann in diesem Falle hereditär bedingt sein (Böhme 1997). Dabei wird angenommen, dass sich die Vererbung auf eine zerebrale Unreife mit herabgesetzter sensorischer Integration und/oder herabgesetzter motorischer Geschicklichkeit bezieht (Braun 1999).

Die im Folgenden aufgelisteten Erklärungsansätze beschreiben die Störung aus verschiedenen Sichtweisen. Das Poltern wird verursacht durch eine:

1. Programmgestaltungsstörung
2. Auditive Verarbeitungsstörung
3. Störung des extrapyramidalen Systems
4. Verbindung zum Hyperaktiven-Syndrom

1. Programmgestaltungsstörung

Die Theorie der Programmgestaltungsstörung, der Störung des Sprech-Denk-Prozesses (Braun 1999) bzw. der Sprachgestaltungsschwäche (Wirth 1994) beruht auf der Annahme von sprechmotorischen Störungsabläufen. Sie entstehen, indem die Gedanken kaum strukturiert und formuliert zur Sprache gebracht werden und die Artikulationsorgane dieser Aufgabe nicht nachkommen können.

Graichen (1985) beschreibt Störungen der Gedankenprogrammierung vor allem in kindlichen Entwicklungsprozessen als Unreifezeichen, wobei die Prognose aufgrund von Nachreifungen relativ günstig ist. Die Redeflussstörungen von Polterern erklärt der Autor anhand von abrupten Wechseln im Formulierungskonzept, Umkodieren mitten im Satz, plötzlichen Gedankensprüngen während der Produktion sowie impulsivem Drauflossprechen (Graichen 1985). Zudem werden Sprechpausen weggelassen, die zur Vorbereitung der nachfolgenden Artikulationsmuster notwendig sind, der Silbentakt gerät durcheinander, die

Sprechorgane produzieren bereits in dem Moment, in dem die gedankliche Formulierung noch nicht abgeschlossen ist.

2. Auditive Verarbeitungsstörung
Aufgrund vorliegender Elektroenzephalogramm-Studien (EEG) zur Erfassung der Gehirnleistungen wurden mehrfach Grenzbefunde von Polterern beschrieben (vgl. Kap. 2.5). Als Ursache für das Poltern nimmt Molt (1996) daher eine zentrale Nervensystemstörung in Form einer auditiven Verarbeitungsstörung an. Dabei ist die Selbstkontrolle dahingehend gestört, dass Fehler und Versprecher nicht wahrgenommen und daher auch nicht korrigiert werden können. Ebenso wie Molt (1996) beschreibt auch Graichen (1973) eine herabgesetzte auditive Kontrollfunktion als Ursache. Diese soll gemeinsam mit der motorischen Schwäche zum propulsiven Sprechantrieb führen.

Die Bedeutung der auditiven Kontrolle für den fehlerfreien Sprachproduktionsprozess wird im Kapitel 2.2.6 erläutert. Wirth (1994) macht frühkindliche Hirnschäden für diese Nervensystemstörung verantwortlich.

3. Störung des extrapyramidalen Systems
Die beim Poltern häufig zu beobachtenden Propulsionen des Sprechantriebes werden nach Seeman / Novák (1963) durch eine Störung des Striopallidärsystems verursacht. Auch Wirth (1994) nennt Störungen im striopallidären System mit Veränderungen der motorischen Reaktionen. Das System gehört zum extrapyramidalen System und beeinflusst die motorische Muskulatur, insbesondere die Sprechmuskulatur (vgl. Kap. 2.2.2).

Seeman / Novák (1963) verweisen auf die Untersuchung von Guiot et al. (1961), die bei Parkinson-Patienten durch eine Stimulation (stereotaktische Reizung) des ventrolateralen Kernes des Thalamus entweder eine Sprechhemmung oder eine Beschleunigung hervorrufen konnten (der Thalamus ist eng mit dem Striopallidärsystem verbunden). Die Patienten waren sich dieser Beschleunigung bewusst, konnten sie jedoch nicht stoppen und vermuteten einen Zusammenhang mit der stereotaktischen Reizung (Guiot et al. 1961). Aufgrund dieser Ergebnisse schlussfolgerten Seeman / Novák (1963) für das Poltern, dass die Sprechpropulsionen durch eine Störung im Striopallidärsystem hervorgerufen werden.

Einen weiteren Ansatzpunkt, das Poltern durch Störungen im extrapyramidalen System zu erklären, stellt der Vergleich mit der extrapyramidalen Dysarthrie dar (Wirth 1994). Die Symptome zeigen sich in Form von:

- Wort- und Satzteilwiederholungen, vor allem am Satzende
- zunehmender, zu verwaschener Sprache führender Sprechgeschwindigkeit mit Übergang zum Murmeln
- Monotonie

Die aufgeführten Symptome treffen alle ausnahmslos auf die Charakteristik des Polterns zu. Nach dem bisherigen Wissensstand existieren keine vergleichenden Untersuchungen zwischen Dysarthrie und Poltern. Da bei Dysarthriepatienten zur Feststellung der sprechmotorischen Leistungen die diadochokinetische Rate überprüft wird, wurden ebenfalls Silbenreihen in den Untersuchungskorpus der vorliegenden Studie aufgenommen (vgl. Kap. 3.4.3).

4. Verbindung zum Hyperaktiven Syndrom
In der Annahme, dass das Poltern durch eine gestörte Koordination komplexer feinmotorischer Abläufe verursacht wird, bringen einige Autoren (Braun 1999) das Poltern mit dem hyperkinetischen Syndrom in Verbindung. Nach heutigem Wissensstand wird dieses Störungsbild als Aufmerksamkeits-Defizit-Syndrom mit oder ohne Hyperaktivität (ADHS oder ADS) bezeichnet.

Das Syndrom ist gekennzeichnet durch Konzentrationsstörungen, hohe Ablenkbarkeit, Störungen der Impulskontrolle und psychomotorische Unruhe (Pschyrembel 1986).

Aufmerksamkeitsstörungen können sehr häufig ein Symptom verschiedenster Hirnfunktionsstörungen darstellen, so z.B. der minimalen zerebralen Dysfunktion (MCD). Als Ursache für die ADHS wird eine genetisch bedingte neurobiologische Funktionsstörung genannt, die Steuerungs- und Koordinationsaufgaben beeinflusst. Bei den von Molt (1996) untersuchten polternden Schülern wurde bei einem Probanden eine bestehende Hyperaktivität beschrieben. Es kann nicht der Schluss gezogen werden, dass es sich bei Polterern generell um hyperaktive Personen handelt. Möglicherweise werden beide Störungsbilder durch ähnliche Ursachen hervorgerufen. Als Ort der Störung wird beim hyperkinetischen Syndrom das extrapyramidale System beschrieben (Nix 1995).

Zusammenfassung
Die dargestellten Ursachen verdeutlichen die Unklarheit darüber, ob das Poltern durch eine organische Störung verursacht wird oder nicht. Da Polterer in der Lage sind, unauffällig zu sprechen, wenn sie sich konzentrieren, kann demnach kaum eine organische Störung vorliegen. In diesem Fall würde die Störung ständig auftreten.

Medizintheoretiker unterscheiden zwischen organischen Leiden (mit einem meist visuell erkennbaren Schaden) und „Netzwerk-Erkrankungen“, bei denen die einzelnen Teile des Organismus zwar intakt sind, ihr Zusammenspiel aber gestört ist.

Beim Poltern scheint es sich um eine Netzwerk-Erkrankung zu handeln. Dies könnte sich in Form von Koordinationsstörungen zwischen Atmung, Phonation und Artikulation äußern.

Angaben zu konstitutionell bedingten und ererbten Dysphasien (Luchsinger / Landolt 1955), hereditär bedingten zentralen organischen Störungen (Böhme 1997), genetischen Disposition etc. (Braun 1999) bedürfen genauer und aussagekräftiger genetischer Untersuchungen.

Luchsinger / Landolt (1955) formulieren die Vermutung, dass es sich beim Poltern um eine charakteristische, leichte Entartung der Hirnzellen handelt, die einerseits durch das Einwirken von Giften entstanden ist oder andererseits durch eine genetisch bedingte Veränderung der Hirnzellen. Diese Ansicht übertrugen die Autoren vom Wissen über Epilepsie und betonen, dass dies eine Vermutung sei, die solange nicht anders aufgefasst werden darf, „... bis nicht mehr über Stoffwechsel und Physiologie geschädigter und entarteter Nervenzellen bekannt ist“ (Luchsinger / Landolt 1955, 39). Obwohl seit dieser Aussage mehr als ein halbes Jahrhundert vergangen ist, besteht bis heute Forschungsbedarf auf neurologischem Gebiet.

Zusammenfassend kann festgehalten werden: Wenn bei Polterern von einer Störung des extrapyramidalen Systems ausgegangen wird, lassen sich somit die phonologischen Auffälligkeiten in Form von Elisionen oder Kontaminationen nicht erklären. Gelingt es Polterern, ihre Sprechgeschwindigkeit zu reduzieren, offenbaren sich zudem häufige Wortfindungs- und Formulierungsschwierigkeiten. So scheint eine Mischung aus zentralen sprechmotorischen (extrapyramidalen) Störungen gekoppelt mit Defiziten der auditiven und Sprechplanungsprozesse als Ursache für das Poltern denkbar.

Zur endgültigen, oder zumindest für die Mehrzahl der Therapeuten und Forscher befriedigenden, Ursachenfindung ist eine interdisziplinäre Zusammenarbeit von Therapeuten, Psychologen, Neurologen und Phonetikern erforderlich. Nachdem jahrzehntelang kaum in die Polterforschung investiert und dieser Zustand lange Zeit kritisiert wurde, ist es nun an der Zeit, an den Punkten anzuknüpfen, für die Autoren wie Seeman / Novák (1963), Luchsinger / Landolt (1955) bereits im vorigen Jahrhundert wichtige Forschungsgrundlagen geschaffen haben.

2.2 Sprachproduktion

In den bisherigen Abschnitten wurden charakteristische Merkmale für die Entstehung und die Symptomatik des Polterns dargestellt. Es wurde ersichtlich, dass einerseits mangels empirischer Untersuchungen und andererseits aufgrund der vielfältigen Symptome das Störungsbild nicht klar definierbar ist. Ziel des folgenden Kapitels ist es, in Anlehnung an die Aussage von Luchsinger / Landolt (1955), den „normalen" Sprachproduktionsprozess zu beschreiben und auf diesem Wege Diskussionsgrundlagen über mögliche Ursachen des Polterns zu schaffen. Die beiden Autoren gehen davon aus, dass mit mehr Wissen über den normalen Ablauf der Sprachproduktion die Redeflussstörung Poltern leichter zu kennzeichnen wäre.

Im vorliegenden Kapitel soll erörtert werden, welche Auswirkungen neurologische Defekte in den motorischen Zentren des Gehirns auf die Sprachproduktion haben, welche koordinativen Abläufe erforderlich sind, wie Versprecher entstehen und in welcher Häufigkeit sie „normal" sind. Hintergrund sind die in den ätiologischen Beschreibungen des Polterns aufgeführten Beziehungen zu Störungen des motorischen Systems, wobei bei einer Vielzahl neurologischer Störungen (Morbus Parkinson, Multiple Sklerose, Aphasie, Dysarthrie) polterähnliche Symptome beobachtet wurden. Weiterhin wird der Einfluss der Sprechgeschwindigkeit auf die Qualität der gesprochenen Sprache demonstriert.

2.2.1 Das motorische System

Das eigentliche Sprechorgan ist nach Hülshoff (1996) das Gehirn, da es die Vielzahl der am Sprechvorgang beteiligten Muskeln ansteuert. Demnach macht die Auseinandersetzung mit dem Sprachprozess die Einbeziehung des Zentralnervensystems (ZNS) erforderlich. Mit diesem Kapitel wird beabsichtigt, ansatzweise die Funktionen des ZNS für die Motorik zu erläutern, um sie im nachfolgenden Kapitel auf die Sprachproduktion zu übertragen.

Das Zentralnervensystem setzt sich aus dem Rückenmark und dem Gehirn zusammen (Loosch 1999). Körperbewegungen entstehen, indem das ZNS den Muskeln Signale sendet. Von den Muskeln gehen rückkoppelnde Signale ins Rückenmark und ins Gehirn und sorgen dafür, dass die Steuerung der Bewegung zweckentsprechend bleibt (Evarts 1980). Die fünf wichtigsten anatomischen Strukturen für die Steuerung der Motorik sind: Motocortex, Basalganglien, Kleinhirn, Pyramidenbahn und das Extrapyramidale System. Die Prinzipien, nach denen diese Strukturen zusammenarbeiten, sind Aktivierung, Hemmung und Kontrolle (Loosch 1999).

Im Folgenden wird die Bedeutung dieser motorischen Strukturen besonders im Hinblick auf die Folgen von Störungen erläutert.

Motocortex
Unter dem Cortex wird die Großhirnrinde bzw. „Graue Substanz“ verstanden, die mit einer 2,5 bis 4 mm starken Schicht das Großhirn überzieht und überwiegend aus Nervenzellen besteht. Sie wird von der quer (von Ohr zu Ohr) verlaufenden Zentralfurche (Sulcus centralis) geteilt. Auf beiden Seiten der Zentralfurche liegen wichtige Cortexbereiche, die sogenannten Rindenfelder.

Die Bewegungssteuerung vollzieht sich in zwei Arealen, im motorischen (Gyrus precentralis = Ursprung der Pyramidenbahn) und im prämotorischen Rindenfeld. Sie liegen im mittleren oberen Teil des Cortex unmittelbar vor der Zentralfurche (vgl. Abb. 2.2). Der primäre motorische Cortex führt die letzte Verarbeitung motorischer Informationen im Gehirn durch.

Die motorische Hirnrinde kann einerseits durch einen Schlaganfall zerstört werden, andererseits in Folge von Narbenbildung oder anderen Schädigungen (Blutung, Entzündung, Trauma) zu motorischen Krampfanfällen führen, wie sie bei Epilepsie charakteristisch sind (Hülshoff 1996).

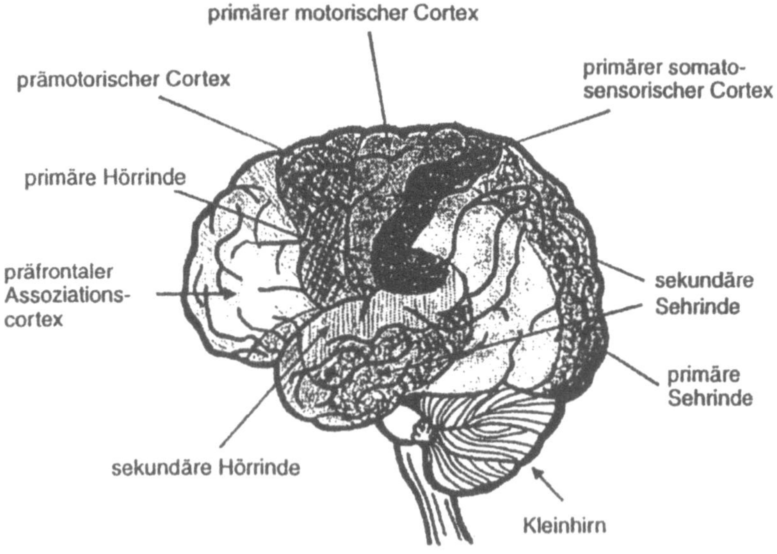

Abb. 2.2 Oberflächenareale des menschlichen Cortex. Vor der Zentralfurche liegen die motorischen und prämotorischen Rindenfelder (Loosch 1999, 117)

Basalganglien
Die Basalganglien (Stammganglien) liegen im Inneren des Gehirns und bezeichnen verschiedene Hirnkerne (Loosch 1999). Diese werden in das Striatum (Unterdrückung bzw. Hemmung von Bewegungsimpulsen) und das Pallidum (Zentrum für motorische Impulse) unterteilt. Die Basalganglien bilden die zentrale Schaltstelle der Motorik und beeinflussen das pyramidale sowie das extrapyramidale System. Zwischen den Basalganglien, den sensorischen Schaltstellen (Thalamus) und fast allen Rindenfeldern bestehen enge Verbindungen. Dabei geht es vor allem um eine zeitlich-räumliche Verknüpfung motorischer Einzelaktivitäten zu einem sinnvollen Handlungsablauf (Hülshoff 1996). Folgende Bewegungsparameter werden dabei festgelegt: Amplitude, Richtung, Geschwindigkeit und Kraft von Bewegungen.

Aufgrund der zur Verfügung gestellten sensorischen Informationen beteiligen sich die Basalganglien an der Bewegungskontrolle (Birbaumer / Schmidt 1991). Außerdem hemmen sie Bewegungen, die zur Erreichung des motorischen Plans überflüssig sind. Damit üben die Basalkerne eine wichtige Funktion bei der Bewusstseinssteuerung aus, ebenso wie bei der flexiblen Änderung einmal in Gang gekommener Bewegungen.

Eine Schwächung bzw. ein Ausfall der Basalganglien führt vor allem zu extrapyramidalen Störungen in Form von Koordinationsstörungen, wie sie bei der Parkinson-Krankheit zu beobachten sind (Hülshoff 1996).

Kleinhirn
Das Kleinhirn liegt im Hinterkopfbereich und ist ausschließlich für die Bewegungsregulation und die Kontrolle im feinmotorischen Bereich zuständig. Alle Bewegungskommandos, die von den motorischen Rindenfeldern kommen, werden durch das Kleinhirn bearbeitet und in die „Endfassung“ gebracht. Im Anschluss werden die Kommandos an die Muskeln weitergegeben (Loosch 1999). Über schnell leitende Nervenfasern (70-130 m/sec) erhält das Kleinhirn Informationen von den Körper- und Muskelrezeptoren. Über das Klcinhirn laufen weiterhin sensorische Prozesse, die für Korrekturen notwendig sind.

Die Hauptaufgaben des Kleinhirns erstrecken sich vom Programmieren rascher Bewegungen, über die Bewegungskorrektur bis hin zur Verknüpfung von Haltung und Bewegung (Hülshoff 1996). Hinzu kommen die Gleichgewichtsregulation und Blickmotorik. Im Gegensatz zu anderen Strukturen des ZNS wirkt das Kleinhirn nur hemmend. Bevor die Impulse (vom Motocortex über die Pyramidenbahn) endgültig zur Muskulatur gelangen, hemmt das Kleinhirn alle überflüssigen Anteile.

Bei Ausfällen des Kleinhirns treten Schwierigkeiten auf, die Muskeln dosiert zu innervieren, so dass unharmonische Bewegungen entstehen. Diese zeigen sich in Bezug auf zeitliche und räumliche Auffälligkeiten, z.B. sind Greifbewegungen zu kurz oder zu lang bzw. dauern zu kurz oder zu lang. Störungen im Kleinhirn liegen unter anderem bei der minimalen zerebralen Dysfunktion (MCD) bzw. beim hyperkinetischen Syndrom (Hyperaktivität) vor. Die möglichen Verbindungen des Polterns zu dieser Störung wurden im Kapitel 2.1.3 aufgezeigt.

Pyramidenbahn

Die Pyramidenbahn bezeichnet die Gesamtheit der absteigenden Leitungsbahnen des ZNS, die in der Großhirnrinde entspringen und zu den motorischen Kernen der Hirnnerven oder den Vorderhornzellen des Rückenmarks ziehen (Pschyrembel 2002).

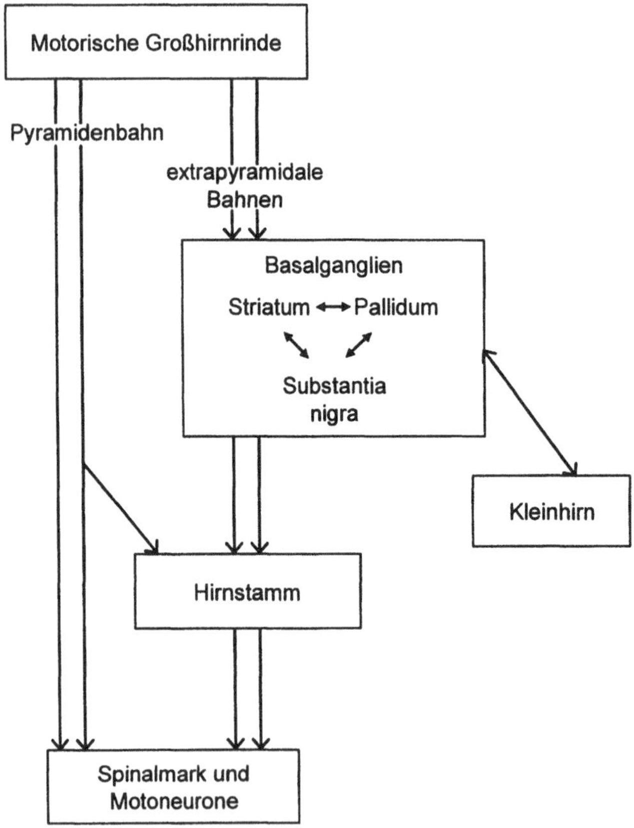

Abb. 2.3 Schematische Darstellung der Pyramidenbahn und der extrapyramidalen Bahn, (nach Hülshoff 1996)

Über die Pyramidenbahn wird die willkürliche Innervation der Muskulatur gesteuert (Hülshoff 1996). Anhand der Abbildung 2.3 wird deutlich, dass die Fasern der Pyramidenbahn von den Motoneuronen in der motorischen Rinde direkt ins Rückenmark (Spinalmark) gelangen. Nach Angaben von Loosch (1999) sind 5% dieser Fasern direkt mit den Motoneuronen verbunden. Das bedeutet, der motorische Cortex benötigt von allen Bereichen der Großhirnrinde die geringste Reizung zur Muskelinnervation. Die anderen Fasern gelangen über Zwischenstationen (Interneuronen) ins Rückenmark.

Eine Läsion der Pyramidenbahn führt zu einer schlaffen Lähmung (Stegemann 1991), wobei extrapyramidale Fasern häufig mitbetroffen sind.

Extrapyramidales System

Alle Bahnen außerhalb der Pyramidenbahn (Abb. 2.3) werden als extrapyramidale Bahnen bezeichnet (Hülshoff 1996). Ihre Aufgaben liegen in unwillkürlichen Bewegungen. Das extrapyramidale System wird stark von den Basalganglien und dem Kleinhirn beeinflusst.

Das System stellt keine anatomisch geschlossene Struktur dar, sondern besteht aus einer Vielzahl unterschiedlicher Strukturen und Bahnen (Loosch 1999). Es wird von Zellen im gesamten Cortex, vom Thalamus und den Basalganglien bedient.

Den zentralen Teil des extrapyramidalen Systems bilden die Stammganglien. Über sie gelangen Informationen zum Thalamus und von dort aus wieder zurück (Poeck 1989). Ebenso wie das Kleinhirn werden die Stammganglien für die vorausschauende Programmierung der Sprechmotorik verantwortlich gemacht. Die Bahnen des extrapyramidalen Systems projizieren ebenso wie die Pyramidenbahn auf die Motoneuronen des Rückenmarks (vgl. Abb. 2.3).

Störungen des extrapyramidalen Systems bewirken das Zuviel oder Zuwenig an Bewegungen (Hyper- und Hypokinese). Ein Ausfall führt zur spastischen Lähmung.

Zusammenfassung

Die Erläuterungen über das motorische System im ZNS verdeutlichen die Auswirkungen verschiedener Störquellen im komplexen koordinativen Ablauf. Beim Sprechen wie auch beim Ausüben anderer Bewegungen laufen diese neurologischen Prozesse weitgehend unbewusst ab. Zusammenfassend wird anhand der Abbildung 2.4 der Weg von der Handlungsabsicht bis zur motorischen Aktion dargestellt.

Wird eine koordinative Handlung geplant, dann geschieht dies im assoziativen Cortex. In den Basalkernen und im Kleinhirn, den sogenannten „Unterausschüssen", erfolgt die Koordination räumlicher und zeitlicher Abfolgen. Der primäre motorische Cortex ermöglicht die feinkoordinativen Bewegungen. Die letztendliche willkürliche Innervation der Muskeln verläuft über die Pyramidenbahn.

In der Abbildung 2.4 sind die Aktivitäten der zahlreichen Zwischen- und Rückkopplungsmechanismen nicht ersichtlich. Diese sensorischen Systeme (Gleichgewichtsorgan, Propriozeptoren, visuelles System) nehmen Einfluss auf alle motorischen Ebenen. Die Bedeutung des Feedbacks auf einen störungsfreien Sprachproduktionsprozess wird im Kapitel 2.2.6 erörtert.

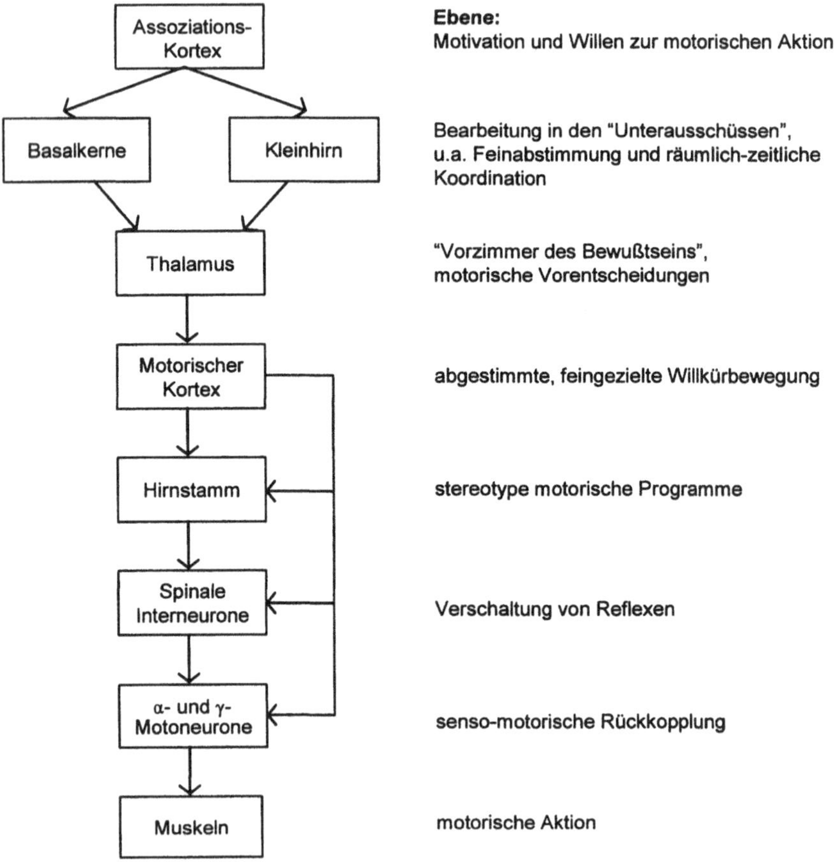

Abb. 2.4 Übersicht motorischer Teilsysteme, Basalganglien und Kleinhirn sind Strukturen auf vergleichbarer Ebene (nach Hülshoff 1996)

2.2.2 Auswirkungen von Störungen des motorischen Systems auf die Sprachproduktion

In der Tabelle 2.2 werden die Folgen von neurologischen Störungen der einzelnen motorischen Zentren auf die Sprache zusammengefasst. Es wird ersichtlich, dass sowohl Läsionen des Kleinhirns als auch des extrapyramidalen Systems polterähnliche Symptome verursachen können.

Tab. 2.2 Sprachpathologische Symptome bei Störungen des motorischen Systems (Wirth 1994)

Lokalisation der Störung	**Störungsbild**	**auf Sprache bezogene Symptome**

Kleinhirn	zerebellare Dysarthrie	▪ Ataxie der Atemmuskulatur
		▪ Ataktische Sprechweise:
		  ▪ gestörte Akzentuierung mit falschen Pausen zwischen Silben und Wörtern
		  ▪ jede Silbe wird betont
		  ▪ Lautdehnungen
		  ▪ zu langsames oder **zu schnelles Tempo (letzteres kann Poltern ähneln)**

	Multiple Sklerose	▪ Skandieren: durch Koordinationsstörung bedingte Veränderung der rhythmischen und zeitlichen Akzente mit schleppender, abgehackter Sprechweise
		  ▪ **Wortfolgen werden durch Atemzüge zerhackt**
		  ▪ **stoßartiges Sprechen**
		  ▪ Ermüdung beim Sprechen, Monotonie
		  ▪ Atemvorschieben bei Phonation wie beim Stottern, Luftverschwendung

Extrapyramidales System	Extrapyramidale Dysarthrie	▪ besonders Störung der musischen Sprachelemente
	Morbus Parkinson	▪ **verwaschene, undeutliche Artikulation infolge mangelnder Bewegung der Lippen und des Unterkiefers** ▪ Monotonie ▪ verlangsamtes Sprechen (Bradyarthrie) infolge Verlangsamung der muskulären Entspannung und Erschwerung der Innervationsbereitschaft ▪ Artikulationsbewegungen versiegen während des Sprechens, Stimme wird immer leiser ▪ **unkoordiniertes Zusammenspiel der Respirations-, Phonations- und Artikulationsmuskulatur**
Pyramidenbahn	Pyramidale Dysarthrie	▪ Störung der Zungenbeweglichkeit ▪ Konsonantenbildung erschwert

So zeigen sich bei der durch Defekte des Kleinhirns hervorgerufenen zerebellaren Dysarthrie ein hohes Sprechtempo, weiterhin Propulsionen und eine skandierende, mit von einer auffälligen Atmung gekennzeichneten Sprechweise bei der Multiplen Sklerose sowie ein gestörtes Zusammenspiel der Respirations-, Phonations- und Artikulationsmuskulatur bei der Parkinson-Krankheit.

2.2.3 Koordinative Aspekte des Sprechens

Neurologische Störungen der Lautsprache basieren zum großen Teil auf einem gestörten Zusammenspiel von Atmung, Phonation und Artikulation. Die Koordination spielt demnach eine übergeordnete Rolle bei der Sprachproduktion und soll im Folgenden unter dem Blickwinkel unterschiedlicher Fachdisziplinen charakterisiert werden.

2.2.3.1 Koordination aus neurologischer Sicht

Sprache ist Bewegung (Hildenbrandt 1976). Sie entsteht durch die Feinkoordination respiratorischer, laryngealer und artikulatorischer Muskeln. Dabei versorgt eine Nervenzelle eine geringe Anzahl an Muskelfasern. Die Bewegungen können auf diese Weise präzise und fein abgestimmt werden. Eine motorische Nervenzelle (Motoneuron) bildet mit den von ihr innervierten Muskelfasern eine motorische Einheit. Die Anzahl der motorischen Einheiten, über die ein Muskel verfügt, ist sehr unterschiedlich und wird mit dem sogenannten Innervationsverhältnis beschrieben. Je komplexer und genauer ein Muskel gesteuert werden muss, desto weniger Muskelfasern werden von einem Motoneuron angeregt. Während Fingerbewegungen durch die Versorgung von 10 bis 20 Muskelfasern durch eine Nervenfaser entstehen, werden zur Bewegung eines anderen Skelettmuskels (z.B. Arm) bis zu 2000 Muskelfasern von einer Nervenzelle innerviert, dementsprechend grob fallen die Bewegungen aus.

Da Bewegungen unterschiedlich fein kontrolliert werden, sind die Muskeln entsprechend ihrer Bedeutung in der motorischen Großhirnrinde durch bestimmte Zellen repräsentiert (Hülshoff 1996). In der sogenannten motorischen Landkarte des Gehirns (Homunculus) der motorischen Übertragungsbezirke im Gyrus präcentralis (Ursprung der Pyramidenbahn) sind alle Körperteile vertreten.

Die Abbildung 2.5 zeigt eine vergleichsweise große Repräsentation für die Muskeln von Zunge, Lippen und Larynx (Eccles 1975). Die durch ein großes Innervationsverhältnis versorgten Muskeln (Beine, Rumpf, Arme) sind auf wesentlich kleineren Flächen repräsentiert.

Je kleiner das Innervationsverhältnis, umso präziser können Bewegungen kontrolliert werden. Gleichzeitig können dadurch größere Störeinflüsse gegenüber den grobmotorischen Bewegungen entstehen.

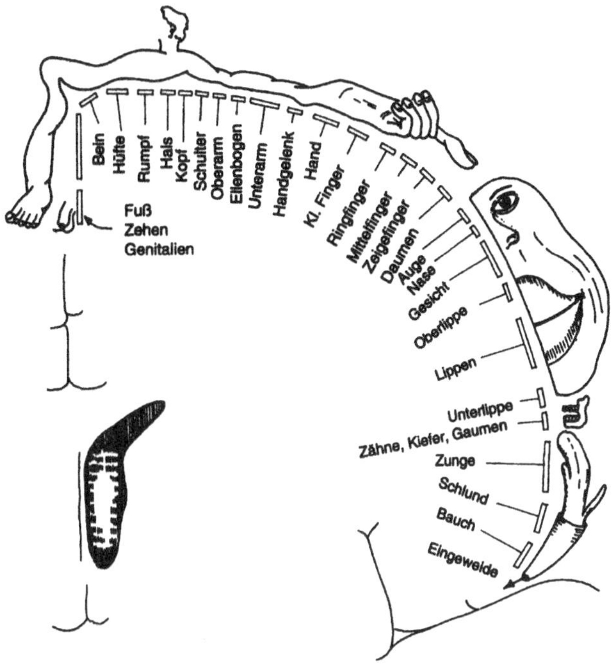

Abb. 2.5 Motorische Landkarte nach Penfield (Nix 1995, 215)

2.2.3.2 Koordination aus sportmotorischer Sicht

Da der Sprechvorgang nach der sportmotorischen Terminologie eindeutig den feinmotorischen Fähigkeiten zuzuordnen ist, wird zur Darstellung der sprechmotorischen Fähigkeiten aus koordinativer Sicht das Modell der Bewegungskoordination von Bernstein (1988) zugrunde gelegt, das für die Bewegungslehre des Sportes von großer Bedeutung ist.

Bernstein (1988) beschreibt Koordination als die Organisation der Steuerbarkeit des Bewegungsapparates und meint damit die Überwindung der überflüssigen Freiheitsgrade. Dies geschieht durch Muskelsynergien, das bedeutet, dass viele Muskeln an der Verfolgung desselben Ziels beteiligt sind. Werden die Muskeln in ihrer Funktion gestört, passen sie sich durch kompensatorische Strategien der neuen Situation an und nehmen notfalls eine Umprogrammierung vor (ebd.).

Die Motoriktheorie besagt, dass jede motorische Handlung ein Handlungsziel beabsichtigt (ebd.). Daran schließt sich die Formulierung des Bewegungsprogramms an, diese ist situationsabhängig. Es folgt die sensorische Informationsaufnahme und -verarbeitung. Sie bildet die Grundlage für die ständige Regelung des Bewegungsverlaufs. Weiterhin geht aus der Theorie hervor, dass motorisches Lernen nicht das Ausbilden unveränderlicher Bewegungsprogramme bedeutet, sondern das Ausbleiben von „Korrekturen".

Bei der Wiederholung einer Äußerung, auch nur einer einzigen Silbe, ist festzustellen, dass das Gesagte gleich klingen kann, die Bewegungsabläufe jedoch nicht identisch ablaufen (Lindner 1981). Bernstein (1988) erklärt das anhand des topologischen Prinzips. Bewegung vollzieht sich demnach nach dem gleichen zugrundeliegenden Schema. Dieser Erklärungsansatz ermöglicht auch die Beschreibung einer Reihe phonetischer Tatsachen (Lindner 1981).

2.2.3.3 Koordination aus phonetischer Sicht

Am Sprechvorgang sind „... viele hundert genau miteinander koordinierte Muskelereignisse ..." (Levelt 1987, 65) beteiligt. Bei störungsfreiem Ablauf können pro Sekunde ca. 15 Vokale und Konsonanten gebildet werden. Jäncke (1995) erwähnt über 60 Muskeln des Vokaltrakts, des Kehlkopfes und des Atemapparates. Anhand dieser vielen mitwirkenden Muskeln wird die Notwendigkeit einer fein aufeinander abgestimmten Koordination deutlich. Diese erweist sich bei der Sprachproduktion aufgrund der unterschiedlichen Muskelbeteiligung als besonders komplex. Sowohl die Artikulatoren als auch Larynx- und Respirationsmuskeln müssen zeitlich, räumlich und kraftmäßig koordiniert werden. Die Muskeln liegen räumlich getrennt, die einzelnen Organe sind unterschiedlich träge und beeinflussen deshalb die Innervationszeiten der Muskeln. Kohler (1995) nennt weiterhin die unterschiedliche Anzahl und Art der rückmeldenden Sensoren sowie die zeitliche Verschiebung im Bewegungseinsatz, um die Schwierigkeiten des Zusammenspiels aufzuzeigen.

Wie auch in der sportmotorischen Koordination muss für das störungsfreie und flüssige Sprechen und zur Erreichung des motorischen Ziels (z.B. Lippenverschluss) die Anzahl der Freiheitsgrade reduziert werden. Anstelle von „Muskelsynergien" wird in der Sprachproduktion von „koordinativen Strukturen" ausgegangen. Mit Hilfe dieser Theorie können Annahmen darüber formuliert werden, wie Bewegungsabläufe des komplexen motorischen Systems gebildet werden und wie diese Systeme unvorhergesehene Störungen kompensieren (Saltzman / Kelso 1987). Unter koordinativen Strukturen werden kollektive Funktionseinheiten von Bewegungen verstanden (z.B. das labial-mandibulare Muskelsystem), wobei das Verhalten jeder Untereinheit (z.B. Oberlippe) abhängig von der Aufgabe und dem Verhalten der anderen Untereinheiten ist (Kelso et al. 1986). Es wird angenommen, dass koordinative Strukturen durch motorisches Lernen entstehen.

Vor allem bei sehr hohem Sprechtempo müssen verschiedene Artikulationsstellungen zeitgleich oder nahezu zeitgleich realisiert werden. Unabhängig von den zeitlichen Aspekten hängt der Erfolg des Sprechvorgangs von physikalischen Faktoren ab. So nennt Graichen (1986) die motorische Erregung (Excitation) und die Hemmung (Inhibition) als grundlegende Bestandteile der Regulation des Sprechvorgangs. Funktioniert nur einer dieser Prozesse nicht, laufen die Bewegungen ungezielt, in falschen Muskelsystemen und mit falschem Kraftaufwand ab. Auswirkungen dieser Art wurden im Kapitel 2.2.2 anhand neurologischer Störungsbilder dargestellt. Es wurde deutlich, dass Unflüssigkeiten des Sprechens durch gestörte koordinative Abläufe verursacht werden können. Hulstijn et al. (1991) verwenden den Terminus „Dyskoordination".

Auch im Hinblick auf das Poltern sind Koordinationsstörungen während der Sprachproduktion denkbar. Jedoch lässt sich auf diese Weise eine Vielzahl von Symptomen nicht erklären. Neben der verwaschenen Aussprache, dem überhöhten Sprechtempo, der unphysiologischen Atmung und der stockenden, durch Propulsionen gekennzeichneten Redeweise bleiben insbesondere die für das Poltern typischen phonologischen Auffälligkeiten, Wortfindungsstörungen und die Formulierungsschwäche unbeachtet.

Zur Klärung der Herkunft dieser Symptome soll ein Sprachproduktionsmodell zugrundegelegt werden, anhand dessen weitere Ursachen für die Redeflussstörung Poltern erörtert werden.

2.2.4 Psycholinguistik der Sprachproduktion

Es existieren verschiedene Modelle der Sprachproduktion, die sich in modulare und interaktive Modelle einteilen lassen. Bei den modularen Modellen werden die einzelnen Stufen seriell abgearbeitet, ohne rückgreifende Feedbackinformationen. Da Sprache sehr schnell produziert wird, wird von einer inkrementellen Verarbeitung ausgegangen. Das bedeutet, dass eine vollständige Äußerung nicht erst ausgesprochen sein muss, bis die nächsten Gedanken geplant werden können. Während der Beginn einer Äußerung auf einer späteren Stufe (z.B. Artiku-

lation) verarbeitet wird, werden nachfolgende Teile auf vorangehenden Stufen (grammatische Enkodierung) bearbeitet. Interaktive Modelle dagegen gehen von vielfältigen Verbindungen der Verarbeitungsstufen aus. Die Informationen werden parallel verarbeitet.
Allen Sprachproduktionsmodellen gemeinsam sind die drei Stufen der Sprachproduktion, die in der Terminologie von Levelt (1991) als Konzeptualisierung, Formulierung und Artikulation bezeichnet werden.

Das Modell von Levelt (1991) stellte zum damaligen Zeitpunkt den ersten und einzigen Versuch dar, den gesamten Sprachproduktionsprozess umfassend darzustellen. Andere Modelle konzentrierten sich häufig auf nur einen Teilprozess der Sprachproduktion. So wurde die Artikulation z.B. bei Garrett (1984) nicht detailliert beschrieben, er thematisierte vor allem die Stufe der Formulierung. Fromkin skizzierte dagegen ein fünfstufiges Modell (1971), anhand dessen sie Sprechfehler erforschte. Dabei stand die phonologische Enkodierung im Vordergrund. Aspekte der Überwachung blieben unerwähnt. Mit seinem interaktiven Aktivationsmodell beschränkte sich Dell (1986) ebenfalls lediglich auf den Prozess der phonologischen Enkodierung.

Auch heute stellt das Modell von Levelt eine wichtige Grundlage für die Erforschung der menschlichen Sprache dar. Einerseits ist es heftig umstritten, andererseits ist das Modell so einflussreich, dass es immer wieder zugrunde gelegt und modifiziert wird. Einen wichtigen Bereich stellt dabei die sprachpathologische Forschung dar. Teile des Modells werden zur Erforschung von Sprechapraxien (Ziegler 2002; Aichert / Ziegler 2003; Ziegler / Maassen 2004), Aphasien (Butterworth 1992) und dem Stottern angewendet. In Bezug auf die Redeflussstörung wird diskutiert, in welcher Phase der motorischen Ausführung (Artikulation) die Redeflussstörung entsteht (van Lieshout 1995; Peters et al. 2000). Van Lieshout (1995) unterscheidet drei Phasen der Artikulation: a) Phase des motorischen Aufbauplans (motor plan assembly stage), b) Phase der Vorbereitung der Muskelbefehle (muscle command preparation stage), c) Phase der Ausführung der Muskelbefehle (muscle command execution stage). Für die Sprechapraxien wird z.B. eine Störung zwischen den Stufen der phonologischen Enkodierung und der motorischen Ausführung vermutet.

Die vorliegende Arbeit orientiert sich an den groben Stufen des Modells von Levelt (1987; 1991; 1992) und Levelt et al. (1999), um einerseits die Abläufe der „normalen“ Sprachproduktion darzustellen und andererseits, um die Entstehung unterschiedlicher Symptome des Polterns zu erörtern. Es wird nicht angestrebt, die aktuellen Diskussionsschwerpunkte bezüglich des umstrittenen Modells von Levelt gegenüberzustellen, ebenso wenig wie die detaillierte Darstellung aller Teilprozesse. Da das Modell alle Bereiche umfasst, die bei Polterern fehlschla-

gen können, ist das Modell von Levelt (1991) am besten geeignet, die Symptomatik des Polterns einzuordnen und Aussagen über mögliche Störquellen zu treffen.
Entsprechend der Aussage von van Lieshout (1995) soll die Möglichkeit genutzt werden, anhand des stark vereinfachten Modells Unterschiede zwischen Polterern und Normalsprechern auf den verschiedenen Ebenen der Sprachproduktion zu beschreiben.

> „Still, it seems better to have a model that is not adequate in all respects, and, thus, open to improvement, than to have no model at all" (van Lieshout 1995, 22).

2.2.4.1 Ebenen der Sprachproduktion

Bevor im Kapitel 2.2.5 die Einordnung der Poltersymptomatik in die einzelnen Prozessstufen erfolgt, wird das Modell zunächst stark vereinfacht erläutert. Das Modell umfasst ursprünglich die vier Ebenen der Inhaltsplanung, Formulierung, Artikulation und Überwachung (1987; 1991; 1995). Die Abbildung 2.6 illustriert eine neuere Version des Modells (Levelt et al. 1999) mit kleineren Prozessstufen, die den Weg von der inhaltlichen Gedankenplanung (conceptual preparation) bis zur Artikulation verdeutlichen.

1. Inhaltsplanung (Konzeptualisierung):
Der Inhalt einer geplanten Äußerung ist abhängig von der Sprecherabsicht und der Situation, in der sich der Sprecher befindet. Das Ziel und die Art der Äußerung hängen vor allem davon ab, welche verbalen und nonverbalen Informationen zuvor vermittelt wurden. Ebenso werden Regeln sozialer Interaktion angewendet, um beispielsweise zu entscheiden, wann mit einer Äußerung begonnen werden kann. Das Ergebnis dieser Phase ist die präverbale Botschaft bzw. das lexikalische Konzept (lexical concept).

2. Formulierung:
Die präverbale Botschaft wird vom Formulator in eine linguistische Struktur umgewandelt. Dabei werden zwei Prozesse durchlaufen: die grammatische und die phonologische Enkodierung. Das Ergebnis dieser Formulierungsebene ist der phonetische oder artikulatorische Plan, der auch als „inneres Sprechen" bezeichnet wird (Levelt 1987, 66).

Innerhalb dieser Formulierungsebene kommt dem Lexikon eine wichtige Bedeutung zu. Die Lexikoneinträge sind in Lemma- und Lexem-Informationen aufgeteilt. Lemma-Informationen enthalten die lexikalische Bedeutung, aber auch grammatische Angaben wie die Wortklasse oder das Geschlecht bei Nomina.

Lexem-Informationen beinhalten die phonologische Oberflächenform der Einträge.
Bei der durch die Lemma-Informationen gesteuerte **grammatischen Enkodierung** sucht der Formulator im Lexikon die passenden Wörter (lexical selection) und fügt sie zu grammatisch korrekten Satzstrukturen zusammen. Auf der Ebene der **phonologischen Enkodierung** wird die gelieferte grammatische Struktur mit phonologischen Merkmalen aufgefüllt. Es werden morphologische, metrische, segmentelle und letztendlich phonetische Informationen festgelegt, wobei die grammatische Enkodierung bereits einen Großteil der morphologischen Informationen (morphological encoding) geliefert hat. Die segmentalen Angaben werden durch die Lexem-Informationen übermittelt.

Der Aufbau der phonologischen Struktur (phonological encoding) erfolgt schrittweise. Zunächst wird die metrische Form festgelegt, dabei geht es um die Silbenanzahl und die akzenttragenden Silben. Für das flüssige Sprechen spielen die metrischen Informationen eine entscheidende Rolle. Sie sind bereits in dem Moment vorhanden, in dem Sprechern das richtige Wort „auf der Zunge liegt" (the tip-of-the-tongue phenomenon). Anhand von Experimenten konnte nachgewiesen werden, dass Sprecher in solchen Momenten sogar in der Lage sind, Anfangslaute und Silbenanzahl des gesuchten Wortes zu nennen (Levelt 1991). Der komplette Abruf aller phonologischen Informationen ist jedoch für kurze Zeit blockiert.

In Bezug auf das Poltern ist bisher nicht geklärt, ob bei auftretenden Wortfindungsstörungen die Wörter bereits „auf der Zunge liegen" und demnach morphologische und metrische Informationen vorhanden sind oder nicht.

Mit Hilfe der morphologischen und metrischen Informationen wird die segmentelle Struktur erstellt. Es wird abgespeichert, mit welchem Phonem das Wort beginnt, welchen Silbenkern (Nucleus) und welche Endung (Coda) es enthält. Es wird angenommen, dass diesen Angaben bei der Entstehung von Versprechern eine entscheidende Rolle zukommt, da in der Regel entweder Anfangslaute oder Endungen miteinander vertauscht werden, jedoch nicht beide untereinander. Das Kapitel 2.2.4.2 befasst sich gesondert mit der Entstehung von Versprechern.

In der Abbildung 2.6 wird von der Ebene der phonologischen Enkodierung die Verbindung zum „syllabary" deutlich. Damit ist das Silbenlexikon gemeint, dessen Existenz generell umstritten ist. Levelt et al. (1999) nehmen an, dass die phonetischen Pläne von häufig genutzten Silben gespeichert werden und damit ein direkter Zugriff auf die fertigen Pläne möglich ist.

Am Ende der phonologischen Enkodierung erfolgt die Festlegung phonetischer Eigenschaften. Anhand der segmentellen Information können die einzelnen „slots“ (Platzhalter) für den Silbenbeginn, dessen Kern und Ende gefüllt werden. Zur Realisierung von Akzenten legt der phonetische Plan Dauer, Lautstärke und die Tonhöhenbewegung der jeweiligen Silben fest. Weiterhin gibt der phonetische Plan vor, wann die verschiedenen artikulatorischen Gesten initiiert werden (Levelt 1991). Bei einem hohen Sprechtempo legt der phonetische Plan eine größere zeitliche Überlappung benachbarter Laute als bei langsamer Geschwindigkeit fest.

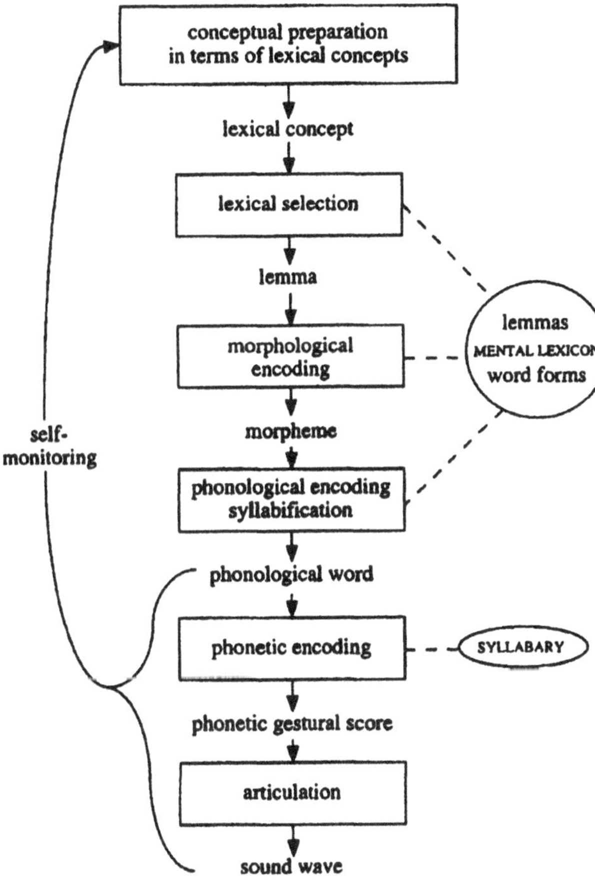

Abb. 2.6 Grundriss des Sprachproduktionsmodells nach Levelt et al. (1999, 3)

Während Levelt in seinen früheren Werken (1991; 1995) die Begriffe „phonetic plan“ oder „internal speech“ verwendete, übernehmen Levelt et al. (1999) für das modifizierte Modell den Terminus „gestural score“ (Gestenpartitur, motorisches Programm) von Browman / Goldstein (1986; 1989). Als Geste bezeichnen die Autoren phonologische Einheiten, die ein dynamisches System bilden und zielgerichtet sind (z.B. Bildung eines bilabialen Verschlusses). Im „gestural score“ werden die zeitlichen Aktivationsintervalle für jede Geste einer Äußerung beschrieben. Dabei ist die motorische Umsetzung der Geste kontextabhängig. Beispielsweise unterscheidet sich der Lippenverschluss nach dem /æ/ in „*apple*“ von dem Lippenverschluss nach einem gerundeten /u/ (Levelt et al. 1999).

3. Artikulation:
Auf der Ebene der Artikulation vollzieht sich die Ausführung des phonetischen Plans im Zusammenspiel der respiratorischen, laryngealen und artikulatorischen Muskulatur.

Die flüssige Sprachproduktion macht das Speichern des phonetischen Plans und die Koordination der Muskeln notwendig. Der Speicher wird „articulatory buffer“ genannt. Daraus werden die vollständigen phonetischen Pläne der Wörter abgerufen. Nach dem Abruf einer solchen Speichereinheit muss der phonetische Plan entpackt und damit für die motorische Ausführung verfügbar gemacht werden. Dieser Vorgang nimmt nach Levelt (1989) für komplexere Einheiten mehr Zeit in Anspruch als für einfache.

Ungeklärt blieb bisher die Frage nach der tatsächlichen Speichereinheit. Levelt geht von Silben als Speichereinheit der phonetischen Pläne aus. Sternberg et al. (1982) dagegen nehmen Akzentgruppen („stress-groups“) an, deren phonologische Phrase eine akzentuierte Silbe enthält. Varley / Whiteside (2001) vermuten, dass phonetische Pläne für ganze Wörter erstellt werden.

4. Überwachung:
Im Normalfall überwacht der Sprecher fast alle Ebenen der Sprachproduktion. Es wird hinterfragt, ob der Inhalt und die Art und Weise der Äußerung der Situation angemessen sind. Darüber hinaus werden Lexik, Syntax und Morphologie, die Produktion der phonetischen Segmente, die Geschwindigkeit, Lautstärke, Verständlichkeit und Flüssigkeit überprüft. Da Sprecher zu Beginn von Äußerungen stärker mit der Planung befasst sind, hält es Levelt (1991) für wahrscheinlich, dass mehr Fehler am Ende von Äußerungen entdeckt und korrigiert werden.

Wie das Modell in der Abbildung 2.6 verdeutlich, beginnt die Überwachung bereits im Stadium des inneren Sprechens (Levelt 1991). Bemerkt der Sprecher

Fehler grammatischer bzw. phonologischer Art noch während der gedanklichen Planung, korrigiert er diese im Idealfall noch vor der Aussprache seiner Gedanken. Levelt (1995) unterscheidet drei Phasen der Fehlerkorrektur.

Zunächst gerät der Sprecher ins Stocken. Gründe hierfür können eine inkorrekte lexikalische Auswahl sowie die Einschätzung nach dem Bedarf weiterer Erläuterungen sein. Die plötzlichen Abbrüche können mitten im Wort auftauchen und zwar eine oder mehrere Silben nach dem Fehler. In der zweiten Phase wird durch Einschübe wie „oh", „nein" oder „Entschuldigung" auf die Versprecher aufmerksam gemacht. Die dritte Phase beinhaltet die eigentliche Selbstkorrektur. Sie ist vor allem syntaxabhängig und kann mit dem fehlerhaft ausgesprochenen Wort oder mit der Wiederholung der kompletten Äußerung beginnen.

Wie bereits zu Beginn des Kapitels 2.2.4 erläutert, werden Sprachproduktionsmodelle nach der Form ihrer Verarbeitung in modulare bzw. interaktive Modelle unterteilt. Levelt (1991) geht zwar von einem modular-seriellen Modell aus, er erklärt die mögliche hohe Sprechgeschwindigkeit und Flüssigkeit gesprochener Sprache jedoch anhand einer inkrementellen Verarbeitung.

Das bedeutet, dass verschiedene Teile der Äußerung parallel auf verschiedenen Stufen verarbeitet werden können. Während der Beginn einer Äußerung artikuliert wird, kann ein weiterer Teil zur gleichen Zeit inhaltlich geplant, grammatisch oder phonologisch enkodiert werden. Levelt (1991) vertritt die Auffassung, dass sowohl die phonologische Enkodierung als auch die Artikulation inkrementell verlaufen können, wobei der Sprecher maximal ein Wort voraus planen muss.

Kempen / Hoenkamp (1987) führen einen weiteren Grund an, der die Annahme einer inkrementellen Verarbeitung unterstützt. Sie nennen die begrenzte Kapazität des Arbeitsgedächtnisses, das andernfalls die umfangreichen Strukturen von der Inhaltsplanung bis hin zur Artikulation in ihrer Gesamtheit verarbeiten müsste.

Die bisherigen Ausführungen beschreiben den Sprechvorgang im Normalfall. Im nachfolgenden Kapitel wird beschrieben, wie sich Störungen während des Sprachproduktionsprozesses auswirken. Es können beispielsweise Versprecher und andere Unflüssigkeiten entstehen. Bei Polterern ist umgangssprachlich von „Verhasplern" die Rede, im sprachpathologischen Terminus werden sie als phonetische bzw. phonologische Auffälligkeiten bezeichnet. Auf welche Art und Weise diese Fehler entstehen, soll im folgenden Kapitel erläutert werden.

2.2.4.1 Versprecher bei Polterern

Die Unflüssigkeiten bei Polterern bestehen zum großen Teil aus Versprechern bzw. einem besonders häufigen Auftreten von Laut- und Silbenvertauschungen, wie sie im Kapitel 2.1.2 aufgeführt wurden. Jedoch lassen sich kaum Angaben darüber finden, wie viele Versprecher „normal" und in welcher Häufigkeit sie für das Poltern charakteristisch sind. Levelt (1991) erwähnt einen Versprecher pro tausend Wörter. Garrett (1980) beobachtete ein paar Versprecher pro Woche. Letzteres erscheint einerseits sehr unkonkret formuliert, andererseits deutet diese Angabe auf relativ wenige Versprecher im Normalfall hin. Es muss jedoch hinzugefügt werden, dass Garrett Prozessebenen in der Satzproduktion und nicht explizit Versprecher analysierte und darüber hinaus Testsituationen nicht mit Alltagssituationen gleichzusetzen sind.

Versprecher bilden schon seit Jahrhunderten den Gegenstand von Untersuchungen. Die in Fromkins (1971) zitierten Darstellungen reichen bis ins 16. Jahrhundert. Es geht im Folgenden nicht darum, sämtliche Untersuchungsergebnisse und Erkenntnisse vorzustellen. Beabsichtigt ist eine Einführung, anhand derer die Entstehungsmöglichkeiten von Versprechern aufgezeigt und Aussagen über das „normale" Auftreten von Versprechern getroffen werden können.

Während im Deutschen die Bezeichnung ‚Versprecher' die einzige Variante zu sein scheint, existieren im Englischen mehrere Termini. So wird von „speech errors", „slips of the tongue" („Ausrutscher der Zunge") oder „spoonerisms" gesprochen.

Versprecher bei Normalsprechern werden laut den Angaben von Shattuck-Hufnagel (1983) zu 50% artikulatorisch verursacht, wobei die Autorin auch Auffälligkeiten wie Substitutionen einordnet. Bierwisch (1970) unterscheidet Fehler, die durch Wortvertauschungen, Selektionsstörungen oder Kontaminationen hervorgerufen werden. In Anlehnung an die beteiligten Laute gliedert Fromkin (1971) Sprechfehler nach Lauten, Clustern und Affrikaten.
Für die vorliegende Arbeit erscheint es am zweckmäßigsten, die Versprecher entsprechend ihres Entstehungsortes darzustellen. Sie können auf allen Ebenen der Sprachproduktion verursacht werden.

So können bereits bei der **Inhaltsplanung** Gedanken durcheinander geraten, die plötzliche Wort- und Satzabbrüche zur Folge haben können. Da bei Polterern häufig eine unkonkrete Sprechabsicht beobachtet wird (Weiss 1967), ist in diesem Fall verständlich, dass alle nachfolgenden Prozesse der Sprachproduktion gestört sind.

Störungen auf der Ebene der **grammatischen Enkodierung** äußern sich, indem mitten im Satz nach Worten gesucht oder ein falsches Wort aus dem Lexikon abgerufen wird. Ein Beispiel sind Kontaminationen, deren Entstehung auf die parallele Planung von zwei alternativen Formulierungen zurückgeführt wird. In dem Beispiel „Das hängt darauf an" konnte sich der Sprecher nicht rechtzeitig zwischen den Äußerungen „Das hängt davon ab" und „Das kommt darauf an" entscheiden. Auch kontaminierte Wörter (aus „*absacken*" und „*versickern*" wird „*absackern*", aus „*Kante*" und „*Stufe*" -> „*Kufe*") basieren auf Fehlern beim lexikalischen Zugriff.

Treten Probleme bei der **phonologischen Enkodierung** auf, so zeigen sie sich in Form von Substitutionen und Kommutationen, wie es bei Polterern sehr häufig beobachtet wird. In den phonetischen Plan werden falsche Sprachlaute eingesetzt (aus „*neue Laute*" -> „*naue Leute*").

Auch auf der **artikulatorischen Ebene** können nach erfolgreicher grammatischer und phonologischer Enkodierung Fehler entstehen. Bei artikulatorischen Fehlern handelt es sich meist um Lautentstellungen, die vermehrt bei Konsonanten auftreten. Die Gründe hierfür liegen in der höheren zeitlichen Präzision der Artikulationsorgane gegenüber der Vokalbildung. Schon geringfügige artikulatorische Abweichungen beeinflussen die Lautqualität. Sie können durch zu starke koartikulatorische Einflüsse verursacht werden. In den meisten Fällen verändern sich temporale und nicht räumliche Parameter der Artikulation, das bedeutet, dass Laute beispielsweise gedehnt oder stark aspiriert ausgesprochen werden.

Bei Polterern werden Unflüssigkeiten besonders häufig bei langen Wörtern und vor allem bei Fremdwörtern beobachtet (Luchsinger / Arnold 1959). Es wird davon ausgegangen, dass Polterer diese komplizierten Wörter vereinfachen, indem sie Silben weglassen, austauschen oder hinzufügen. Die bereits im Kapitel 2.1.2 beschriebenen Substitutionen und Elisionen können ihrer Entstehung nach der phonologischen Enkodierung innerhalb des Sprachproduktionssystems zugeordnet werden. Diese Fehler werden entweder als phonetische (Seeman / Novák 1963; Böhme 1997; Sick 2000), phonologische (Meixner 1992) oder artikulatorische Auffälligkeiten (Braun 1999) umschrieben. Da Versprecher scheinbar nicht willkürlich, sondern nach bestimmten Regeln entstehen, (Levelt 1991; Shattuck-Hufnagel 1979; Meyer 1997), erscheint die Bezeichnung „phonologische Auffälligkeiten" am geeignetsten, da sie auf die Störung des phonologischen Enkodierens hinweist. In der vorliegenden Arbeit wird deshalb hierfür der Terminus „phonologische Auffälligkeiten" verwendet, unter phonetischen Fehlern werden artikulatorische Fehler verstanden.

2.2.4.2 Erklärung von Versprechern anhand der „slots-and-fillers“-Theorie

Das System, wonach Versprecher erklärt bzw. vorausgesagt werden können, soll im Folgenden kurz vorgestellt werden. Als Grundlage dient die „slots-and-fillers“-Theorie von Shattuck-Hufnagel (1979). Zunächst wird ein Gerüst erzeugt, in dem pro Silbe einer Äußerung ein „slot“ (Platzhalter) erzeugt wird. Für den Satz „Der Himmel ist blau“ werden demnach fünf slots eingeplant. Auf Morphem- und Phonemebene entstehen ebenfalls slots. Dabei werden die slots für die phonematischen Zielsegmente linear nach dem jeweiligen Silbenanlaut (Onset), Silbenkern (Nucleus) und Silbenauslaut (Coda) sortiert. Durch das fehlerhafte Füllen der Slots können sowohl Phoneme, als auch Morpheme und ganze Wörter miteinander vertauscht oder ausgelassen werden.

Bei **Kommutationen** wie z.B. *Mittelfinger -> Fittelminger* war zu Beginn des Wortes das /f/ scheinbar mehr aktiviert als das /m/ und wurde in die Position des Silbenanlauts eingefügt. Kern und Coda des ersten Teils des zusammengesetzten Substantivs wurden korrekt gefüllt. Da das /f/ bereits verwendet wurde, wird das übrig gebliebene /m/ in den Silbenanlaut des Grundwortes eingesetzt. Das /l/ kann in der Regel nicht die Position des Silbenbeginns einnehmen, denn es wurden die beiden Silbenanfangsränder vertauscht.

Im Falle von **Substitutionen** (*Radio -> Fadio, Labilität -> Kabilität*) werden bereits verwendete Laute nicht aus dem Speicher gelöscht und noch einmal verwendet, wobei das Ersetzen als Antizipation (Vorwegnahme, z.B. „*unerlaßt verlassen*“ statt „*unerlaubt verlassen*“) oder Perseveration (Wiederholung) auftreten kann.

Bei **Elisionen** nimmt Shattuck-Hufnagel (1979) die Existenz eines “null-fillers” an. Es werden demnach keine Laute hinzugefügt oder ersetzt, sondern weggelassen. Davon können ganze Silben oder Wörter betroffen sein (Braun 1999). Allerdings ist noch nicht eindeutig geklärt, wie ganze Silben verloren gehen können. Ein Erklärungsansatz geht von zu wenig geplanten Silbenmustern aus und wird als „frame-generation error“ bezeichnet (Levelt 1991). Weiterhin ist es möglich, dass benachbarte ähnliche Silben nicht differenziert wahrgenommen und deshalb in dieselbe Lücke eingesetzt werden. Dieser Erklärungsansatz scheint plausibel, um das Verhalten von Polterern zu erklären. Aufgrund der häufig beschriebenen Konzentrationsschwierigkeiten ist es möglich, dass die zu lesenden Wörter nur oberflächlich erfasst und stark vereinfacht ausgesprochen werden. An dieser Stelle sei auf das Kapitel 4.1 verwiesen, in dem die während der Untersuchung produzierten Elisionen wie z.B. *konsti_tionalistisch* (*konstitutionalistisch*) aufgeführt werden. Andererseits beschreibt Braun (1999) den Eindruck des Verschluckens bei Elisionen. Auf diese Weise müssten die Elisionen bei Polterern artikulatorisch verursacht werden, was anhand von Reduktionen zu erklären wäre (vgl. Kap. 2.3.2). Es bleibt demnach zu klären, ob die Elisionen auf der Ebene der Artikulation oder bereits davor verursacht werden.

Anhand der „slots-and-fillers"-Theorie können Vermutungen über die Entstehung der unterschiedlichen Versprechertypen angestellt werden. Trotz kontroverser Erklärungsansätze konnte die Versprecherforschung bisher eindeutig nachweisen, dass nur solche Laute verwechselt werden, die dieselbe Funktion haben (Silbenanfang, Silbenkern oder Silbenende). Zudem kann davon ausgegangen werden, dass die Original- und Versprecher-Silbe metrisch gleich charakterisiert sind (betont oder unbetont). Auf diese Weise erklärt sich, weshalb das Betonungsmuster bei Versprechern unverändert bleibt.

Der Zeitpunkt, wann der Sprecher einen Fehler bemerkt, kann sehr unterschiedlich ausfallen. Er hängt vor allem davon ab, wie stark sich der Sprecher auf die Überwachung konzentriert.

Im Kapitel 2.2.4 werden weitere charakteristische Poltersymptome in das Sprachproduktionsmodell von Levelt eingeordnet. Diese Gegenüberstellung soll aufzeigen, dass die Ursachen für die Redeflussstörung auf allen vier Ebenen denkbar sind.

2.2.5 Einordnung der Poltersymptomatik in das Sprachproduktionsmodell von Levelt

Das Sprachproduktionsmodell von Levelt (1987; 1991; 1995) sowie von Levelt et al. (1999) war Gegenstand des vorherigen Kapitels, weil es gut geeignet ist, die Defizite von Polterern zu erfassen. In der Tabelle 2.3 wurden verschiedene Symptome des Polterns den von Levelt (1991) formulierten Ebenen zugeordnet und damit die Störquellen, die das Poltern verursachen, genauer beschrieben.

Während das Stottern aus Sicht der Sprachproduktionsforschung eher auf der Stufe der motorischen Ausführung (Artikulation) eingeordnet wird (Peters et al. 2000), sind für die Entstehung des Polterns Störquellen auf allen Ebenen denkbar.

Wie aus der Tabelle 2.3 ersichtlich wird, lässt sich eine Vielzahl an Symptomen von Polterern auf allen vier Ebenen der Sprachproduktion einordnen. So erwähnen Autoren wie Weiss (1967) sowie Myers / St. Louis (1996) Störungen des Sprech-Denk-Prozesses. Braun (1999) beschreibt Wortfindungsschwierigkeiten, während Molt (1996) eine auditive Verarbeitungsstörung als Ursache für die gestörte Überwachung annimmt. Alle Autoren verweisen auf häufige Substitutionen und Elisionen (vgl. Kap. 2.1.3).

Tab. 2.3 Darstellung der Poltersymptome im Sprachproduktionsmodell von Levelt (1991)

Modellebenen	**Symptome bei Polterern**	**in der Literatur beschriebene Symptome des Polterns**
Inhaltsplanung	Sprech-Denk-Prozess	▪ durch den Kopf rasende Gedanken, black outs ▪ 'als ob sie ohne Absicht sprechen' (Weiss 1967)
Grammatische Enkodierung	Wortfindungs-schwierigkeiten	▪ Defizit auf lexikalisch semantischer Ebene (Braun 1999)
Phonologische Enkodierung	Substitution, Antizipation, Metathesis, Telescoping	▪ hohes Sprechtempo als Ursache (Seeman / Novák1963) ▪ am Satzende (Luchsinger / Landolt 1955) ▪ bei unbetonten Silben (Daly / Burnett 1996)
Artikulation	verwaschene Aussprache	▪ sehr gute sprechmotorische Fähigkeiten (Seeman / Novák 1963) ▪ eingeschränkte Zungenbeweglichkeit, verlangsamte diadochokinetische Rate (Lees et al. 1996) ▪ unterentwickelte sprechmotorische Fähigkeiten (Daly / Burnett 1996)
Überwachung	Konzentrationsmangel, gestörte Aufmerksamkeit	▪ schlechter Zuhörer (Weiss 1967) ▪ aufgrund fehlender Aufmerksamkeit falsche Betonung, unpassende Worte (Luchsinger / Landolt 1955) ▪ Verbindung zum Hyperaktiven Syndrom, gestörter Verarbeitungsprozess (Molt 1996)

Es wird darüber hinaus erneut deutlich, wie widersprüchlich einige in der Literatur beschriebene Symptome sind. Der Annahme Seeman / Nováks (1963), die die Entstehung von phonologischen Auffälligkeiten anhand des überhöhten Sprechtempos erklären, kann nicht zugestimmt werden. Es besteht jedoch ein enger Zusammenhang zwischen der Sprechgeschwindigkeit und der Häufigkeit dieser Auffälligkeiten (Sick 2000).

Solange die Ursachen für das Poltern nicht zufriedenstellend geklärt sind, sollten alle Wege zur Erforschung genutzt werden. Die Einordnung in das Modell ist eine Möglichkeit, die Vielzahl der Symptome besser zu strukturieren, um wesentliche Anhaltspunkte für die therapeutische Arbeit zu erhalten.

Versucht man, bei der Diagnostik von Polterern eine Einteilung entsprechend des Modells vorzunehmen, könnte somit die bisher unübersichtliche Anhäufung von Symptomen besser strukturiert werden. Es ist denkbar, dass es Probanden gibt, die sehr unkonzentriert wirken und ihre Sprechabsicht auf sehr chaotische Art und Weise zum Ausdruck bringen, was mit Schwierigkeiten bei der Inhaltsplanung zu erklären ist. Andererseits kann der Schwerpunkt bei einem anderen Probanden auf sprechmotorischen Defiziten liegen, die auf der artikulatorischen Ebene verursacht werden. Entsprechend dieser Zuordnung lassen sich konkrete Handlungsschritte für die therapeutische Arbeit festlegen.

2.2.6 Rolle des Feedbacks für den Sprachprozess

Ein häufig beschriebenes Merkmal des Polterns ist die auditive Verarbeitungsstörung, die sich nach Molt (1996) in Form von verzögerten Reaktionen auf akustische Reize äußert. Auf diese Weise können die eigenen Sprechleistungen vermutlich auch nur verzögert überwacht und korrigiert werden. Zudem wird von mehreren Autoren auf das mangelnde Störungsbewusstsein von Polterern hingewiesen (Weiss 1964; Böhme 1997). Ebenso wie es schwer fällt, das eigene Sprechen zu kontrollieren, bereitet es Polterern Probleme, Gesprächspartnern konzentriert zuzuhören. Im Folgenden wird die Bedeutung und Funktionsweise der für den Sprachprozess wichtigen Kontrollkreise erläutert.

Die Sprachproduktion wird ständig mittels eines afferent-efferenten Kontroll- und Rückkopplungssystems überwacht (Pascher / Bauer 1984). Ist die Rückkopplung zwischen den sensorischen und motorischen Teilgliedern gestört, beeinträchtigt dies die Artikulation (Graichen 1981). In der Literatur finden sich verschiedene Ansätze, diese Feedbackmechanismen zu beschreiben. In der Tabelle 2.4 wird die Einteilung von Hardcastle (1976) bzw. Pétursson / Neppert (1991) verwendet, da sie sich am umfassendsten darstellt.

Pétursson / Neppert (1991) unterscheiden zwischen Rückmeldekreisen, die wahrnehmbar und damit beeinflussbar sind und jenen, die hauptsächlich unbewusst ablaufen. Hardcastle (1976) verwendet die Einteilung in exterozeptives und propriozeptives Feedback. Zu dem exterozeptiven Regelkreis gehört das auditive Feedback, das über die Knochen- und Luftleitung über akustische Reize im Ohr informiert, sowie das taktile Feedback, das für die Kontrolle der Kontakte zwischen den verschiedenen Sprechorganen zuständig ist (z.B. Kontakt der

Zunge am Gaumen). Der propriozeptive Regelkreis überprüft die Spannung der Muskeln und die Bewegungen der Gelenke.

Tab. 2.4 Feedbackmechanismen der Sprachproduktion

wahrnehmbares Feedback (Pétursson / Neppert 1991)		unbewusstes Feedback
exterozeptives Feedback (äußere Reize wahrnehmend) (Hardcastle 1976)		
auditiv / äußerer Regelkreis	**taktil / innerer Regelkreis**	**propriozeptiv**
▪ Sprecher hört sich beim Sprechen selbst; ▪ Informationen über Frequenz, Intensität, Dauer und Stimmqualität werden über Luft- und Knochenleitung übertragen	▪ Sensoren mit afferenten Nervenfasern informieren über Bewegung, Lage und Kontakte der Sprechorgane	▪ propriozeptive Rezeptoren informieren über Muskeldehnung und Muskelspannung
▪ langsamer als taktiles und propriozeptives Feedback	▪ langsamer als propriozeptives Feedback	▪ sehr schnelles Feedback, sogar während der Artikulation

Da der Sprachschall erst über die Luft- oder Knochenleitung übertragen wird, braucht das auditive Feedback mehr Zeit als über die taktilen oder propriozeptiven Kanäle. Zudem können auditive und taktile Feedbackinformationen erst nach der Artikulation gegeben werden. Lediglich das propriozeptive System ist in der Lage, während der Produktion die Muskelaktivität zu überwachen. Da die Zungenspitze über die meisten propriozeptiven Rezeptoren verfügt, ist sie das Organ, das zu „größter Präzision artikulatorischer Konfigurationen" fähig ist (Kohler 1995, 202).

Sind die Rückmeldekreise beispielsweise durch Irritation der Propriozeptoren gestört, können Sprechbewegungen nicht ausreichend motorisch kontrolliert werden.

Graichen (1985) stellt hierfür die Bedeutung des sequentiellen Arbeitsgedächtnisses heraus, das bei Levelt (1989) „artikulatorischer Speicher" genannt wird (vgl. Kap. 2.2.4.1). Anhand des Beispielsatzes: „*Ich habe einen Ball von meinem Freund Otto verloren*" verdeutlicht Graichen den Normalfall des artikulatorischen Ablaufs. Schon zu Beginn der Äußerung („*ich habe*") muss der Sprecher das Ende der Äußerung („*verloren*") abgespeichert haben. Es muss jedoch verhindert werden, dass das „*verloren*" zu früh ausgesprochen wird. Durch rückwärtshemmende Neurone wird die Wiederholung des Gesagten verhindert. Flüssiges Sprechen kann nach Graichen (1985) nur durch eine präzise Vernetzung von Erregungs- und Dämpfungsprozessen erreicht werden.

2.3 Einfluss der Sprechgeschwindigkeit auf kinematische Parameter

Wie gut funktioniert das Feedbacksystem bei hoher Sprechgeschwindigkeit? Es ist anzunehmen, dass diese Prozesse bei Schnellsprechern störungsfrei ablaufen. Bei Polterern dagegen sind gestörte Feedbackmechanismen denkbar.

Ausgehend von dem Ziel, die verschiedenen Aspekte der Sprachproduktion im Normalfall zu betrachten, werden im Folgenden die Auswirkungen hoher Sprechgeschwindigkeit auf die kinematischen Parameter der Sprachproduktion thematisiert.

Ein Hauptkennzeichen des Polterns stellt die hohe Sprechgeschwindigkeit dar, die häufig durch Propulsionen gekennzeichnet ist. Generell gibt es verschiedene Möglichkeiten, das Sprechtempo zu erhöhen. Zunächst können Sprechpausen eingespart und gekürzt werden. Wesentlich interessanter für das Thema der vorliegenden Arbeit sind dagegen schnelle Bewegungen der Artikulatoren mit verkleinerten Bewegungsamplituden, die in der Überlappung von artikulatorischen Gesten und der Abnahme der Artikulationspräzision resultieren können (van Lieshout et al. 2004).

2.3.1 Artikulatorische Geschwindigkeit

Bei der experimentellen Erfassung kinematischer Bewegungsdaten kann neben der Größe der Bewegungsauslenkung (Amplituden in cm) und der Dauer (in s) die Maximalgeschwindigkeit (in cm/s) der Bewegungen erfasst werden.

Mit Hilfe von Röntgenaufnahmen wies Lindblom (1963) nach, dass sich bei reduzierten Vokalen die artikulatorische Geschwindigkeit im Vergleich zum langsamen Sprechen nicht änderte. Es ergibt sich die Frage, welche Parameter Sprecher ändern, um das Sprechtempo zu erhöhen. Nach der Aussage Lindbloms (ebd.) kann die Sprechgeschwindigkeit zunehmen, ohne dass sich die Artikulatoren schneller bewegen. Studien der Körpermotorik zeigten bei Veränderungen der Bewegungsgeschwindigkeit Veränderungen der Bewegungsdynamik (Jäncke / Bauer 1995). So konnte Cooke (1982) eine Verringerung der Amplituden bei schneller werdenden Armbewegungen nachweisen.

Auf die Sprache bezogen werden in der Fachliteratur verschiedene Strategien beschrieben. In den meisten Fällen wurden Reduktionen der Bewegungsamplituden beobachtet („undershoot"), wobei die Maximalgeschwindigkeiten zunahmen (Gay 1981), unverändert blieben (Kent / Moll 1972; Kuehn / Moll 1976; Ostry / Munhall 1985) bzw. kleiner wurden (Kent / Moll 1972). Andererseits vergrößerten die Sprecher die Bewegungsgeschwindigkeiten der Artikulatoren, während die Amplituden unverändert blieben (Abbs 1973; Kuehn / Moll 1976; Ostry / Munhall 1985).

Trotz dieser unterschiedlich genutzten Möglichkeiten zur Erhöhung der Sprechgeschwindigkeit scheint sich das Verhältnis von Maximalgeschwindigkeit und Bewegungsamplituden systematisch mit der Änderung der Geschwindigkeit und Dauern zu ändern. Zur Erklärung dieser sprechmotorischen Kontrollmechanismen wird das Masse-Feder-Modell innerhalb der Sprachproduktionsforschung angewendet (Lindblom 1963; Ostry et al. 1983; Munhall et al. 1985; Levelt 1991) und wird nachfolgend kurz erläutert.

Das Masse-Feder-Modell

Bewegungen entstehen, indem ein angestrebtes Ziel programmiert wird. Bernstein (1988) nennt diese Hauptvoraussetzung für Bewegung ‚Antizipation'. Mit welchen Strategien artikulatorische Ziele bei der Sprachproduktion erreicht und kontrolliert werden, wird mit Hilfe des Masse-Feder-Modells erklärt (Byrd et al. 2000). Dabei handelt es sich um ein physikalisches Modell, das außerhalb der Physik besonders häufig in der Biomechanik und Sportmotorik eingesetzt wird.

Im Masse-Feder-Modell werden Muskeln mit dehnbaren Federn verglichen. So begann Feldmann (1966a; 1966b) damit, die Kontrolle von Bewegungen des Ellenbogengelenks anhand des Modells zu beschreiben. Später analysierte Cooke (1980; 1982) Armbewegungen und fand heraus, dass mit schneller werdenden Bewegungen das Verhältnis von Maximalgeschwindigkeit zur Bewegungsdistanz zunahm. Entsprechend der Wirkungsweise des Masse-Feder-Modells interpretierte er diese Beobachtung als Zunahme der Steifheit des Ellenbogens. Bewegungen werden demnach durch Änderungen der Steifheit produziert. Für die Kontrolle von Körperteil- und Sprechbewegungen wird eine gleiche Basis angenommen (Ostry / Munhall 1985).

Die Hauptaussage des Modells stützt sich auf die Annahme, dass Bewegungen durch die Veränderung von Gleichgewichtspositionen gesteuert werden. Wird eine Feder gedehnt, strebt sie die ursprüngliche Ruheposition (Nullposition) an und beginnt zunächst, mit einer bestimmten Bewegungsauslenkung und Geschwindigkeit zu oszillieren. Die Steifheit dieser oszillierenden Feder wird als Index für die Stärke der Muskelaktivität von Bewegungen genutzt (Munhall et al. 1985) und im Folgenden als Federkonstante bezeichnet. Um zeitliche Veränderungen bei kinematischen Bewegungen beschreiben und vorhersagen zu können, müssen die Beziehungen zwischen der Bewegungsgeschwindigkeit, der Amplitude und der Dauer betrachtet werden (Beckman et al. 1992). Dabei wird von folgenden Zusammenhängen ausgegangen: Je größer die Federkonstante (je steifer die Muskelbewegung), umso schneller erreicht der Artikulator seine Zielposition (Kelso et al. 1985; Byrd et al. 2000). Die Gestendauer (Bewegungsdauer) verringert sich gleichzeitig.

Bei einem konstanten Steifewert kann von einem linearen Verhältnis von der Spitzengeschwindigkeit zur Amplitude der Bewegungen ausgegangen werden. Je größer die Bewegungsauslenkung ist, umso schneller muss sich der Artikulator bewegen, um die Bewegung, z.B. den Lippenverschluss, in der gleichen Zeit auszuführen, die für eine kleine Bewegung benötigt würde. Dabei basieren die Mechanismen der Dauerveränderungen auf den biomechanischen Eigenschaften des Artikulators.

Da sich die Bewegungsdauer von Segmenten entsprechend der Steigerung des Sprechtempos ändert, kann bei der Anwendung des Modells nicht von einer konstanten Bewegungsdauer ausgegangen werden. Ostry et al. (1983) wiesen eine durchschnittliche Abnahme der Gestendauer um 26% bei Zunahme der Sprechgeschwindigkeit nach.

Wenn intra- und interverbale Akzelerationen charakteristisch für Polterer sind, ergibt sich die Frage, wie sich die Bewegungsgeschwindigkeiten und Amplituden der einzelnen Artikulatoren verhalten. Nach dem Modell ist zu erwarten, dass sich bei der Änderung der Dauerverhältnisse die Steife umgekehrt proportional zur Bewegungsdauer verhält. Demnach wird eine höhere Sprechgeschwindigkeit mit den damit verbundenen kürzeren Bewegungsdauern durch eine Erhöhung der Federkonstante erklärt (Ostry / Munhall 1985; Adams 1993; Hertrich / Ackermann 1997). Es wird allgemein davon ausgegangen, dass bei schneller Sprechgeschwindigkeit ein größeres Verhältnis der Maximalgeschwindigkeit zur Amplitude vorliegt als bei langsamem Tempo (Ostry / Munhall 1985).

2.3.2 Reduktion

In der vorliegenden Arbeit werden Reduktionen im Sinne von Segmentlöschungen verstanden. Generell können Reduktionen bzw. Verkürzungen von Segmentdauern auch eine Folge von hoher Sprechgeschwindigkeit darstellen. In diesem Fall wird im Folgenden nicht von Reduktionen, sondern von Veränderungen der akustischen bzw. artikulatorischen Segment- oder Bewegungsdauern gesprochen.

Reduktionen können ebenso wie Assimilationen als phonologische Grundprozesse betrachtet werden. Dabei wird die Dauer des betroffenen Segments auf Null reduziert, es werden artikulatorische Gesten eingespart (Kohler 1990). Die häufig bei Polterern vorzufindenden Elisionen sind artikulatorisch den Reduktionen gleichzusetzen.

In akzentzählenden Sprachen, wie im Deutschen, wird jede unbetonte Silbe quantitativ reduziert. Normalerweise haben die akzentzählenden Sprachen eine KV und KVK-Struktur. Funktionswörter werden in der Regel nicht akzentuiert und daher stark reduziert, bei Inhaltswörtern sind Reduktionen besonders von unbetonten Silben zu beobachten. Im Gegensatz zu silbenzählenden Sprachen (z.B. Spanisch) werden im Deutschen größtenteils die Wortstämme akzentuiert.

Die Hervorhebung akzentuierter Silben wird im Deutschen als akzentzählende Sprache durch eine Reduzierung der nichtakzentuierten Silben verstärkt. Nichtakzentuierte Silben zeigen hauptsächlich kürzere Dauern und eine geringere Intensität. Die Dauerverkürzung beeinflusst vor allem die Artikulationspräzision. Die Bewegungen werden meist nicht vollständig ausgeführt, sie werden entweder nur angedeutet oder fehlen vollständig (Lindner 1981). Die nichtakzentuierten Silben beinhalten gegenüber den akzentuierten unwesentlichere Informationen. Der Sprecher setzt voraus, dass der Hörer die Information selbst ergänzen kann, was meist aus dem Kontext heraus geschieht.

Entsprechend der H&H Theorie von Lindblom (1990) bewegt sich der Sprecher immer zwischen der Hyper- und Hypoartikulation (H&H). Artikulation ist abhängig von der Frage der Ökonomie, da der Mensch immer einen minimalen Energieverbrauch anstrebt. Hypo-Sprache bedeutet minimaler Aufwand und größtmögliche Reduktion, während Hyper-Sprache maximale Deutlichkeit meint und Reduktionen so gering wie möglich hält.

> „Speakers develop a 'feel' for the 'survival value' of phonetic forms through a process not unlike **natural selection**" (Lindblom 1990, 405).

Der Sprecher entscheidet sich entweder für Hyper- oder Hypoartikulation und muss immer dabei die Bedingung erfüllen, dass die Botschaft für den Hörer verständlich bleibt. Demnach sind Reduktionen und der artikulatorische „undershoot" innerhalb von Grenzen möglich. Die Entscheidung für einen maximalen oder minimalen artikulatorischen Aufwand kann sogar innerhalb einer Äußerung wechseln. Nach der Definition von Lindblom (1963) bedeutet „target undershoot“ die positive Korrelation zwischen Vokalkürzungen und Reduktionen. Bei schneller Sprechgeschwindigkeit bzw. bei unbetonten Silben können aufgrund der verkürzten Vokaldauern die motorischen Befehle an die artikulatorischen Muskeln nicht in der Geschwindigkeit weitergeleitet werden, dass den Artikulatoren das Erreichen des Ziels („target“) ermöglicht wird, bevor die nächsten Befehle ausgeführt werden. Das Resultat sind unvollständige artikulatorische Bewegungen.

Die ständig wechselnden Entscheidungen über den artikulatorischen Aufwand hängen zum großen Teil mit den Feedbacksystemen des Sprechers zusammen. Sie kontrollieren die Differenz zwischen dem Soll- und Ist-Wert. Wird ein Fehler festgestellt, der die Verständlichkeit für den Hörer stark beeinflusst, plant das System zur Verbesserung mehr Artikulationspräzision.

Phonetisch interessant sind die unbetonten Vor- und Nachsilben (Suffixe und Präfixe), in denen in der Umgangssprache Reduktionen auftreten (Lindner 1981). Durch diese Reduktion kommt es zu unüblichen Konsonantenfolgen, die sogar Assimilationen zur Folge haben können, da sie so artikulatorisch leichter zu realisieren sind (Bsp. *haben* – Reduktion zu [–bn], Assimilation zu [–bm]).

Kohler (1995) bezeichnet diese Art von Artikulationsreduktion als Steuerung. Sie bewirkt, dass unter bestimmten Bedingungen bei nachlassender Kontrolle die Zungenspitzenbewegungen zugunsten anderer Bewegungen eingespart werden. Als Beispiel nennt er die apikalen Konsonanten /t/, /d/ und /n/ im Umfeld dorsaler und labialer Konsonanten /p/, /b/ und /m/.

2.3.3 Gestenüberlappung

Ein hohes Sprechtempo kann des Weiteren zu einer zeitlichen Überlappung der artikulatorischen Gesten führen (Gay 1981; Munhall / Löfqvist 1992; Byrd 1996).

Unter artikulatorischen Gesten werden nach Browman / Goldstein (1986) aktiv kontrollierte Bewegungen des Vokaltrakts verstanden, die gleichzeitig zielgerichtet sind. Sie produzieren spezifische Vokaltraktkonfigurationen, z.B. einen bilabialen Verschluss beim /p/. 'Gesten' und 'Bewegungen' sind demnach voneinander zu unterscheiden. Während Gesten artikulatorische Bewegungen beschreiben, kann andererseits nicht jede Bewegung als Geste definiert werden. Gesten formieren distinktive Informationseinheiten (Browman / Goldstein 1990). Während das Wort „Tisch“ initial durch einen dental-alveolaren (am

Gaumen direkt hinter den oberen Schneidezähnen) Verschluss mit der Zungenspitze gebildet wird, unterscheidet es sich durch die dental-labiale (mit Zähnen und Lippen) Engebildung von dem Wort „Fisch".

Bei der Überlappung werden die Bewegungsformen von Gesten koordiniert und überlappen entsprechend der für die Sprache typischen koartikulatorischen Effekte. Daraus entstehen koartikulatorisch und prosodisch variable Bewegungen (Byrd / Saltzman 2002). Unveränderliche Konsonantgesten überlagern benachbarte Vokalgesten.

Zusammenfassung
Anliegen des Kapitels war es, die normalen Abläufe der Sprachproduktion unter Berücksichtigung neurologischer, koordinativer und kinematischer Aspekte darzulegen. Es wurden Störquellen aufgezeigt, die verschiedene Symptome des Polterns hervorrufen können. Dabei stützen sich diese Aussagen lediglich auf Spekulationen.

Im Folgenden werden Untersuchungen der Redeflussstörung Poltern beschrieben. Sie sind nach den methodischen Schwerpunkten der Studien gegliedert. Des Weiteren werden im Kapitel 2.5 vor allem kinematische Untersuchungen von Stotterern vorgestellt, die die Grundlage für die Interpretation der Resultate der vorliegenden Arbeit bilden, da es keine vergleichbaren Experimente mit Polterern gibt. Den Abschluss des einleitenden Kapitels bildet die Beschreibung der empirischen Fragestellungen für den darauffolgenden experimentellen Teil der Arbeit.

2.4 Bisherige Forschungsschwerpunkte bei der Analyse des Polterns

Zurecht wird in der Fachliteratur die im Gegensatz zum Stottern quantitativ geringere Forschungsarbeit auf dem Gebiet des Polterns kritisiert. Es dürfen jedoch die bestehenden Untersuchungen und die dazugehörigen Forscherteams nicht in Vergessenheit geraten. Bereits vor Jahrzehnten sind die ersten Grundsteine für die Erforschung des Polterns gelegt worden, z.B. von Seeman / Novák (1963) mit dem Silbenschnelligkeitstest, Luchsinger / Landolt (1955) sowie von Morávek / Langová (1962) mit EEG-Untersuchungen bzw. Dumke et al. (1963) und Grundmann (1980), die die Symptomatologie des Polterns erforschten. Es wird deutlich, dass, je länger die Untersuchungen zurückliegen, Polterer häufig gemeinsam mit Stotterern und deren Mischformen untersucht wurden. Im Folgenden werden die wichtigsten Studien an Polterern vorgestellt, sie werden systematisch nach der Art der Tests geordnet.

2.4.1 Untersuchungen zur Symptomatologie

Freund (1952) arbeitete mit einem anamnestischen Fragebogen und untersuchte 513 Stotterer und/oder deren Verwandte. Weil zum damaligen Zeitpunkt der Öffentlichkeit zwar die Symptomatik, jedoch nicht die Bezeichnung Poltern bekannt war, fragte Freund in dem Bogen nicht nach dem Poltern, sondern nach einer unnormalen Hastigkeit des Sprechens. Konnten in der Kombination beider Störungsbilder hauptsächlich Poltersymptome beobachtet werden, wurden diese zusätzlich notiert. Insgesamt wurde der Fragebogen von 121 Stotterer-Familien ausgefüllt. Als wichtigstes Ergebnis beschrieb Freund vor allem die aphasieartigen Befunde der Stotterer als Teilerscheinung des Polterns, das er als Syndrom auffasst. Der Autor macht weiterhin darauf aufmerksam, dass sich das Stottern „als psychogene Auflagerung" auf der Grundlage des Polterns entwickeln kann.

Luchsinger (1963) erteilte einer Gruppe von Sprachheilpädagogen den Auftrag, die Symptomatologie von Polterern zu erforschen. So untersuchten Dumke et al. (1963) acht Kinder und Jugendliche im Alter zwischen 8,9 und 14,9 Jahren, deren Sprache sich bei Unterrichtshospitationen als auffällig zeigte. Angewendet wurden ein Intelligenztest und der Farbpyramiden-Test nach Pfister, ebenso wurde das Verhalten beobachtet. Um zu überprüfen, ob sich unter bestimmten Umständen Verlangsamungstendenzen der Sprechgeschwindigkeit zeigen, wurden zwei Testsätze in zwei kleine Erzählungen (bestehend aus vier Sätzen) eingebaut.

Die Ergebnisse zeigten, dass alle acht untersuchten Kinder Schnellsprecher waren und der Großteil (sieben von acht) das Sprechtempo deutlich verlangsamten, wenn sie sich in einer als wichtig empfundenen Situation befanden. Durch weitere Tonbandanalysen zeigten sich vermehrt interverbale Akzelerationen bei der Hälfte der Probanden. Die Autoren merken an, dass die Akzelerationen durch den Einsatz von apparativer Messtechnik vielleicht auch bei den anderen Probanden hätte nachgewiesen werden können. Weiterhin machten die Untersucher ohne spezielle (akustische) Analysen eine interessante Beobachtung: Bei relativ gebremstem Sprechen schien die Sprechmelodie normal, steigerte sich das Tempo jedoch, schien es den melodischen Akzent aus der Rede „herauszutreiben". Bei Zunahme der Sprechgeschwindigkeit verschlechterte sich die Artikulation, es traten vermehrt Wiederholungen und Steckenbleiben mit Satzumbau auf. Die in der Untersuchung gewonnenen Ergebnisse bestätigten die in der Literatur beschriebenen Symptome.

In einer systematischen Reihenuntersuchung analysierten Becker / Grundmann (1970) die Häufigkeit von möglichen Polterern (PC = probable clutterers) zwischen sieben und acht Jahren. In die Untersuchung wurden 606 Schüler einer allgemeinbildenden Schule und parallel dazu 80 Schüler aufgenommen, die aufgrund der Diagnose Stammeln in einer Spezialschule unterrichtet wurden. Aus beiden Gruppen wurden insgesamt 20 als Polterer diagnostiziert. Insgesamt wurden demnach 20 Polterer und als Vergleichgruppen 20 normalsprechende und 20 stammelnde Kinder ausgewählt. Folgende Bereiche wurden untersucht: verbale Fähigkeit, Beziehung zwischen Denken und Sprechen, Wortfindung, Lee-Effekt (delayed auditory feedback = DAF), Silbenschnelligkeit, Schreiben, motorische Fähigkeiten, Verhaltensauffälligkeiten, musikalische Fähigkeiten und Heredität (Vererbung). Im Vergleich mit den Kontrollgruppen zeigten sich für das Poltern typische Symptome: Umstellungen in der Wort-Reihenfolge, exzessive Sprechgeschwindigkeit, Wörter mit Auslassungen und Assimilationen, komplexe Wortfindungsstörungen, beschleunigte Sprechgeschwindigkeit von Silben, Schreibfehler (Auslassungen von Vokalen und Konsonanten, Umstellung von Buchstaben), Verhaltensauffälligkeiten, Auffälligkeiten in der Motorik, beim Rhythmus, Singen und Wiederholen von Melodien, hereditäre Veranlagung.

Grundmann (1980) wollte mit seiner späteren noch umfangreicheren Untersuchung ebenfalls die Anzahl nicht diagnostizierter Polterer feststellen und die Symptomatik anhand einer großen Stichprobe analysieren. Seine Kritik richtete sich gegen eine große Anzahl damaliger Publikationen, die auf persönlichen Erfahrungen basierten und „manchmal falsch reflektiert werden und subjektive Irrtümer nicht ausgeschlossen sind“ (Grundmann 1980, 140). An der Untersuchung teilgenommen haben alle Schüler (4984) der Stadt Leipzig. Mit Hilfe eines Logopäden wurden davon 39 Kinder als Polterer diagnostiziert, wobei Jungen (1,41%) häufiger vertreten waren als Mädchen (0,12%). Mit diesen Kindern wurden verschiedene Tests durchgeführt. Als Vergleichsgrundlage wurden 20 gleichaltrige sprachlich unauffällige Schüler in die Untersuchung einbezogen. Eine auf Tonband mitgeschnittene Erzählung wurde hinsichtlich Sprechtempo, Akzelerationen, Melodie und stimmlichen Auffälligkeiten ausgewertet. Weitere Aufgaben bestanden im Lesen, Diktat schreiben sowie der Überprüfung der motorischen und musikalischen Fähigkeiten. Außerdem wurden die Silbengeschwindigkeit, Wortfindung, Redefluss, Lateralität und Konzentrationsfähigkeit getestet. Anhand von 222 Kriterien beurteilten 41 Lehrer das Leistungs- und Sozialverhalten der Schüler. Die Ergebnisse zeigten bei den polternden Schülern:

1. kein Störungsbewusstsein
2. Konzentrationsmängel, schwache Merkfähigkeit, auffällige Anpassung, mangelnde Steuerungsfähigkeit
3. beschleunigtes Sprechtempo, teilweise auch ziehend oder schleppend
4. Wiederholung von Worten oder Anfangssilben mehrsilbiger Wörter
5. Steckenbleiben mit Satzumbau
6. Auslassungen

7. motorische Unsicherheit bei sprachbegleitenden Gesten
8. signifikanter Unterscheid bei Anzahl der bei der Nacherzählung verwendeten Wörter, verbunden mit längeren Sprechdauern
9. auffällige Atmung, kurze Tonhaltedauer

Da eine so umfangreiche Untersuchung nicht als diagnostisches Mittel eingesetzt werden konnte, empfahl Grundmann (1980), einen Beobachtungsbogen zu verwenden, in dem auch Langzeitbeobachtungen festgehalten werden konnten.

Die Persönlichkeitsmerkmale und das Lern- und Leistungsverhalten von 42 polternden Grundschülern aus einer Sprachheilschule und von 150 Nichtpolterern aus Regelschulen untersuchte Kleinsorge (1989). Mit Hilfe eines Lehrerfragebogens wurden Informationen über die Persönlichkeit der Kinder, das Lern- und Leistungsverhalten und die Schullaufbahn gesammelt. Unter den 42 Polterern waren 83,3% Jungen, in der Gruppe der Normalsprecher waren es nur 46%. Nur bei einem Schüler trat das Poltern isoliert auf, bei 69% wurden zusätzlich Dysgrammatismus, Stammeln, Lese-Rechtschreib-Schwäche (LRS) oder Stottern diagnostiziert.

Die Analyse der Persönlichkeitsmerkmale ergab für die Gruppe der Polterer starke Tendenzen zu kindlichem Verhalten, was auf eine Entwicklungsverzögerung, die sich nicht nur auf die Sprache konzentrierte, hinwies. In Bezug auf die Konzentrations- und Merkfähigkeit zeigten die Polterer deutlich schlechtere Ergebnisse als die Normalsprecher. Bei den schulischen Leistungen konnte Kleinsorge (ebd.) Probleme im Deutschunterricht, insbesondere bei der Rechtschreibung und dem mündlichen Ausdruck beobachten. Ungefähr ein Drittel zeigt ein Störungsbewusstsein bezüglich des Umgangs mit Sprache. In den Fächern Mathematik, Werken/Kunst und Musik schnitten die Polterer ebenfalls schlechter ab als die Normalsprecher.

Die Ergebnisse im Hinblick auf die Schullaufbahn zeigten, dass Polterer häufiger später eingeschult wurden. Kleinsorge (ebd.) erklärt diese Beobachtung mit der generellen Entwicklungsverzögerung von Polterern und den Defiziten in fast allen Leistungsbereichen. Grundsätzlich gibt sie zu bedenken, dass die Ergebnisse nicht auf dem Selbstbild der Schüler, sondern auf subjektiven Lehrermeinungen basierten und die Daten generell nur für Grundschüler relevant sind.

Für den Sammelband 21 des Journals of Fluency Disorders bat St. Louis (1996b) 12 Autoren, einen Fragenbogen bezüglich der Symptome und Abnormalitäten ihrer Probanden auszufüllen. Auf diese Weise wurden die Einschätzungen von 29 Polterern im Alter zwischen 9 und 63 Jahren aufgelistet.

Die dadurch entstandene Tabelle ergab einen umfassenden Überblick über die Häufigkeit bestimmter Symptome oder Auffälligkeiten. Bei fast allen Probanden wurden ein zu schnelles Sprechtempo sowie auffällige fein- und sprechmotorische Fähigkeiten vermerkt. Bei ca. der Hälfte der Probanden traten in der Familie Redeflussstörungen auf. Das Aufmerksamkeits-Defizit-Syndrom (ADS/ ADHS) lag dagegen nur bei wenigen Probanden vor.

2.4.2 Untersuchungen der Gehirnleistungen mit Hilfe des EEG

Bereits in der Mitte des vorigen Jahrhunderts erforschten mehrere Wissenschaftler die Gehirnleistungen von Polterern.

Von 30 sprachpathologisch untersuchten Stotterern (Schüler und junge Erwachsene) unterteilten Luchsinger / Landolt (1951) die Probanden in Stotterer und polternde Stotterer ein. Die angefertigten Elektroenzephalogramme wurden mit den sprachpathologischen Befunden verglichen. Dabei zeigten sich bei keinem der reinen Stotterer pathologische Gehirnaktivitäten, während die Polter-Stotterer alle auffällige EEG-Befunde hatten. Die Autoren werteten diese Ergebnisse als Beweis für eine zugrundeliegende organische Störung des Polterns.

In einer zweiten Studie führten Luchsinger / Landolt (1955) elektroenzephalographische und sprachpathologische Untersuchungen an 100 Polterern, Polter-Stotterern und Stotterern durch. Die Autoren waren die ersten, die EEG-Aufnahmen von Probanden mit einer klaren sprachtherapeutischen Diagnose durchgeführt haben. Die Altersspanne reichte von 6 bis 52 Jahren. In Anlehnung an die frühere Untersuchung im Jahr 1951, bei der alle 15 untersuchten Stotterer mit Polterkomponente pathologische EEG-Befunde aufwiesen (dies traf für die 15 reinen Stotterer nicht zu), sollten folgende Fragen beantwortet werden:

1. Können die Ergebnisse auch an einer größeren Probandenzahl nachgewiesen werden?
2. Ergeben sich Anhaltspunkte für eine zerebrale Lokalisation der Sprachstörung?
3. Welche Schlüsse können aus den EEGs auf die Natur der Sprachstörung gezogen werden?

Im Gegensatz zu der ersten Untersuchung wurden auch von reinen Polterern EEGs angefertigt. Registriert wurde die Reaktion der Hirnpotentiale auf eine je 3 Minuten andauernde Hyperventilation. Die Aufnahmen wurden in Ruheposition mit geschlossenen Augen durchgeführt.

Die Ergebnisse bestätigten die Resultate der früheren Studie: bei 90% der Polterer und Polter-Stotterer stellten sie Abnormitäten fest. Bezüglich der Lokalisation der auffälligen EEG-Befunde konnte keine Einheitlichkeit gefunden werden. Luchsinger (1955, 33) kam zu dem Schluss, dass:

> „... dem Poltern eine Hirnkrankheit zugrunde liegen müsse, während eine solche am Elektroenzephalographen für das Stottern nicht nachweisbar ist".

Weiterhin konnten bei acht der insgesamt 64 Polterer bzw. Polter-Stotterer Epilepsieerkrankungen in der Familie festgestellt werden. Anhaltspunkte für einen solchen Zusammenhang lieferte bereits die erste Untersuchung. Sie zeigte, dass nicht das Stottern wie zunächst angenommen in erblicher Beziehung zur Epilepsie steht, sondern eher das Poltern. Die beiden Autoren nehmen eine entfernte Wesensverwandtschaft an, die auf Grundlage der häufigen pathologischen EEGs bei Polterern und der relativen Häufigkeit von Epileptikern in Familien von Polterern vermutet wird.

Nach bisherigem Kenntnisstand fanden keine weiteren Untersuchungen bezüglich der Verbindung von Poltern zur Epilepsie statt, so dass die Beobachtung Luchsinger / Landolts (1955) bis heute nicht bewiesen oder widerlegt werden konnte.

Die beiden Autoren diskutierten die Frage, ob das Poltern Erwachsener als nicht überwundenes Entwicklungspoltern aufzufassen sei, was anhand der trägen EEGs als mangelhafte Ausreifung des Gehirns gedeutet werden könnte. Dazu müssten jedoch von jugendlichen Polterern über Jahre hinweg mehrere EEGs aufgenommen werden. Nach derzeitigem Wissensstand hat bis heute niemand diesen Ansatz aufgegriffen.

Vergleichende EEG-Untersuchungen von insgesamt 70 Stotterern, Polterern und polternden Stotterern führten Streifler / Gumpertz (1955) durch, um vor allem das Vorkommen von Epilepsie und Händigkeit zu überprüfen. Bei jeweils einem Drittel der Probandengruppen, die sich aus Kindern und Erwachsenen zusammensetzten, fanden die Autoren auffällige EEG-Kurven vor. Es konnten jedoch keine typischen Erscheinungsformen für das Stottern und Poltern gefunden werden. Vielmehr zeigten sich diffuse und unspezifische Veränderungen, die in den meisten Fällen nicht auf spezifische organische Störungen wie beispielsweise Epilepsie hinwiesen. Aufgrund der beobachteten Auffälligkeiten schlossen Streifler / Gumpertz (ebd.) auf Regulationsstörungen der bioelektrischen Hirntätigkeit. Diese Befunde sind in ähnlicher Art und Weise bei psychisch labilen und psychosomatisch gestörten Probanden vorzufinden.

Auch Morávek / Langová (1962) untersuchten die Gehirnleistungen mit Hilfe von EEG-Aufnahmen. Unter den 177 Probanden waren 28 Polterer, 53 Stotter-Polterer und 96 Stotterer, ihre Altersverteilung erstreckte sich von 8 bis 45 Jahren. An der Untersuchung durften Patienten mit Epilepsie und einer intellektuellen Beeinträchtigung nicht teilnehmen. Die Ergebnisse zeigten bei 50% der Polterer auffällige EEG-Befunde, bei den Stotterern waren es nur 15,5%. Die Abnormalitäten bei den Polterern äußerten sich in epilepsietypischen Merkmalen (fokale Veränderungen bei 43%, „spikes" oder „sharp waves" bei 21%).

Anhand der Ergebnisse zogen Morávek / Langová (1962) ähnliche Rückschlüsse wie Luchsinger / Landolt (1955). Das Poltern wird ihren Erfahrungen nach durch eine zentrale Nervensystemstörung verursacht. Bei Stotterern konnten keine pathologischen EEG-Befunde nachgewiesen werden. Da die Auffälligkeiten in den EEGs unterschiedlichster Natur waren, konnten Morávek / Langová (1962) ebenfalls keine Aussagen über die Lokalisation der Störung treffen. Hinsichtlich der Häufigkeit auffälliger EEG-Befunde stimmen die Ergebnisse der Autoren nicht mit den Ergebnissen anderen Studien überein. Luchsinger / Landolt (1955) fanden bei 90% der Polterer Abnormalitäten.

Eine weitere äußerst umfangreiche elektroenzephalographische Untersuchung lieferten Langová / Morávek (1966), die 57 Polterer, 134 Stotterer und 62 Probanden mit gemischter Polter-Stotter-Komponente im Alter zwischen 7 und 52 Jahren analysierten. Die Teilnehmer durften unter keinen neurologischen Erkrankungen wie beispielsweise Epilepsie leiden. Die häufigsten Abnormalitäten in den EEG-Befunden wurden in der Gruppe der Polterer (48%) festgestellt. Bei den Stotterern zeigten sich bei 13.5% der Probanden Auffälligkeiten und in der gemischten Gruppe bei 37.1%. Hinzu kamen weitere Fälle mit atypischen Ergebnissen. Wie sich bereits in früheren Untersuchungen herausstellte, konnten Langová / Morávek (ebd.) keine Beziehung zwischen der Sprachstörung und dem Ausmaß der EEG-Befunde herausstellen. Damit konnten keine Aussagen über die Lokalisation der Defekte im ZNS getroffen werden. Wie auch Luchsinger / Landolt (1951) gehen die Autoren beim Poltern von organischen Störungen oder Abnormalitäten des Zentralnervensystems aus. Es waren vermehrte Alpha-Rhythmen sowie negative Reaktionen auf Hyperventilationen zu beobachten.

In welchem Ausmaß sich diese Abnormitäten äußern, untersuchte Molt (1996) an drei polternden männlichen Schülern mit einer Aufmerksamkeits-Defizit-Störung (ADS) und an drei Normalsprechern im gleichen Alter. Molt (ebd.) begründet sämtliche Symptome des Polterns anhand einer auditiven Verarbeitungsstörung. Die drei Polterer wurden mit Hilfe der Checkliste von Daly / Burnett (1996) diagnostiziert.

Bei allen drei Polterern konnten Grenzbefunde im EEG nachgewiesen werden. Es zeigte sich eine Störung in der zentralen auditiven Verarbeitung, wobei sich die Muster unter den Probanden unterschieden. So wurden eine hohe Ablenkbarkeit, ein schwaches auditives Gedächtnis, verzögerte Antworten, sowie Schwierigkeiten beim Lesen und Schreiben beobachtet. Die Ergebnisse der auditiven reizbezogenen (event-related) Leistung bewiesen ebenfalls eine grundlegende Verarbeitungsstörung von Polterern. Sie zeigten abnorme neurologische Verarbeitungsmuster (abwesende Komponenten, vergrößerte Latenzzeiten, atypische kortikale Verläufe).

2.4.3 Analysen der sprechmotorischen Fähigkeiten

Seeman / Novák (1963) untersuchten 52 Polterer (20 reine Polterer und 32 Polter-Stotterer) und eine gleich große Kontrollgruppe von Normalsprechern. Das Alter lag zwischen sieben und 40 Jahren, wobei sich in jeder Gruppe 10 weibliche und 42 männliche Personen befanden. Die Aufgabe bestand darin, die Silben /ta/ und /pa/ eine Minute lang in Folge zu sprechen. Die Silbenanzahl wurde später ausgezählt. Bei der Auswertung wurden die Probanden entsprechend ihres Alters in vier Gruppen eingeteilt. Die Polterer der vierten Gruppe (22-40 Jahre) produzierten durchschnittlich 80 Silben pro Minute mehr als ihre Kontrollsprecher. Seeman / Novák (1963) interpretierten die Resultate ihrer Studie dahingehend, dass es sich beim Polterer nicht um eine Ungeschicklichkeit der Artikulationsbewegungen, sondern um eine Propulsion des Sprechantriebes handelt.

In einer Einzelfallstudie wendeten Daly / Burnett (1996) die von Daly mehrfach modifizierte „Checkliste für mögliches Poltern" bei einem neunjährigen Schüler an. Die Liste bietet die Möglichkeit, auf einer einzigen Seite die wichtigsten Informationen von Probanden zu bündeln. Anhand des 4-Punkte-Systems, nachdem jedes Merkmal als nicht vorhanden bis hin zu stark zutreffend beschrieben werden kann, bewerten Sprachtherapeuten folgende Bereiche: Sprache und motorische Koordination, Sprache und Wahrnehmung sowie Verhalten und Entwicklung. Mit Hilfe dieses Profils kann ein ganzheitlicher Therapieplan erstellt werden, der auf die Stärken und Schwächen des Patienten ausgerichtet ist.

Anhand der Ergebnisse einer fünfjährigen Datensammlung legten Daly / Burnett (1996) den Zahlenwert von 55 Punkten fest, der stark auf ein Poltern hinweist. Werte zwischen 35 und 55 Punkten werden als ein Indiz für eine Mischform aus Stottern und Poltern gedeutet.

Die Auswertung der Checkliste bei dem neunjährigen Schüler ergab eine Punktzahl von 37, was einem leichten Poltern bzw. der Kombination Stottern-Poltern entspricht. Die Symptomatik äußerte sich in einer unsauberen Artikulation, vielen Füllwörtern, Stopps vor initialen Vokalen, wenigen rhythmisch-musikalischen Fähigkeiten, rasantem Sprechtempo, unpassenden Betonungsmustern sowie in Form von Lesestörungen und Aufmerksamkeitsproblemen. Eine Verbesserung unter Druck stellte sich für kurze Zeit ein. Der Junge erschien extrovertiert, mit hohem sprachlichen Output, unorganisierter Sprache, konfuser Formulierung und Problemen mit der Eigenwahrnehmung. Die Autoren beschrieben den Eindruck, der Junge denke schneller, als er sprechen oder schreiben könne und erscheine jünger. Bei einer weiteren Erhebung zwei Jahre später wurden die Messungen wiederholt, mit dem Unterschied, dass Daly et al. (ebd.) die Checkliste selbst ausgefüllt haben. Dabei erreichte der Schüler ein Ergebnis von 39 Punkten, was dem früheren Resultat zwar ähnelte, jedoch zeigten sich Fortschritte. Diese wurden auch von Eltern und Mitschülern bestätigt. In 9 von 10 Punkten verbesserte der Proband seine Leistungen. Generell wurde ein mehr reservierteres Verhalten und eine geringere Sprechlautstärke beobachtet.

Im Rahmen einer Fallstudie beschrieben Lees et al. (1996) einen fünfzehnjährigen Jungen, der anhand der Checkliste von Daly als Polterer diagnostiziert wurde. Von seiner Spontansprache und dem Lesen wurden Videoaufnahmen angefertigt und die Unflüssigkeiten, die Sprechgeschwindigkeit und der Sprachgebrauch analysiert. Eine Lesepassage wurde transkribiert, mehrere Tests (z.B. Intelligenztests) kamen zur Anwendung. Die Ergebnisse zeigten eine verlangsamte diadochokinetische Rate (= 12 sec, laut Fletcher 1972 entspricht die Norm 5,7 sec für 10*/ptk/). Beobachtet wurden weiterhin mehrere Silbenelisionen, Tempowechsel in Abhängigkeit von vorhandenen Unflüssigkeiten sowie Probleme mit dem Kurzzeitgedächtnis. Hier zeigten die Ergebnisse die schlechtesten Resultate. Die eingeschränkte Zungenbeweglichkeit zusammen mit der langsamen diadochokinetischen Rate wurden als Auslöser für die Unflüssigkeiten verantwortlich gemacht.

2.4.4 Kontrastive Untersuchungen

Im deutschsprachigen Raum wurde seit den Untersuchungen Seeman / Nováks (1963) jahrzehntelang kaum in die Polterforschung investiert. Erst in den 90er Jahren wurde die Thematik wieder zum Forschungsgegenstand. Sick (2000) untersuchte die Spontansprache eines erwachsenen Polterers und eines Schnellsprechers. Verglichen wurden die Artikulationsraten, die Unflüssigkeiten, die phonetischen Auffälligkeiten, die Sprechpausen und die Phrasenlänge. Unter anderem sollten folgende Fragen geklärt werden: Sind die Beziehungen verschiedener sprachlicher Parameter zueinander bei Polterern anders als beim normalen Sprechen? Wie ist eine hohe Artikulationsrate beim Poltern qualitativ zu bewerten? Die Ergebnisse zeigen signifikant häufigere Iterationen und phonetische Auffälligkeiten bei dem untersuchten Polterer. Anhand der Auswertung der 30 langsamsten Phrasen konnte bewiesen werden, dass die phonetischen Auffälligkeiten auch bei normaler Artikulationsrate auftreten. Sick (ebd.) wertet die phonetischen Auffälligkeiten demnach als eigenständiges Symptom und nicht als Folgeerscheinung der hohen Artikulationsrate. Eine enge Beziehung zwischen einer hohen Sprechrate und der Anzahl phonetischer Auffälligkeiten konnte für den Polterer, jedoch nicht für den Schnellsprecher nachgewiesen werden. Sick (ebd.) geht davon aus, dass das Sprachproduktionssystem des Schnellsprechers so gut funktioniert, dass hohe Artikulationsraten weitgehend problemlos bewältigt werden können. Der Polterer spricht dagegen nicht langsamer, wenn Unflüssigkeiten auftreten. Es wird die Vermutung aufgestellt, dass eine zeitliche Störung bei der Sequenzierung sprechmotorischer Programme die hohe Artikulationsrate verursachen könnte.

2.4.5 Phonetische Studien

Experimentalphonetische Untersuchungen wurden bisher äußerst selten bei Polterern durchgeführt. Im Jahr 1962 untersuchte Luchsinger die intra- und interverbale Akzeleration von 15 Polterern. Die Ergebnisse wurden mit 20 Normalsprechern, 20 Stotterern und hirnkranken Patienten verglichen. Aufgenommen wurde der Testsatz „Wo ist die Technische Hochschule?“. Entgegen der üblichen Tonerhöhung am Ende des Fragesatzes konnte Luchsinger (1962) einen Melodieabfall beobachten. In Einzelfällen zeigte sich eine deutliche Monotonie, die jedoch im Vergleich zu Stotterern nicht so stark ausgeprägt war. Weiterhin stellte Luchsinger eine hohe Sprechgeschwindigkeit fest. Der Durchschnitt pro Testsatz betrug 1,9s bei Normalsprechern, bei den Polterern waren es 1,4s. Dieses Ergebnis interpretiert Luchsinger als Beweis für intraverbale Beschleunigungen. Bis zu diesem Zeitpunkt hatte er lediglich interverbale Akzelerationen angenommen.

2.4.6 Pragmatische Fähigkeiten

Teigland (1996) verglich die pragmatischen Fähigkeiten von drei jugendlichen Polterern und neun Normalsprechern zwischen 13 und 16 Jahren (Gruppe 1 = 3 Polterer und 3 Normalsprecher, Gruppe 2 = 6 Normalsprecher). Die Polterer wurden anhand der Checkliste von Daly / Burnett (1996) diagnostiziert.
Die Aufgabe bestand darin, dem Gesprächspartner zwei Straßen in einem Stadtzentrum zu beschreiben. Die Gesprächspaare bestanden aus 2 Personen, die zuhörende Person wurde gebeten, den ihr beschriebenen Weg in eine Karte

einzeichnen. Neben der Transkription der Sprache wurde auch das nonverbale Verhalten ausgewertet.

Die Ergebnisse verdeutlichten, dass Polterer im Gegensatz zu den Normalsprechern ihren Gesprächspartnern nicht genügend Informationen gaben. Aufgaben, die schwierig zu verstehen waren, formulierten Polterer nicht noch einmal neu. Die Normalsprecher nutzten die nachdrückliche Betonung als Kommunikationsstrategie häufiger als Polterer. Weiterhin wies die Studie nach, dass Polterer relativ häufig indirekt und wortreich erklärten. Die Analyse der pragmatischen Störungen ermittelte bei Polterern leere Pausen von vier und mehr Sekunden. Je unkonzentrierter die Gruppe wurde, umso langsamer wurden die Dialogsequenzen.

Für die therapeutische Arbeit schlug Teigland (1996) vor, den pragmatischen Fähigkeiten mehr Beachtung zukommen zu lassen. In einem nächsten Schritt sollte die Sprache von Polterern in einer unstrukturierten Situation untersucht werden.

2.4.7 Feedback

St. Louis et al. (1996) untersuchten mit einem Forscher- und Therapeutenteam den Effekt des verzögerten auditiven Feedbacks (DAF) auf die Behandlung von 2 polternden Schülern im Alter von 12 und 16 Jahren. Die Aufgabe bestand darin, mit Hilfe des DAF die Unflüssigkeiten während des Lesens eines Textes, eines Monologes und eines Gespräches auf weniger als 0,5 Unflüssigkeiten pro Minute (D/M) zu reduzieren. Begonnen wurde mit einer Verzögerung von 220 ms, in einer zweiten Stufe betrug sie 175 ms, dann 105 ms und zuletzt 35 ms. Bei einem Probanden half das DAF, das extrem schnelle Sprechtempo zu verringern und damit die Verständlichkeit zu verbessern. Der zweite Proband jedoch klagte über Kopfschmerzen, die ihm die Kopfhörer bereiteten. Er hatte Schwierigkeiten, durch das DAF sein Tempo zu reduzieren.

2.4.8 Differentialdiagnostische Studien von Polterern und Stotterern

Untersuchungen des auditiven Feedbacks
Neben den vergleichenden EEG-Untersuchungen von Stotterern und Polterern wurden zur Erforschung der Redeflussstörungen Schwerpunkte in verschiedenen anderen Symptombereichen gesetzt. So überprüften Langová / Morávek (1966) den Effekt des verzögerten auditiven Feedbacks (DAF) auf 28 Polterer, 59 Stotterer und 47 gemischte Störungsbilder. Das DAF wurde während des Lesens

eines Standardtextes angewendet. Vermerkt wurde die zum Lesen des gesamten Textes benötigte Zeit, die Anzahl der Fehler, das Verhalten der Probanden sowie deren Selbsteinschätzung. Es konnte herausgefunden werden, dass mit Hilfe des DAF 82% der Stotterer ihre Unflüssigkeiten verbesserten und 85% der Polterer Schwierigkeiten erkennen ließen. Ihr Sprechtempo verlangsamte sich aufgrund der beträchtlichen Zunahme an Iterationen. Die Sprechmelodie wurde monotoner, es stellten sich Akzentverschiebungen ein. Die Probanden beschrieben eine unangenehme Anspannung und Unruhe während der Aufnahme. Je nachdem, ob bei den Teilnehmern mit gemischter Symptomatik die Stotter- oder Poltersymptomatik dominierte, verbesserten oder verschlechterten sich die Leistungen unter dem Einfluss des Feedbacks.

Die sprachlichen Veränderungen der Polterer während des Einsatzes des DAF ähnelten generell den Beobachtungen von Normalsprechern, bei denen eine Zunahme von Iterationen zu verzeichnen war. Die abweichenden Ergebnisse der Stotterer liefern für Langová / Morávek (ebd.) einen Beweis dafür, dass das Poltern und Stottern durch unterschiedliche pathophysiologische Mechanismen verursacht wird. Demnach eignet sich das DAF als differentialdiagnostische Methode.

Einige Jahre später wendeten Hutchinson / Burk (1973) wiederholt das verzögerte auditive Feedback bei jungen erwachsenen Stotterern und Polterern an. Es ging dabei hauptsächlich um die Erfassung der Auswirkungen zeitlicher Variationen des Feedbacks auf das Lesen. Angewendet wurden das normale auditive Feedback, das beschleunigte und verzögerte Feedback. In allen vier Komponenten: Lesedauer, Pausenzeit, Restzeit und Fehler konnten signifikante Unterschiede zwischen den neun Stotterern und sechs Polterern nachgewiesen werden. Als Vergleichsgruppe nahmen zehn Normalsprecher teil. Die zwei Probanden mit gemischter Polter-Stotter-Komponente mussten aufgrund der zu geringen Probandenzahl aus der statistischen Auswertung ausgeschlossen werden.

Wie sich bereits bei Langová / Morávek (1966) herausstellte, war das Verhalten der Polterer mit den Ergebnissen der Normalsprecher vergleichbar. Bei der Auswertung der Lesedauer und der Länge der Pausen zeigten die Stotterer in allen drei Feedback-Bedingungen längere Dauern, die Polterer dagegen nicht. Daraus ergaben sich bei der durchschnittlichen restlichen Phonationsdauer (Differenz zwischen Lesedauer und Länge der Pausen) für die Stotterer erneut die längsten Dauern. Die meisten Sprechfehler wurden dagegen bei den Polterern vermerkt. Es wurde angenommen, dass sich während des verzögerten auditiven Feedbacks die sonst schwachen auditiven Fähigkeiten der Polterer verbessern.

Messung von Unflüssigkeiten mit Hilfe akustischer Aufnahmen

Mit dem Ziel, differentialdiagnostische Parameter zur Unterscheidung von Polterern und Stotterern zu erforschen, analysierten Rieber et al. (1972) die Lesefähigkeit von 15 stotternden, ebenso vielen polternden Probanden und Normalsprechern zwischen 17 und 28 Jahren. Die Textpassage sollte sechs mal gelesen werden. Alle Durchgänge wurden mitgeschnitten. Es stellte sich heraus, dass die Stotterer durchschnittlich längere Pausen als die Polterer und Normalsprecher machten. Die durchschnittliche Phonationsdauer eignete sich dagegen nicht als signifikantes Unterscheidungskriterium zwischen Stotterern und Polterern.

Mit einem ähnlichen Experiment nahm Rieber (1975) insgesamt 15 junge erwachsene Stotterer und Polterer beim Lesen eines Textes auf. In Anlehnung an die frühere Studie von Rieber et al. (1972) wurden die Probanden gebeten, den kurzen Text sechs mal in normalem Tempo zu wiederholen. Die Ergebnisse bestätigen die Resultate bisheriger vergleichbarer Untersuchungen. Polterer wiesen mehr Unflüssigkeiten als Stotterer auf. Sie unterschieden sich ebenfalls durch ein höheres Sprechtempo von den stotternden Probanden. Längere Pausendauern konnten erneut für die Stotterer nachgewiesen werden. Rieber (ebd.) stellte jedoch auch Gemeinsamkeiten fest. In beiden Untersuchungsgruppen wurden spontane Verbesserungen von Fehlern festgestellt. Bei dem Vergleich der Wiederholungen des gelesenen Textes stellte sich ein Adaptionseffekt ein. Die Unflüssigkeiten nahmen mit jeder Wiederholung ab. Ein solcher Effekt wurde bisher bei Polterern noch nicht untersucht.

In einer weiterführenden Studie gingen Rieber et al. (1976) der Frage nach den Gemeinsamkeiten und Unterschieden zwischen Polterern und Stotterern (Alter zwischen 17 und 25 Jahren) in Bezug auf drei psycholinguistische Variablen (Wortlänge, Wortposition im Satz und Position der Unflüssigkeit im Wort) nach. Insgesamt nahmen 30 Probanden an der Studie teil. Die Aufgabe bestand darin, einen Text fünf mal in normaler Geschwindigkeit und Lautstärke zu lesen. Das Lesen wurde mitgeschnitten.

Unter den Polterern waren mehr Unflüssigkeiten und ein höheres Sprechtempo im Vergleich zu den Stotterern vorzufinden. Die Unflüssigkeiten nahmen mit jeder Wiederholung ab. Mit Zunahme der Wortlänge wurden in beiden Probandengruppen mehr Unflüssigkeiten beobachtet. Auch hier machten die Polterer mehr Fehler als die Stotterer. Unterschiede stellten die Autoren beim Auftreten der Unflüssigkeiten fest. Stotterer tendierten zu mehr Fehlern an den Wortanfängen, während die Auffälligkeiten bei den Polterern eher in der Mitte oder am Wortende auftauchten.

Die Anzahl der Unflüssigkeiten, die Artikulation und die Komplexität der Spontansprache machten St. Louis et al. (1985) zum Untersuchungsgegenstand. Sie nahmen insgesamt 72 Schüler und Jugendliche auf, die in Normalsprecher, Stotterer und mögliche Polterer aufgeteilt waren. Die Polterer wurden entsprechend der Unflüssigkeiten und abweichenden Artikulation, die nicht stottertypisch war, als „mögliche Polterer" diagnostiziert. Anhand der Aufnahmeprotokolle wurden die Unflüssigkeiten in Form von Laut-, Silben- und Wortwiederholungen, Dehnungen und Füllwörtern ausgezählt. Weiterhin erfassten die Untersucher die Länge der Äußerungen anhand der Wort-, Morphem- und Verbanzahl. Zur Bestimmung von Artikulationsfehlern wurde die Position und der Typ (Substitution, Auslassung usw.) ermittelt.

Bei den möglichen Polterern konnte die höchste Anzahl an Wort- und Phrasenwiederholungen festgestellt werden. Dagegen zeigten Stotterer mehr Laut- und Silbenwiederholungen, Dehnungen und mehr Anstrengungen. Ein weiterer Unterschied wurde hinsichtlich der Komplexität der Sprache herausgestellt. Die möglichen Polterer wendeten weniger komplexe und unvollständige Äußerungen an. Artikulatorische Fehler traten am häufigsten als Substitutionen auf. Gemäß den Ergebnissen konnten die Unflüssigkeiten von Polterern von denen der Stotterer differenziert werden.

Zusammenfassung

In der Mehrzahl der vorgestellten Studien wurden hauptsächlich Schüler und Jugendliche untersucht. Bei sehr großen Probandengruppen war häufig ein sehr breites Altersspektrum zu beobachten, das sich vom Grundschulalter bin hin zum Erwachsenenalter erstreckte und teilweise sogar über ein Alter von 50 oder 60 Jahren hinausging. Ein Großteil der Analysen befasste sich mit der Symptomatik des Polterns. Diese Arbeiten haben zur Erweiterung der Liste möglicher Symptome beigetragen. Anhand zahlreicher EEG-Untersuchungen von Stotterern und Polterern wurden für die Polterer abnorme Gehirnaktivitäten festgestellt, die jedoch nicht eindeutig lokalisiert werden konnten. Pathologische Aktivitäten wurden dagegen bei den Stotterern nicht (Luchsinger / Landolt 1951) oder weniger häufig herausgefunden (Morávek / Langová 1962; Langová / Morávek 1966).

Nur wenige Autoren lenkten ihre Aufmerksamkeit auf die fein- und sprechmotorischen Fähigkeiten von Polterern (Seeman / Novák 1963; Lees et al. 1996; Daly / Burnett 1996). Auch wenn durch die verschiedenen Methoden unterschiedliche Resultate nachgewiesen wurden, so haben die Autoren aufgezeigt, dass die Abklärung sprechmotorischer Fähigkeiten Bestandteil der Diagnostik sein sollte.

Weiterhin wurden Studien vorgestellt, die beispielsweise unzureichende pragmatische Fähigkeiten von Polterern herausstellten (Teigland 1996) oder Unterschiede zu Schnellsprechern analysierten. So beschrieb Sick (2000) als ein wesentliches Kriterium das funktionierende Sprachproduktionssystem, das bei Schnellsprechern trotz der hohen Geschwindigkeit störungsfrei arbeitet.

Durch verschiedene Untersuchungen wurde die Eignung des verzögerten auditiven Feedbacks sowohl als differentialdiagnostisches wie auch als therapeutisches Mittel aufgezeigt. Dabei verbesserte sich der Redefluss bei Stotterern, während bei Polterern und Normalsprechern Schwierigkeiten auftraten (Langová / Morávek 1966; Hutchinson / Burk 1973). Anhand akustischer Aufnahmen wurden für Polterer mehr Sprechfehler (Rieber et al. 1976), weniger komplexe Satzstrukturen (St. Louis et al. 1985) und für Stotterer längere Pausendauern bestätigt (Rieber et al. 1972; Rieber 1975).

Zusammenfassend kann festgehalten werden, dass bereits aussagekräftige Studien über das Poltern vorliegen, deren Ansätze jedoch weiterverfolgt werden sollten. So wäre z.B. eine Fragebogenerhebung zu Problemen der Konzentration und der schnellen Ablenkbarkeit von Polterern interessant, ebenso wie eine große Erhebung von EEG-Daten. Tonbandaufnahmen wurden bereits akustisch analysiert (Lees et al. 1996), auch hier ist eine größere Anzahl an Polterern wünschenswert. Qualitative Daten, die sich auf die sprechmotorischen Fähigkeiten beziehen, liegen nach bisherigem Wissensstand nicht vor.

2.5 Exkurs: Ausgewählte Untersuchungen zum Stottern

Da zum derzeitigen Zeitpunkt keine kinematischen Untersuchungen des Polterns vorliegen, wird in dem folgenden Kapitel ein Überblick über bisherige sprechmotorische Studien mit Stotterern gegeben.

Es werden nur Untersuchungen ausgewählt, die für die Inhalte der vorliegenden Studie relevant sind, im Besonderen für die Einordnung und Interpretation der Ergebnisse. Ein vollständiger Überblick über die Experimente mit Stotterern wird nicht angestrebt.

Die Elektromagnetische Mediosagittale Artikulographie (EMMA) wurde bereits von verschiedenen Autoren zur Überprüfung der sprechmotorischen Prozesse bei Stotterern angewendet. Die Methodik und die diskutierten Ergebnisse dieser Studien werden im Folgenden kurz vorgestellt. Des Weiteren werden Studien beschrieben, die mit Hilfe von Drucksensoren („strain gauge transducers"), des Optotrak-Systems und der Röntgenkinematographie („cinefluographie") kinematische Bewegungsdaten von Stotterern analysiert haben. Ein weiteres Verfahren, das relativ häufig in der Stotterforschung Anwendung findet, ist die Elektromyographie (EMG). Sie ermöglicht die Erfassung von Aktionspotentialen in den innervierten Muskeln. Je nachdem, ob es sich um externe oder interne Muskeln handelt, werden Oberflächenelektroden oder Elektroden verwendet, die in das Gewebe (z.B. Kehlkopf) gestochen werden. Bei den meisten dieser Untersuchungen geht es um die Erfassung von externen artikulatorischen Bewegungen. Die Zunge als einer der wichtigsten Artikulatoren wurde nur vereinzelt analysiert (Zimmermann 1980b; De Nil / Abbs 1991).

Entsprechend der Untersuchungsziele wurden die Studien nach temporaler bzw. spatialer Variabilität und den Therapieeffekten gegliedert.

2.5.1 Temporale Variabilität

Um Effekte der Sprechgeschwindigkeit zu erforschen, wurden die Aufnahmen in den Untersuchungen häufig in drei verschiedenen Sprechgeschwindigkeiten durchgeführt. Die Probanden wurden zunächst gebeten, in normalem Sprechtempo, dann so schnell und wiederum so langsam wie möglich zu artikulieren.

Im Gegensatz zu den meisten anderen EMMA-Studien wollten Alfonso / van Lieshout (1997) in Form von Wiederholungsaufnahmen die tagesabhängige artikulatorische Variabilität überprüfen. Von sieben Stotterern und sieben Normalsprechern wurden während drei EMMA-Aufnahmen im Abstand von jeweils zwei Wochen die artikulatorischen Bewegungen der Zunge, der Lippen und des Kiefers bei der Produktion von sinnlosen KVK-Silben aufgezeichnet. Die Testsätze sollten in normaler, schneller und langsamer Geschwindigkeit produziert werden.

Aufgrund von Langzeitflexibilität konnten keine Gruppenunterschiede in zeitlich-räumlichen Parametern (Dauern und Zeitabstände, Amplituden und Geschwindigkeitsprofile) festgestellt werden, da selbst die Kontrollsprecher instabile Ergebnisse zeigten.

Das selbst gewählte Sprechtempo, das in der zweiten und dritten Wiederholungsaufnahme entsprechend dem Tempo des ersten Experiments angewendet werden sollte, unterschied sich kaum. Die beschriebene Variabilität der Ergebnisse wurde demnach nicht durch generelle Variationen der drei Sprechtempi verursacht.

Die Elektromagnetische Artikulographie kam ebenfalls bei Ward (1997) zum Einsatz, der die Effekte der Geschwindigkeit, der Vokalunterschiede und Silbenbetonung bei Stotterern und Normalsprechern analysierte. Die Empfängerspulen wurden an der Unter- und Oberlippe sowie am Unterkiefer positioniert. Jede Probandengruppe bestand jeweils aus fünf Personen. Die Testsätze, die zweisilbige Logatome mit medialem Plosiv /p/ enthielten, sollten zunächst in normaler Sprechgeschwindigkeit gesprochen werden, dann so schnell und so langsam wie möglich, wobei die normale Intonation beibehalten werden sollte. Beim schnellen Sprechtempo und bei veränderter Betonung zeigte sich bei den Stotterern eine größere Variabilität. Abgesehen von den variableren Ergebnissen konnten keine ungewöhnlichen Sequenzmuster der Stotterer nachgewiesen werden.

Ward (ebd.) interpretiert die stärkere Variabilität als Folge der Anwendung zahlreicher artikulatorischer Strategien, die die Sprechflüssigkeit beibehalten und maximieren sollen. Normalsprecher dagegen produzieren flüssige Sprache innerhalb eines kleineren Bereichs an Variabilität.

Im Mittelpunkt der Untersuchungen von Smith / Kleinow (2000) standen die Fragen, ob Stotterer generell geringere Fähigkeiten haben, Bewegungsmuster zu erzeugen und ob Veränderungen der Sprechgeschwindigkeit deren Stabilität im selben Maße beeinflussen wie bei Normalsprechern. Mit Hilfe des Optotrak-Systems, einem dreidimensionalen Bewegungs- und Positionsmessgerät, das mit Hilfe von Lichtdioden externe artikulatorische Bewegungen erfasst, wurden die Bewegungen der Unterlippe mit zwei Dioden erfasst. In drei Geschwindigkeiten (normal, langsam, schnell) wurden die kinematischen Bewegungen der flüssigen Aufnahmen (*/Buy Bobby a puppy/*) von 14 Stotterern und ebenso vielen Kontrollsprechern mit gleicher Geschlechterverteilung (fünf weiblich, neun männlich) aufgezeichnet.

Bei leichten Sprechaufgaben waren die Bewegungsparameter der Stotterer unauffällig. Einige Stotterer zeigten eine unnormale Instabilität bei der Wiederholung von einfachen Äußerungen in gewöhnlicher Sprechgeschwindigkeit. Abweichende Bewegungsmuster der Stotterer wurden nur in der schnellen Bedingung beobachtet.

Mit der Absicht, anhand von statischer Pertubation die Kompensationsstrategien von Stotterern zu testen, führten Namasivayam / van Lieshout (2004) ein EMMA-Experiment mit fünf Stotterern und fünf Normalsprechern durch. Das Untersuchungskorpus bestand aus vier bedeutungslosen Wörtern, die im normalen sowie auch schnellen und verständlichen Tempo gesprochen werden sollten. Kinematische Veränderungen in Form von langsameren und variableren Bewegungen durch den Bite-Block wirkten sich bei den Stotterern nur im normalen

Sprechtempo aus. Bei schnellem Tempo verhielten sich Stotterer und Normalsprecher ähnlich. Unterschiedliche kompensatorische Effekte zeigten sich bei den Bewegungen der Oberlippe. Die Stotterer bewegten die Oberlippe in der Bite-Blockbedingung schneller und mit größeren Amplituden. Weiterhin stellte sich heraus, dass die Oberlippe aufgrund der periodischen Bewegungsmuster stabiler als die Unterlippe war. Die Zunahme der Stabilität werten die Autoren als Folge der größer werdenden Bewegungsamplituden. Die Unterlippe dagegen zeigte sich variabler und die Amplituden nahmen in der Bite-Blockbedingung nicht zu. Aus diesem Grund nehmen Namasivayam / van Lieshout (2004) an, dass die Unterlippe weniger den biomechanischen Einflüssen des Bite-Blocks unterworfen ist und daher einen stärkeren kompensatorischen Charakter aufweist.

2.5.2 Spatiale Variabilität

Bei der Mehrzahl der Untersuchungen stand die Messung von Lippen- und Kieferbewegungen im Vordergrund. Da nicht alle Untersuchungstechniken (z.B. Optotrack) dazu geeignet sind, interne Artikulatoren zu messen, wurden Zungenbewegungen nicht sehr häufig analysiert.

a) Koordination von Unterlippe, Oberlippe und Unterkiefer

Mit Hilfe der Hochgeschwindigkeits-Röntgenkinematographie untersuchte Zimmermann (1980a) kinematische Bewegungsdaten von sechs amerikanischen Stotterern und sieben Normalsprechern. Während die Gruppe der Normalsprecher aus drei weiblichen und vier männlichen Sprechern bestand, nahmen bei den Stotterern nur männliche Probanden teil. Das Durchschnittsalter betrug bei den Stotterern 39 Jahre, bei den Normalsprechern 26 Jahre. Analysiert wurden die Bewegungen der Unterlippe und des Kiefers in den Kontexten /mam/, /pap/ und /bab/. Es konnte nachgewiesen werden, dass Stotterer längere Dauern zwischen den Gestenöffnungen aufwiesen, ebenso wie längere Intervalle zwischen dem Bewegungsbeginn und Stimmeinsatz (VOT). Während der Vokalrealisationen zeigten sich bei den Stotterern längere Haltephasen („steady state position") und eine größere Asynchronität zwischen den Lippen- und Kieferbewegungen. Da diese Ergebnisse auf der Auswertung flüssiger Äußerungen der Stotterer basierten (von drei Hörern beurteilt), nimmt Zimmermann (ebd.) grundsätzliche Unterschiede in der Organisation der Sprachproduktion an. Dabei geht er bei den Stotterern von einer stärkeren Kontrolle der räumlichen Organisation im Vergleich zur zeitlichen Planung der Artikulatoren aus. Trotz der gestörten zeitlichen Strukturierung können Stotterer durch die Aufrechterhaltung der räumlichen Beziehungen flüssige Aussagen produzieren. Die längeren VOT-

Werte bei den Stotterern interpretiert Zimmermann (ebd.) nicht als Hinweis auf eine laryngeale Dysfunktion, da der Larynx nicht isoliert an artikulatorischen Abläufen beteiligt ist.

Caruso et al. (1988) untersuchten die Koordination von Kiefer, Unter- und Oberlippenbewegungen von sechs erwachsenen Stotterern und ebenso vielen Kontrollsprechern. Dabei verwendeten sie leichte Drucksensoren („strain gauges"), die an einer Kopfhalterung angebracht waren. Die Druckmesser wurden mediosagittal an den Lippenrotgrenzen und unter dem Kiefer angebracht. Hintergrund des Experiments war die Hypothese, dass Stottern durch ein Unvermögen in der Koordination verschiedener Sprechbewegungen verursacht wird.

Die Aufgabe bestand darin, die Sequenz */sapapple/* zu wiederholen, dabei wurde die erste Silbe akzentuiert. Es gab keine Geschwindigkeitsvorgaben. Analysiert wurden lediglich die flüssigen Äußerungen der Stotterer. Die Bewegungen von Kiefer, Unter- und Oberlippe wurden für das erste /p/ in /sapapple/ gemessen. Dabei ging es um die Erfassung des Bewegungsbeginns (Onset), der maximalen Gestengeschwindigkeit und der maximalen Bewegungsamplitude der Schließbewegung.

Die Autoren fanden heraus, dass sich Stotterer in flüssig wahrgenommener Sprache nicht in den generellen kinematischen Parametern der Sprechkoordination unterschieden (Bewegungsamplituden, Geschwindigkeitsprofile und Bewegungsdauern). Sie waren ebenso wie die Normalsprecher in der Lage, die individuellen räumlich-zeitlichen Eigenschaften der verschiedenen Sprechbewegungen zu organisieren. Die Untersuchung konnte jedoch auch belegen, dass die Ablaufsteuerung der Bewegungen von Unter-, Oberlippe und Kiefer bei den Stotterern viel variabler war.

Im Jahr 1993 analysierten van Lieshout et al. mit Hilfe der EMMA neun niederländische Stotterer und eine vergleichbare Kontrollgruppe. Untersuchungsgegenstand war die Frage, wie stabil die Sequenz- und Zeitmuster von Wortstrukturen mit unterschiedlicher Komplexität sind. Das Wortmaterial beinhaltete insgesamt 16 selten vorkommende Wörter, die entweder eine oder vier Silben enthielten und mit den Bilabialen /b/ und /m/ oder den dental-alveolaren Lauten /d/ und /n/ begannen.

Die Empfängerspulen wurden auf den Lippenrotgrenzen von Ober- und Unterlippe, auf dem Kiefer und der Zungenspitze befestigt. Das Untersucherteam konnte für die Stotterer teilweise variablere Sequenzmuster nachweisen. Es zeigte sich eine größere Variabilität bei dem Zeitpunkt der Bewegungsanfänge der einzelnen Artikulatoren. Dieses Ergebnis wird im Hinblick auf eine weniger stabile neuromotorische Kontrolle interpretiert. Andererseits weisen van Lieshout et al. (ebd.) darauf hin, dass die variablen Ergebnisse auf ein hoch effizientes motorisches Kontrollsystem deuten können, das die Anpassung an verschiedene Situationen ermöglicht. Die Ergebnisse reichen demnach nicht aus, um hinter den variablen Sequenzmustern Koordinationsstörungen bei Stotterern nachzuweisen. Unterschiedliche Anfangskonsonanten und die Komplexität der Wörter hatten keinen Einfluss.

Mit einem ähnlichen Versuchsaufbau untersuchte van Lieshout 1995 vier Stotterer und vier Kontrollsprecher. Das Testmaterial unterschied sich erneut hinsichtlich der Wortlänge (1 - 4 Silben) und des Anfangskonsonanten (entweder /b/ oder /m/). Insgesamt mussten bei den Stotterern 5.75% der Daten als fehlerhaft oder ungültig bewertet werden, bei den Kontrollsprechern waren es 5.19%. Die Ergebnisse wiesen auf eine leichte Verzögerung des Geschwindigkeitsgipfels der Oberlippe und eine starke Verzögerung der Kieferbewegung bei den Stotterern hin. Weiterhin zeigten sich sehr variable Daten für den Bewegungsbeginn und ein sehr viel größerer Streubereich bei der Produktion der Geschwindigkeitsgipfel. Van Lieshout (ebd.) interpretiert die Ergebnisse entsprechend der Theorie Graccos (1988), der verschiedene Kontrollstrategien bei Normalsprechern und Stotterern annimmt.

b) Koordination von Unterlippe, Oberlippe, Unterkiefer und Zunge

Im Gegensatz zu den meisten kinematischen Untersuchungen analysierte Zimmermann (1980b) erneut mit Hilfe der Hochfrequenz-Röntgenkinematographie neben den flüssigen Äußerungen auch die Unflüssigkeiten von vier Stotterern und einem Normalsprecher. Es konnte herausgefunden werden, dass sich sowohl die flüssigen als auch die unflüssigen Äußerungen der Stotterer von denen des Normalsprechers unterschieden, der mehr synchrone Beziehungen zwischen den Artikulatoren erkennen ließ. Bei der unflüssigen Produktion der Äußerung */say pop/* begannen die Stotterer den bilabialen Verschluss /p/ während der Abwärtsbewegung der Zungenspitze, des Zungenrückens und des Kiefers. Bei dem Normalsprecher fingen die Bewegungen der Oberlippe zum Verschluss zeitgleich mit den nach oben gerichteten Bewegungen der Zungenspitze zur endgültigen Position des Diphthongs an. Die Kieferbewegungen nach einem flüssigen Verschluss waren tiefer als nach der klonischen Wiederholung des Plosivs /p/ in unflüssigen Äußerungen. Zimmermann (1980b) wertet die Ergebnisse als Ungleichgewicht der afferent-efferenten Interaktionen in den Hirnstammstrukturen.

Kritisch anzumerken an diesem Experiment ist die ungleiche Gruppenstärke von vier Stotterern und nur einem Normalsprecher. Da artikulatorische Ergebnisse generell sehr sprecherspezifisch ausfallen, kann das Verhalten eines Vergleichssprechers nicht als Norm dargestellt werden.

Die Rolle des visuellen Feedbacks auf die minimalen Bewegungsamplituden erforschten De Nil / Abbs (1991). Sie wendeten ebenfalls Drucksensoren an, um die Bewegungen des Kiefers, der Unterlippe, der Zunge und des Zeigefingers von sechs Stotterern und sechs Normalsprechern zu messen. Die Aufgabe bestand darin, kleinstmögliche Bewegungen auszuführen. In den Fällen ohne visuelles Feedback wiesen die Stotterer signifikant größere Amplituden als die Normalsprecher auf, was für die Sprech-, jedoch nicht für die Fingerbewegungen zutraf. Bei allen Probanden zeigten sich generell kleinere Amplituden unter der visuellen Feedback-Bedingung. Aus den Ergebnissen schlussfolgerten die Autoren sensomotorische Defizite bei oralen Bewegungen bei einigen der Stotterer.

Eine sehr umfangreiche EMMA-Untersuchung führten McClean / Runyan (2000) durch, um durch die Messung der Geschwindigkeiten von Lippen, Zunge (Spule ca. 1cm von Zungenspitze entfernt) und Kiefer die motorische Koordination bei Stotterern zu analysieren. Die Autoren beschreiben das Stottern als Störung der Koordination verschiedener Muskelsysteme. An der Untersuchung haben 29 Stotterer (eine weiblich) mit unterschiedlichem Schweregrad und neun Normalsprecher (drei weiblich) teilgenommen. Die Aufgabe bestand darin, die Äußerung */a bad daba/* in normaler Sprechgeschwindigkeit und Lautstärke mehrmals zu wiederholen. Als wichtigstes Ergebnis beschrieben die Autoren das Geschwindigkeitsverhältnis zwischen Zunge und Kiefer. Je stärker das Stottern, umso geringer wurde die Geschwindigkeit der Kieferbewegungen und umso schneller bewegten sich die Zunge und die Unterlippe. Den stärksten Effekt konnten McClean / Runyan (ebd.) bei der Gruppe mit starkem Stottern aufgrund der zunehmenden Zungenspitzengeschwindigkeit nachweisen. Die Autoren interpretieren die Abnahme der Kiefergeschwindigkeit bei zunehmendem Stottern als Kompensationsstrategie, um den übermäßigen Input der Kieferrezeptoren zu reduzieren.

Bei einem weiteren EMMA-Experiment konzentrierten sich McClean et al. (2004) auf die Verschließbewegungen des Vokaltrakts bei 37 Stotterern (zwei weiblich) und 43 Normalsprechern (eine weiblich). Bei der Produktion einer sinnlosen Äußerung und eines Satzes wurden die Bewegungen von Unter- und Oberlippe, der Zunge und des Kiefers gemessen. Es wurden signifikante Gruppenunterschiede bezüglich der Bewegungsgeschwindigkeit und der Dauern gefunden. Die Ergebnisse der früheren Studie (2000) konnten jedoch nicht bestätigt werden. Die Stotterer zeigten bei der sinnlosen Äußerung generell reduzierte Verschließdauern von Unterlippe und Kiefer. Bei der Auswertung der Sätze stellten sich für die Gruppe der starken Stotterer längere Öffnungs- und

Verschließdauern der Zungenbewegung heraus. Gegensätzliche Ergebnisse unter den Stotterern wurden bei den Geschwindigkeiten für die Öffnungsbewegungen beobachtet: Bei den Probanden mit leichtem Stottern zeigten sich erhöhte Geschwindigkeiten und bei den Sprechern mit starkem Stottern dagegen reduzierte Geschwindigkeiten.

Dieses Ergebnis wurde als erlerntes Verhaltensmuster zur Verbesserung des Redeflusses gewertet. Reduzierte Geschwindigkeiten und verlängerte Dauern stellen einen Hauptschwerpunkt in der therapeutischen Behandlung des Stotterns dar. Die Probanden mit leichtem Stottern wenden diese Strategie weniger als starke Stotterer an.

c) Neuromuskuläre Koordination von Unterlippe und Oberlippe

Die neuromuskuläre Koordination von Unterlippen- und Oberlippenbewegungen bei Stotterern wurde anhand von Elektromyographie (EMG)-Messungen untersucht.

Hulstijn et al. (1991) gingen in ihren Studien vor allem der Frage nach der Dyskoordination als mögliche Ursache des Stotterns nach. Anhand von vier EMG-Experimenten wiesen sie Unterschiede zwischen Stotterern und Normalsprechern in der zeitlichen Koordinierung der beginnenden Aktivität der Sprechmuskeln nach. In jeder Studie wurden die Aktionspotentiale der oberen und unteren Lippenrundungsmuskeln (musculus orbicularis oris inferior und superior) gemessen.

Eine optimale Koordination zwischen Unter- und Oberlippe wurde erreicht, wenn die Bewegungsanfänge oder Geschwindigkeitsgipfel (maximale EMG-Aktivität) eng beieinander lagen. Bei den Stotterern wurden dagegen in den meisten Fällen große Intervalle der entsprechenden Aktionspotentiale festgestellt. Die Ergebnisse unterschieden sich jedoch nicht immer von den Ergebnissen der Normalsprecher. Die Dyskoordinationshypothese konnten die Autoren nicht ausnahmslos unterstützen, deshalb gehen Hulstijn et al. (ebd.) davon aus, dass Störungen in den koordinativen Abläufen nicht die einzige Ursache für die Unflüssigkeiten der Stotterer sein können.

Mit dem Ziel, festzustellen, ob Stotterer höhere und längere Muskelaktivitäten zeigen, untersuchte van Lieshout (1993) 20 Stotterer und 20 Normalsprecher. Anhand der Elektromyographie wurde die Lippen-Muskel-Aktivität bei Lippen-Rundungsgesten für das Holländische /o/ gemessen. Die Probanden sollten das Untersuchungsmaterial so schnell wie möglich lesen.

Wie auch in anderen Experimenten üblich, wurden lediglich die von zwei Gutachtern als flüssig wahrgenommenen Äußerungen analysiert. Aufgrund zu häufiger Unflüssigkeiten wurden die Daten von fünf stotternden Probanden bei der Auswertung nicht verwendet. Eindeutige Gruppenergebnisse wurden für die Zeit zwischen dem Aktivitätsbeginn und der maximalen Aktivität des Lippenmuskels (peak latency) nachgewiesen. Basierend auf diesem Vergleich konnten insgesamt 86% der Probanden in die entsprechende Gruppe der Stotterer und Normalsprecher eingeteilt werden. Weiterhin zeigte die Studie für die Stotterer höhere Muskelaktivitäten beim Bewegungsbeginn und während der Sprachproduktion, langsamere EMG-Anstiege sowie verzögerte Bewegungseinsätze. Van Lieshout (ebd.) deutet diese Beobachtungen als Beweis für sprechmotorische Kontrollstrategien, die Stotterer grundlegend bei der zeitlichen Organisation der Sprache einsetzen. Es ist jedoch nicht klar, ob diese Strategien das Stottern ausmachen oder die Folge sprachtherapeutischer Behandlung darstellen.

2.5.3 Therapieeffekte

Um die Effektivität sprachtherapeutischer Behandlungen von Stotterern zu verbessern, untersuchten einige Autoren die Therapieeffekte auf die kinematischen Eigenschaften von Stotterern.

Mit Hilfe von Drucksensoren analysierten McClean et al. (1990) Lippen- und Kieferbewegungen, um mögliche Therapieeffekte zu untersuchen. Als Probanden nahmen zehn Normalsprecher teil, zehn Stotterer ohne Therapieerfahrung sowie acht Stotterer mit Erfahrungen einer Intensivtherapie. Aufgenommen wurden 15 Bewegungsparameter des Lippenverschlusses des ersten Plosivs /p/ der Äußerung /sapapple/.

Bei den Stotterern ohne Therapieerfahrung und den Normalsprechern konnten die Autoren interessanterweise keine signifikanten Unterschiede bezüglich der Bewegungsparameter beobachten. Die bereits therapierten Stotterer zeigten dagegen eine signifikante Zunahme der Kieferbewegungsdauer und der Dauer zwischen dem Bewegungsbeginn und dem Geschwindigkeitsmaximum der Unter- und Oberlippe und des Kiefers. Die Autoren interpretieren die Ergebnisse dahingehend, dass die Auffälligkeiten in der flüssigen Sprache der therapierten Stotterer eher als ein Ergebnis von erlernter Anpassung aufzufassen sind als eine Eigenschaft des neurologischen sprechmotorischen Systems.

Das ähnliche Verhalten der Stotterer ohne Therapieerfahrung und der Kontrollgruppe führen die Autoren auf die Analyse flüssiger Äußerungen zurück. Die längeren Dauern bei den therapierten Stotterern verhindern ihrer Ansicht nach Unflüssigkeiten und fielen durch den Einsatz dieser Verbesserungsstrategie auf.

McClean et al. (1994) konzentrierten sich auf das artikulatorische Bewegungstiming von insgesamt 31 erwachsenen Stotterern. Als Untersuchungsmethode kamen erneut Druckmesser zum Einsatz, um Lippen- und Kieferbewegungen zu messen. Die Autoren konnten keinen Unterschied zwischen der Stärke des Stotterns und den Bewegungsdauerintervallen oder der zeitlichen Variabilität herausstellen. Dagegen wurde ein Zusammenhang zwischen der Dauer der zurückliegenden Therapie und längeren artikulatorischen Dauern von intersilbischen Bewegungen nachgewiesen.

Um die Erforschung therapeutischer Effekte auf das Stottern ging es ebenfalls bei Story et al. (1996). Sie arbeiteten mit dem Optotrack-System, einer Abwandlung des kommerziellen Selspot-Systems. Auf diese Weise wurden die kinematischen Bewegungen der Unter- und Oberlippe und des Kiefers in drei Geschwindigkeiten analysiert. Zusätzlich wurden akustische, laryngeale (Transillumination) und respiratorische Daten erhoben. Die letzte Behandlung der drei Stotterer lag vier Jahre zurück. Als Kontrollgruppe nahmen zwei männliche Normalsprecher an dem Experiment teil. Die zweite Aufnahme erfolgte innerhalb von zwei Monaten nach der Durchführung des 19-tägigen Behandlungsprogramms für die Stotterer.

Die Ergebnisse zeigten signifikante Veränderungen der flüssigen Sprache von Stotterern nach der Behandlung. Dabei verlangsamten sich die Bewegungen, ebenso vergrößerten sich die Ausatemphasen. Die Bewegungsamplituden verkleinerten sich. Mit diesen artikulatorischen Änderungen verbesserte sich auch der Redefluss der Stotterer. Die Werte der Normalsprecher blieben eher unverändert. Die Ergebnisse beschreiben nach Auffassung der Autoren eindeutig Therapieeffekte, wobei die Anwendung von Verbesserungsstrategien eine wesentliche Hilfestellung für die Stotterer darstellt.

Zusammenfassung

Die als fließend wahrgenommenen Äußerungen von Stotterern wurden aus verschiedenen forschungsmethodischen Richtungen untersucht. Die Studien zeigten teilweise widersprüchliche Ergebnisse. Während häufig unterschiedliche kinematische Parameter zwischen Normalsprechern und Stotterern bestätigt wurden, zeigte sich in anderen Studien jedoch das Gegenteil (Caruso et al. 1988; McClean et al. 1990). Bezüglich der Größe der Bewegungsamplituden wurden einerseits größere (Namasivayam / van Lieshout 2004), andererseits kleinere Amplituden gegenüber den Vergleichssprechern beobachtet (Story et al. 1996).

Zusammenfassend lassen sich folgende eindeutige Resultate beschreiben: Bei der Überprüfung von Dauern, Bewegungsamplituden und Geschwindigkeiten konnten für die Stotterer deutlich variablere Ergebnisse gegenüber den Kontrollsprechern nachgewiesen werden (Ward 1997; Caruso et al. 1988; van Lieshout et al. 1993; van Lieshout 1995; Alfonso / van Lieshout 1997). Weiterhin wurden bei Stotterern eine langsamere Sprechgeschwindigkeit und längere Bewegungsdauern beobachtet (McClean et al. 2004; Zimmermann 1980a), die häufig im Zusammenhang mit den therapeutischen Erfahrungen der Probanden standen. Demnach stellt die Zunahme von Bewegungsdauern ein Ergebnis therapeutischer Arbeit dar (McClean et al. 1990; McClean et al. 1994; Story et al. 1996).

Durch die Überprüfung der Koordination verschiedener Artikulatoren wurden leicht verzögerte und asynchrone Bewegungsmuster festgestellt (van Lieshout 1993; 1995; Zimmermann 1980a; Hulstijn et al. 1991).

Bei dem Vergleich von verschiedenen Schweregraden des Stotterns konnten folgende Zusammenhänge herausgefunden werden: je stärker das Stottern auftrat, umso geringer wurde die Geschwindigkeit des Kinns und umso schneller bewegten sich die Zunge und Unterlippe (McClean / Runyan 2000) bzw. umso länger wurden die Öffnungs- und Verschließdauern der Zunge (McClean et al. 2004).

Aus sprechmotorischer Kontrollperspektive wird das Stottern als Schwierigkeit charakterisiert, Sprechbewegungen zu initiieren und zu kontrollieren. Es wird angenommen, dass die Respiration, Phonation und Artikulation weniger effizient als bei Normalsprechern zusammen arbeiten. In bestimmten Situationen führt diese Ineffizienz zu einer Störung des Redeflusses. Van Riper (1990, 317) schlussfolgert:

> „Stuttering is essentially a neuromuscular disorder whose core consists of tiny lags and disruptions in the timing of the complicated movements required for speech".

2.6 Empirische Fragestellung

Da sprechmotorische Fähigkeiten eine zunehmende Bedeutung in der Diagnostik des Polterns erlangen und die bisher wenigen sprechmotorischen Studien sowohl überdurchschnittlich gute als auch auffallende Bewegungen der Artikulatoren nachgewiesen haben, wurde eine eigene empirische Untersuchung durchgeführt. Das Ziel bestand darin, mit Hilfe einer phonetischen Untersuchungsmethode qualitativ und quantitativ die Artikulation von Polterern zu untersuchen.

Ausgehend von den dargestellten theoretischen Grundlagen hinsichtlich der Symptome des Polterns, den Ergebnissen kinematischer Experimente zum Stottern sowie dem Wissen über den Einfluss der Sprechgeschwindigkeit auf die Artikulation, wurden nachfolgende Hypothesen aufgestellt.

Polterer zeigen überdurchschnittlich viele Versprecher und phonologische Auffälligkeiten (Daly / Burnett 1996; Braun 1999). Die Symptomatik erscheint besonders stark bei mehrsilbigen Wörtern mit schwieriger Konsonantenkonstellation, wie sie bei Fremdwörtern vorzufinden sind. Verschiedene Autoren gehen davon aus, dass eine höhere Sprechgeschwindigkeit mehr phonologische Fehler verursacht (Postma / Kolk 1990; 1993; Blackmer / Mitton 1991; Sick 2000). In Bezug auf die Unflüssigkeiten wird für die Polterer die Hypothese 1 aufgestellt.

Hypothese 1
Polterer zeigen gegenüber den Kontrollsprechern mehr Unflüssigkeiten. Die Versprecher und Fehler werden von den Probanden selbst häufig nicht wahrgenommen.

Ausgehend von den Symptombeschreibungen der Polterer (vgl. Kap. 2.1.2) wird bezüglich des Sprechtempos folgendes Ergebnis erwartet:

Hypothese 2
Bei Polterern lässt sich eine höhere Sprechgeschwindigkeit nachweisen.

Hieraus lassen sich verschiedene Folgehypothesen ableiten:

Die Sprechgeschwindigkeit beeinflusst die Qualität der Sprachproduktion. Mit zunehmender Schnelligkeit werden Artikulationsbewegungen nur noch angedeutet, wobei einige Merkmale sogar vollkommen reduziert werden können (Lindner 1981). Demnach wird folgende Hypothese aufgestellt.

Hypothese 2.1
Aufgrund des schnellen Sprechtempos ist bei den Polterern eine geringere Artikulationspräzision festzustellen.

Hypothese 2.2
Polterer artikulieren mit kürzeren artikulatorischen Bewegungsdauern und kürzeren phonetischen Segmentdauern.

Die Sprechgeschwindigkeit kann die Größe der Bewegungsamplituden beeinflussen (Ostry / Munhall 1985). Entsprechend der Hypo- und Hyperspeech-Theorie von Lindblom (1990) wird Sprache im Idealfall mit minimalem Aufwand und bester Verständlichkeit produziert. Außerdem beschreibt Lindblom (1963) einen direkt proportionalen Zusammenhang zwischen der Sprechgeschwindigkeit und den Bewegungsamplituden. Mit zunehmendem Sprechtempo nimmt der artikulatorische „undershoot" zu, womit eine Verkürzung der Amplituden gemeint ist. Wird davon ausgegangen, dass Polterer sehr schnell und teilweise unverständlich artikulieren, sind Tendenzen der Hypoartikulation anzunehmen. Diese Vermutung wird anhand der Hypothese 2.3 überprüft:

Hypothese 2.3
Polterer artikulieren aufgrund ihrer hohen Sprechgeschwindigkeit mit kleineren Bewegungsamplituden.

Zwischen den Bewegungsdauern und Bewegungsamplituden besteht eine lineare Korrelation, ebenso zwischen der Dauer und der Federkonstante. Ostry / Munhall (1985), Kelso et al. (1985) und Byrd et al. (2000) beschreiben eine Zunahme der Federkonstante mit der Abnahme der Gestendauern (= Zunahme der Sprechgeschwindigkeit). Für die Polterer werden in den Hypothesen 2 und 2.1 eine generell schnellere Sprechgeschwindigkeit und kürzere Dauern vermutet. Daraus wird folgende Hypothese abgeleitet:

Hypothese 2.4
Der Zusammenhang zwischen der Dauer und der Federkonstante korreliert aufgrund der höheren Sprechgeschwindigkeit bei den Polterern stärker als bei den Normalsprechern.

Entsprechend der von Fitts (1954) formulierten Gesetzmäßigkeit (Fitts Law) kann für Sprechbewegungen angenommen werden, dass mit zunehmender Bewegungsgeschwindigkeit und gleichbleibendem Ziel die Genauigkeit der Zielerreichung abnimmt, d.h. eine größere Variabilität auftritt. Neben dem für das Poltern beschriebenen erhöhten Sprechtempo ist die intrapersonell inkonstant erscheinende Symptomatik zu nennen. Aus diesen Gründen ist davon auszugehen, dass die Sprechqualität der Polterer während der Untersuchung stark variiert.

Wieneke et al. (2001) stellen für Stotterer die Hypothese auf, dass eine zunehmende Variabilität im motorischen Teil des Sprachproduktionssystems direkt zur Sprechunflüssigkeit beiträgt. Beweise sind in der Literatur zu finden. Diese Hypothese soll auch für Polterer überprüft werden.

Hypothese 2.5
Sowohl in den Dauern als auch in den Bewegungsamplituden zeigen Polterer eine größere Variabilität.

Mit Zunahme der Sprechgeschwindigkeit überlagern artikulatorische Gesten aufgrund koartikulatorischer Prozesse (overlap). Gay (1981) geht davon aus, dass mit der Erhöhung des Sprechtempos die Überlappung der Gesten zunimmt. Da bei den Polterern neben der schnellen Sprechgeschwindigkeit eine mitunter stark vernuschelte Aussprache vorzufinden ist, wird von überlappenden Amplituden ausgegangen:

Hypothese 2.6
Bei den Polterern besteht eine starke Tendenz zur Gestenüberlappung.

3 Methodik der empirischen Studie zur Untersuchung der sprechmotorischen Fähigkeiten

Zur Erfassung der kinematischen Parameter der Probanden kam die Elektromagnetische Mediosagittale Artikulographie (EMMA) zum Einsatz. Sie stellt im Gegensatz zu älteren Messmethoden, wie beispielsweise dem Einsatz von Röntgentechnik, ein medizinisch unbedenkliches Verfahren dar. Die EMMA ermöglicht mit sehr hoher räumlicher und zeitlicher Auflösung die simultane Messung zweidimensionaler Bewegungen der einzelnen Artikulatoren. Dieser Aspekt ist ein entscheidender Vorteil gegenüber den herkömmlichen Verfahrensweisen, wie der Elektropalatographie (EPG) und dem Ultraschall zur Erfassung von Sprechbewegungen.

Die EMMA wurde in den 1980er-Jahren an der Universität Göttingen entwickelt (Schönle 1988). Zur Zeit existieren verschiedene EMMA-Systeme (zweidimensional bzw. dreidimensional). In der vorliegenden Arbeit wird der Artikulograph AG 100 vorgestellt. Ausführliche Beschreibungen zur technischen Realisation sind bei Schönle (1988), Hoole (1993; 1996) und Mooshammer (1998) zu finden.

Im sprachpathologischen Bereich wurde die EMMA bisher für die Erforschung der Redeflussstörung Stottern (van Lieshout et al. 1993; van Lieshout 1995; Alfonso / van Lieshout 1997; Ward 1997; McClean / Runyan 2000; McClean et al. 2004), für die Erforschung von Schluckstörungen (Kretschmer 1996) und von motorischen Störungen wie Dysarthrie (Jaeger et al. 2000) und Aphasien (Katz et al. 1990) genutzt.

3.1 Funktionsweise EMMA

Der Artikulograph AG 100 arbeitet nach dem Prinzip der Spannungsinduktion. Drei Senderspulen an Stirn, Kinn und Nacken (vgl. Abb. 3.1) sind achsenparallel in einem genau definierten Abstand voneinander auf einem Plexiglashelm angebracht. Sie erzeugen ein elektromagnetisches Feld, durch das in den Empfängerspulen Spannung induziert wird. Daraus werden die Distanzen zu den Senderspulen berechnet. Die Senderspulen induzieren das elektromagnetische Feld mit drei verschiedenen Frequenzen, sie liegen bei ca. 19, 20 und 21 kHz.

Aufgrund der relativ starken Befestigung des Helmes am Kopf der Versuchsperson bewegt sich das gesamte System bei Kopfbewegungen mit, so dass die

Lagebeziehungen zwischen Kopf und Senderspulen unverändert bleiben (Schönle 1988).

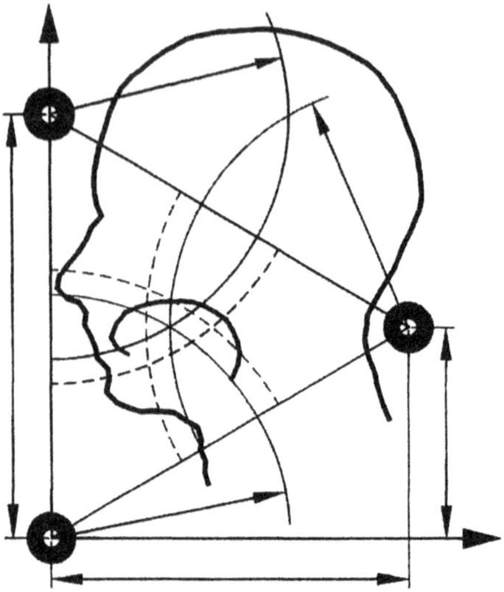

Abb. 3.1 Abstand der drei Senderspulen auf dem Plexiglashelm (Carstens Medizinelektronik 1992)

Je nach dem, welche Artikulatoren für die Tests relevant sind, werden mittels eines zahnmedizinischen Gewebeklebers kleine Empfängerspulen mit einem Durchmesser von 2mm mediosagittal (entlang der Mittellinie) an Unterkiefer, Lippen und verschiedenen Zungenpositionen aufgeklebt. Die x/y-Position dieser Spulen kann bis auf 0,5mm genau bestimmt werden. Die Abbildung 3.2 zeigt den Versuchsaufbau mit den befestigten Empfängerspulen und dem angepassten EMMA-Helm.

Messfehler ergeben sich unter anderem dadurch, dass sich die Spulen außerhalb der mediosagittalen Ebene bewegen, z.B. wenn die Zunge während der Artikulation nach rechts oder links ausweicht oder nach einer Seite kippt. Diese Fehlerwerte können als sogenannte Tiltwerte ausgegeben und überprüft werden. Je mehr sich dieser Wert der 100 nähert, umso kleiner ist der Verdrehungswinkel. Liegen starke Abweichungen vor, sind die Daten nicht zulässig, da sich die Spulen außerhalb der mediosagittalen Ebene bewegen.

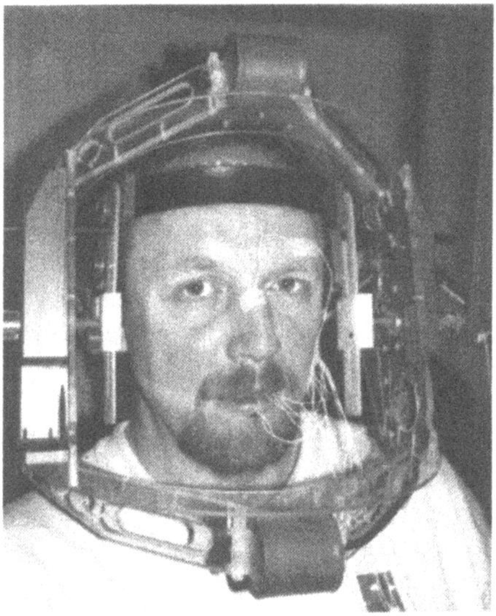

Abb. 3.2 Versuchsaufbau nach der Anbringung der Empfängerspulen und der Anpassung des Helmes

Um störende Nebenfrequenzen und deren Oberwellen abzufangen, werden die Signale nach der Vorverstärkung und einer weiteren Anhebung mit einem Wechselspannungsverstärker mit einem 400-Hz-Hochpaßfilter gesiebt (Schönle 1988).

3.2 Systemkalibrierung

Jede Empfängerspule wird vor dem Untersuchungsbeginn geeicht, um die Multiplikationskonstante zu bestimmen. Anhand dieser Konstante können die Koordinaten der Bewegungsverläufe für die einzelnen Sensoren berechnet werden (Schönle 1988). Während der Kalibrierung werden die Empfängerspulen in eine entsprechende Halterung eingesetzt. Dabei stellt diese Halterung den Normkoordinatenursprung dar, da sie in einem geometrisch exakt definierten und konstanten Ort im Helmsystem positioniert ist. Die Multiplikationskonstante kann dadurch bestimmt werden, dass die Entfernung des Koordinatenurspungs von den drei Senderspulen und die induzierte Spannung der Senderspulen in den Empfängerspulen bekannt sind.

3.3 Probanden

An dem Experiment nahmen insgesamt acht Sprecher teil. Es handelte sich um deutsche Muttersprachler, um drei Normalsprecher und fünf Polterer. Von den fünf Polterern konnten jedoch zwei Sprecher nicht in die Analyse einbezogen werden, so dass schließlich jede Gruppe aus einer weiblichen und zwei männlichen Personen bestand. Informationen über andere sprachpathologische Störungen lagen nicht vor. Das Alter der Probanden lag zwischen 21 und 36 Jahren. Im Folgenden werden den Sprechern Initialien zugeteilt, die sich auf die Gruppe (P = Polterer, N = Normalsprecher) und das Geschlecht beziehen (M = männlich, W = weiblich).

Die Polterer wurden im Rahmen einer sprachtherapeutischen Behandlung bereits als Polterer diagnostiziert. Zum Zeitpunkt der Aufnahmen hatten sie mindestens eine Therapie abgeschlossen. Die Diagnose basierte auf der Beschreibung von Symptomen, da bisher keine standardisierten Diagnostik-Verfahren existieren. Die Therapeuten vermuteten reine Formen des Polterns und beschrieben neben der hohen Sprechgeschwindigkeit vor allem Rhythmusprobleme und Silbenauslassungen.

Die Probanden gaben an, nur bedingt mit den Behandlungsergebnissen zufrieden zu sein. Sie kritisierten vor allem den Einsatz von kindlichem Übungsmaterial.

Mit zwei Polterern wurden im Vorfeld der Aufnahme Treffen vereinbart, um einen ersten Eindruck über die Symptomatik zu erhalten. Dabei sollten die Probanden die Checkliste von Daly / Burnett (1996) (vgl. Kap. 2.4.3), soweit es ihnen möglich war, ausfüllen, einen Text lesen und nacherzählen, über etwas Persönliches berichten und ihr eigenes Poltern beschreiben. Das Gespräch wurde mittels eines DAT-Rekorders mitgeschnitten. Durch dieses erste Treffen sollte die Eignung der von den Sprachtherapeuten vorgeschlagenen Probanden für die EMMA-Untersuchung überprüft werden.

Hintergrund für diese erste Kontaktaufnahme war die Erfahrung, dass einige Probanden, die bereits an einem EMMA-Experiment teilgenommen hatten, sich als nicht „tauglich“ erwiesen. Bei einem Probanden stellten sich große Schwierigkeiten heraus, das Testmaterial zu lesen bzw. nachzusprechen. Die Aufnahme wurde abgebrochen. Die Daten konnten für die Studie nicht verwendet werden, da sie den Durchschnitt der für die statistische Auswertung ohnehin wenigen Probanden unverhältnismäßig stark verschlechtert hätte. Es wurde bei dem Probanden eine generelle Lernstörung vermutet, was nach der Teilnahme an dem Experiment seitens des Sprachtherapeuten abgeklärt werden sollte.

In einem anderen Fall wurden während der EMMA-Aufnahme laterale Zungenbewegungen festgestellt. Da sich die Zunge demnach nicht in der mediosagittalen Ebene bewegt hat, lagen die Tiltwerte außerhalb des zulässigen Normbereichs. Die Daten waren somit ungültig. Die Auswirkungen dieser lateralen Zungenbewegungen auf die artikulatorischen Abläufe müssten mit einem dreidimensionalen Artikulographen analysiert werden.

3.4 Untersuchungsmaterial

Das Untersuchungsmaterial bestand aus zwei Teilen, aus repetitiven (wiederholenden) Silbenreihen und Fremdwörtern, die aus minimal fünf und maximal acht Silben bestanden. Letztere wurden im Rahmen einer kleinen Pilotstudie getestet. Zunächst wird die Pilotstudie und die daraus resultierende Auswahl der Fremdwörter beschrieben, im Anschluss wird das Testmaterial für die vorliegende Untersuchung vorgestellt.

3.4.1 Pilotstudie

Das Testmaterial wurde im Vorfeld der Untersuchungen an fünf Polterer-Patienten geprüft. Diese nahmen nicht an dem EMMA-Experiment teil. Zu dem Zeitpunkt der Pilotstudie befanden sich alle Teilnehmer in sprachtherapeutischer Behandlung. Die erste Aufgabe bestand darin, die Silbenreihe /pa-pa-ka/ 30 Sekunden lang zu wiederholen. Die Betonung lag auf der letzten Silbe. Die Silben sollten so schnell wie möglich, aber immer noch so deutlich wie möglich artikuliert werden. Es gab zwei Versuche. Bei der Auswertung zeigte sich meist eine Verschlechterung bei der Wiederholung. Typisch waren Atemprobleme, die durch den Versuch zustande kamen, innerhalb des Zeitintervalls keine Luft zu holen. Den Probanden fiel es schwer, einen Rhythmus aufzubauen und diesen 30 Sekunden lang beizubehalten. Die Sprechweise variierte kaum und hatte zeitweise Staccatocharakter. Artikulatorisch zeigten sich die häufigsten Schwierigkeiten. Teilweise blieben die Probanden in den Silben hängen und änderten die Silbenstruktur in /pa-pa-pa/ oder /pa-pap-ka/. Die Fehler entstanden häufig durch Unkonzentriertheit.

Bei der zweiten Aufgabe wurden die Probanden gebeten, 100 mehrsilbige Fremdwörter zu lesen. Bevor mit der Aufnahme begonnen wurde, hatten sie genügend Zeit, sich mit dem Material vertraut zu machen. Traten während der Aufnahme Fehler auf, sollten die Probanden diese selbst korrigieren. Auf diese Weise konnten Rückschlüsse über die Konzentration und Selbstkontrolle der Patienten gezogen werden. Die Fremdwörter bestanden aus mindestens vier Silben. Bei der Auswertung wurde deutlich, dass die Feedbackmechanismen aller fünf Probanden nicht störungsfrei abliefen. Sehr häufig wurde fehlerhaft artikuliert, ohne sich zu verbessern. Es wurden Endungen vereinfacht, Buchstaben hinzugefügt bzw. angeglichen oder weggelassen. Meist wurden die Wörter in ähnlich klingende, bekanntere Begriffe umgewandelt.

Aus den 100 getesteten Fremdwörtern wurden diejenigen mit der größten Fehlerhäufigkeit ausgewählt. Beispiele sind in der Tabelle 2.1 im Kapitel 2.1.2 aufgeführt.

3.4.2 Fremdwörter

Die phonologischen Auffälligkeiten bei Polterern treten besonders häufig bei mehrsilbigen Fremdwörtern auf. Da es technisch nicht realisierbar ist, mit Hilfe der EMMA Spontansprache aufzunehmen und zu analysieren, beinhaltete ein Teil des Untersuchungskorpus Rahmensätze, in die insgesamt 15 verschiedene Fremdwörter eingesetzt wurden. Fünf dieser Fremdwörter enthielten die Silbenfolge /tsionɪ/ und zehn die Folge /nalɪ/ bzw. /nali/, wobei das /i/ innerhalb des /nali/ akzentuiert und ungespannt wie in „dimensionalistisch“ oder nicht akzentuiert, gespannt wie in „dimensionalisieren“ realisiert wurde. Das /a/ innerhalb dieser Folge wurde entweder vorbetont 1 (pre-stressed 1, p1), da es sich eine Position vor der Akzentuierung befand oder vorbetont 2 (pre-stressed 2, p2). Die Unterscheidung des p1- bzw.- p2-Kontextes war für die Ergebnisauswertung von Bedeutung, um die Auswirkungen der Akzentverschiebung zu untersuchen.

Die Fremdwörter wurden in den Rahmensatz „Sage ... bitte“ integriert. Den Probanden war nicht bewusst, dass zur Auswertung der Daten nur die Silbenfolgen von Bedeutung waren. Um zu verhindern, dass die Probanden ihre Aufmerksamkeit zu stark auf das Wortmaterial fokussieren, wurden Rahmensätze verwendet. Pro Wort wurden zehn Wiederholungen gesprochen, so dass jeder Sprecher insgesamt 150 Sätze produzierte (50 x [naˈlɪ] (p1), 50 x [nali] (p2) und 50 x [tsioˈnɪ]). Die Reihenfolge wurde durch einen Zufallsgenerator festgelegt.

In der Tabelle 3.1 werden die aus der Pilotstudie ausgewählten Fremdwörter zusammengefasst. Die Wörter im p2-Kontext sind größtenteils durch Abwandlungen der Wortendungen (Suffixe) entstanden, die in dieser Erscheinungsform nicht im Duden zu finden sind. Die Wörter enden auf den Suffixen –ieren, -isch oder -ismus. Sie werden in der Regel auf der vorletzten Silbe betont (Krech 1982).

Tab. 3.1 Übersicht der Fremdwörter aus dem Untersuchungskorpus

[na'lɪ] p1	[nali] p2	[tsio'nɪ]
emotionalistisch	emotionalisieren	Exhibitionismus
originalistisch	originalisieren	Intuitionismus
proportionalistisch	proportionalisieren	Oppositionismus
dimensionalistisch	dimensionalisieren	Prohibitionismus
konstitutionalistisch	konstitutionalisieren	Konditionismus

3.4.3 Silbenreihen

Nichtsprachliche Silbenwiederholungen wurden in das Testkorpus aufgenommen, da damit Angaben zu den diadochokinetischen Fähigkeiten möglich sind. Dabei geht es um die Erfassung schnell aufeinanderfolgender Muskelbewegungen. In diesem Zusammenhang können Aussagen über die Integration und die Segmentation der Muskelkontrolle gemacht werden (Fletcher 1972). Probanden mit neurologischen Störungsbildern fällt es schwer, eine große Anzahl an Silben innerhalb einer Ausatemphase zu produzieren (Hixon / Hardy 1964), da das Zusammenspiel von Artikulation, Phonation und Respiration gestört ist. Im Vergleich zu Kontrollsprechern produzieren sie weniger Silben, da schnelle Muskelbewegungen nicht möglich sind. Diadochokinetische Silbenwiederholungen verlangen ein stabiles physiologisches System (Fletcher 1972).

In Anlehnung an die Untersuchungen von van Lieshout et al. (1999) wurden Silbenreihen, die sich hinsichtlich der Komplexität ihrer Struktur und der Artikulationsstelle unterschieden, in das Korpus aufgenommen.

In dem vorliegenden Experiment wurden die Probanden gebeten, die Silbenreihen zehn Sekunden lang so schnell und verständlich wie möglich zu wiederholen. Mit der Anweisung bezüglich der Verständlichkeit sollte die Selbstwahrnehmung der Probanden überprüft werden. Es wurden drei Gruppen von Silbenreihen getestet:

a) einfache Silbenreihen: /papapa/, /tatata/, /kakaka/
b) rhythmisierte Silbenreihen: /papaPAA/, /papaKAA/, /papaTAA/
c) komplexe Silbenreihen: /PAA.paa.len/, /PAP.paa.len/ (vgl. Tab. 3.2)

a) Dabei enthielten die einfachen Konsonant/Vokal-Reihen (KV) die Plosive /p/, /t/ oder /k/ und den gespannten Vokal /a/.

b) Die rhythmisierten Silbenreihen sollten endbetont realisiert werden. Die entsprechenden Silben wurden durch Großbuchstaben gekennzeichnet. Zusätzlich deutet der Doppelvokal auf einen langen Vokal hin.

c) Die Tabelle 3.2 zeigt die Struktur der komplexen Silbenreihen. Die Silben enthielten teilweise einen Wechsel der Plosive /p/ und /t/ und wurden als offene (O) oder geschlossene (C = „closed“) Silben kodiert. Dabei waren die offenen Silben als lange Vokale zu realisieren, die geschlossenen als kurze Vokale. Die mit Großbuchstaben gekennzeichneten Silben wiesen auf die Akzentuierung hin.

Tab. 3.2 Struktur der komplexen Silbenreihen

Struktur	Silbenreihe	Codierung
1. KV.KV.KVK	PAA.paa.len	POPO
2. KVK.KVK.KVK	PAP.pap.len	PCPC
3. KV.KV.KVK	PAA.taa.len	POTO
4. KVK.KVK.KVK	PAP.tap.len	PCTC
5. KV.KVK.KVK	PAA.pap.len	POPC
6. KVK.KV.KVK	PAP.paa.len	PCPO
7. KV.KVK.KVK	PAA.tap.len	POTC
8. KVK.KV.KVK	Pap.taa.len	PCTO

3.5 Durchführung der Untersuchungen

3.5.1 Aufnahmetechnik

Als EMMA-Technik diente der AG 100 (10-Kanal) der Firma Carstens Medizinelektronik. Als Mikrofon kam das Sennheiser MKH 20 und der Mikrofonvorverstärker Behringer Ultragain MIC 2000 zum Einsatz. Die artikulatorischen Daten wurden auf einem Compaq 486/ 33 MHz aufgezeichnet.

Parallel zur Aufzeichnung der kinematischen Bewegungsdaten der Empfängerspulen wurde das akustische Sprachsignal auf einem Sony-Dat-Rekorder DAT ZE-690 mit einer Abtastrate von 48kHz aufgenommen. Zur Analyse der Daten wurde die Abtastrate auf 16kHz reduziert.

3.5.2 Zeitlicher Rahmen

Alle Aufnahmen wurden im Phonetiklabor des Zentrums für Allgemeine Sprachwissenschaft (ZAS) in Berlin durchgeführt.

Tab. 3.3 Aufnahmezeitpunkte und Kodierung der acht Probanden

Sprecher	Sprechercode	Aufnahmedatum
DF	NM1	09.11.2000
JD	NM2	16.11.2000
GB	-	06.12.2000
SG	PW3	21.12.2000
SK	NW3	26.01.2001
MK	-	07.02.2001
AL	PM1	01.07.2002
DM	PM2	25.09.2002

Der Zeitraum der Aufnahmen für alle acht Sprecher erstreckte sich von November 2000 bis September 2002. Die Aufnahmen waren im Februar 2001 zunächst abgeschlossen. Da sich die Daten von zwei Sprechern jedoch für die Datenauswertung als nicht zulässig erwiesen, wurden erneut zwei Probanden gesucht, so dass sich der Abschluss der Aufnahmen bis zum September 2002 verzögerte.

3.5.3 Versuchsablauf

Nach der individuellen Anpassung des Plexiglashelmes wurde mit dem Markieren der Positionen für die Empfängerspulen begonnen. Da es sich um eine 10-Kanal-Aufnahme handelte, kamen insgesamt zehn Spulen zum Einsatz. Die Sensoren wurden auf kleine Seidenstücke geklebt und durch die Anwendung des zahnmedizinischen Gewebeklebers Histoacryl auf den jeweiligen Positionen angebracht.

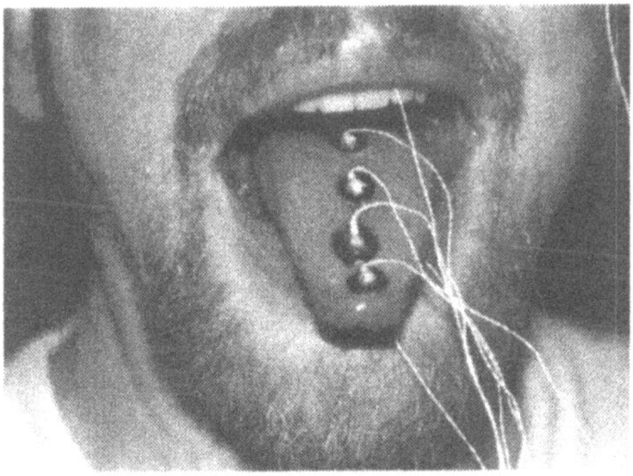

Abb. 3.3 Position der vier Zungenspulen entlang der mediosagittalen Ebene

Entlang der Zungenmittellinie wurden vier Spulen befestigt, eine weitere jeweils am Unterkiefer bzw. an den unteren Schneidczähnen (jaw) sowie außerhalb des

Mundraumes an der Unterlippe (lower lip). Dabei lag die Zungenspitzenspule (ttip) etwa 1 cm von der eigentlichen Spitze entfernt (vgl. Abb. 3.3). Im Abstand von jeweils ca. einem Zentimeter erfolgte die Befestigung der beiden mittleren Zungenspulen (tmid) und (tdorsum) und der hintersten Zungenspule (tback).

An das Zahnfleisch der oberen Schneidezähne und an das Nasenbein wurde jeweils eine Referenzspule angebracht. Zwei weitere Spulen (9 und 10) wurden zur Erfassung der Bissebene eingesetzt. Die erhobenen Daten wurden später an diese Referenzen angepasst und in einem Koordinatensystem dargestellt. Zur besseren Orientierung innerhalb des Koordinatensystems wurde der Gaumen der Probanden mittels einer Spule abgefahren und in das Koordinatensystem eingefügt (vgl. Abb. 3.4).

Nach dem Anbringen der Spulen hatten die Probanden Zeit, sich einzusprechen. Zu Beginn waren Probleme bei der Artikulation der Zischlaute zu beobachten, was sich jedoch nach kurzer Zeit normalisierte.

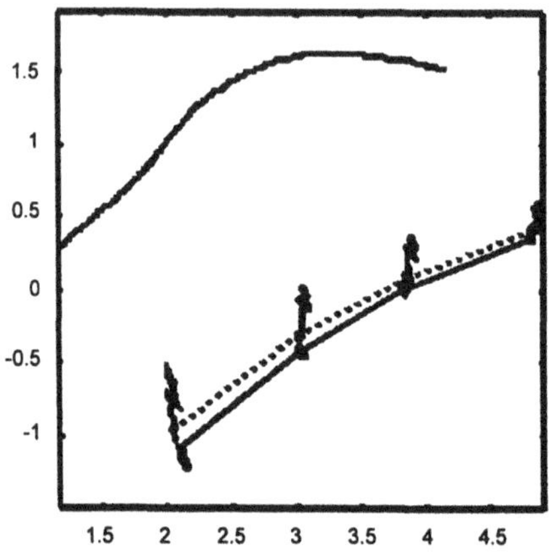

Abb. 3.4 Darstellung der Bewegungen der vier Zungenspulen bei der Artikulation der Silbenfolge /nali/ im Koordinatensystem und Abbildung der Gaumenkontur, wobei links die Schneidezähne und rechts der weiche Gaumen anschließen

Das Datenmaterial wurde den Probanden per Bildschirm angezeigt. Für jeden Satz standen für die artikulatorische Aufzeichnung jeweils drei Sekunden und für die Silbenreihen jeweils zehn Sekunden zur Verfügung. Beginn und Ende des Aufzeichnungsintervalls wurde mittels eines akustischen Signals angezeigt. Um die Ruheposition der Zunge abzuspeichern, wurde nach jedem Testblock, der aus 15 Sätzen bestand, eine Pause eingefügt, bei der die Versuchsperson die Zunge nicht bewegen sollte.

Zuerst wurden die Sätze mit den integrierten Fremdwörtern aufgenommen, im zweiten Untersuchungsteil die Silbenreihen. Im Normalfall dauerte die Vorbereitungszeit mit dem Anbringen der Spulen ca. eine Stunde und die sich anschließende Aufnahme ca. 30 bis 40 Minuten.

In einem Fall lösten sich während der Aufnahme die Spulen. Da sie durch das Wiederaufkleben nicht an genau derselben Stelle angebracht werden konnten, war es notwendig, die Aufnahme von neuem zu beginnen. Bei der Wiederholung löste sich erneut eine Spule, so dass das Experiment nach sieben Durchgängen abgebrochen wurde.

3.5.4 Datenvorverarbeitung

Bevor mit der Segmentation der Daten begonnen werden konnte, war eine Vorverarbeitung des Materials erforderlich. Diese erfolgte anhand der Matlab Software EMMAPROA (die gesamte Vorverarbeitung wurde nach Hoole (1993) implementiert). Der Artikulograph liefert die Daten (Sweeps) bereits segmentiert. Die während der Aufnahme erzeugten Bewegungssignale wurden zunächst an die Okklusionsebene (Bissebene) angepasst. Zudem wurde dementsprechend die Gaumenkontur eingepasst. Im Laufe der Vorverarbeitung wurden aus den Bewegungssignalen die Geschwindigkeits- und Beschleunigungssignale erzeugt. Das Geschwindigkeitssignal wurde als „tangential velocity“ in cm/s ausgegeben. Die Berechnung der Bewegungsamplitude erfolgte anhand des jeweiligen Integrals unter der tangential velocity im definierten Intervall. Diese Berechnungsmethode ist genauer als die Anwendung der euklidischen Distanz.

Die akustischen Daten wurden mit dem Programm Triple Dat/Magic von dem Dat-Rekorder in einen PC eingespielt. Im Anschluss erfolgte die Segmentation anhand der Anfangs- und Endimpulse (3 s bei Sätzen, 10 s bei Silbenreihen) und die Umwandlung der Audiofiles in Wavedateien mit Hilfe des Programms Cutss.

3.6 Segmentation und Auswertung der Daten

3.6.1 Artikulatorische Segmentation der Fremdwörter

Für den Vergleich der Artikulationsbewegungen beider Sprechergruppen wurden aus den Fremdwörtern die Silbenfolgen /nalɪ/ bzw. /nali/ und /tsion/ segmentiert, wobei der Rahmensatz und die restlichen Silben des Zielwortes unbeachtet blieben.

Die Abbildung 3.5 zeigt das EMMA-Auswertefenster mit der Segmentation der Silbenfolge /nali/. Das erste Auswertefenster stellt die Akustik dar, im zweiten Fenster wird die vertikale Bewegung der Zungenspitzenspule abgebildet und im dritten Fenster das tangentiale Bewegungssignal in cm/s, das sich aus der x- und y- Bewegung der Spule zusammensetzt. Die Zungenspitzenspule (ttip) wurde zur Analyse der dental-alveolaren Konsonanten /n/ und /l/ bzw. /t/ und /n/ verwendet. Diese werden an den oberen Schneidezähnen bzw. dem Zahndamm gebildet.

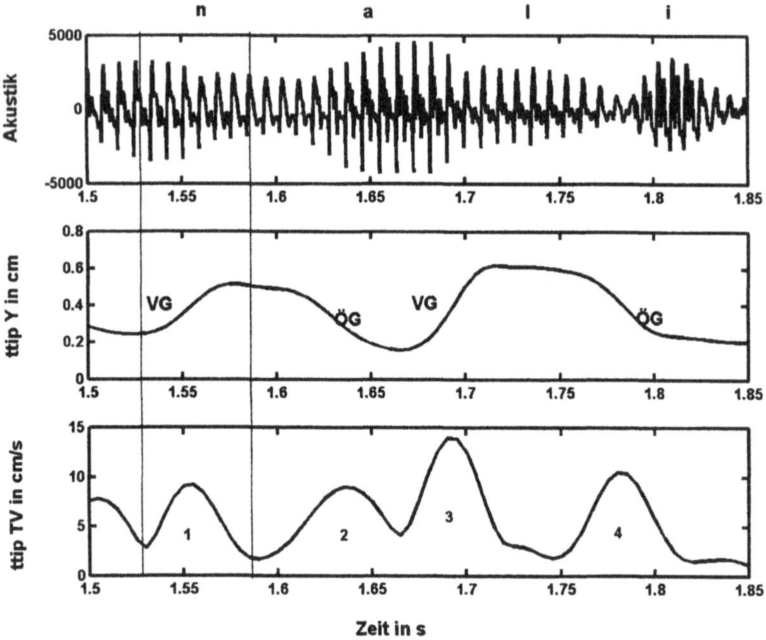

Abb. 3.5 EMMA-Auswertefenster, 1.Fenster: Darstellung der Akustik von /nali/, 2.Fenster: vertikale Bewegung der Zungenspitzenspule (ttipY), 3.Fenster: Geschwindigkeitssignal (ttip TV)

Anhand der vertikalen Linien sind der Beginn und das Ende der Verschließbewegung- im Folgenden VG genannt- zum Konsonanten /n/ markiert. Daran schließt sich die Öffnungsbewegung (ÖG) zum Vokal /a/ an. Während der Artikulation der Silbenfolge /nali/ entstehen vier Gestenbewegungen:

Verschließgeste (VG) zum Konsonanten /n/
Öffnungsgeste (ÖG) zum Vokal /a/

Verschließgeste (VG) zum /l/
Öffnungsgeste (ÖG) zum /i/ bzw. /ɪ/

Anhand des Geschwindigkeitssignals (TV in cm/s) im dritten Fenster wurden die Zeitpunkte für den Beginn und das Ende der Öffnungs- und Verschließbewegungen gemessen. Es wurden folgende Daten abgespeichert: linkes Minimum, Maximum und rechtes Minimum.

Von allen Werten wurden ebenfalls die 20% Thresholdwerte (vgl. Abb. 3.6) ausgegeben. Dabei handelt es sich um Werte, die jeweils 20% vom jeweiligen Messpunkt entfernt liegen.

Durch die Anwendung der Thresholdwerte gehen Daten in die Berechungen ein, die die Kurvenverläufe besser charakterisieren als die absoluten Messpunkte (Hoole et al. 1994).

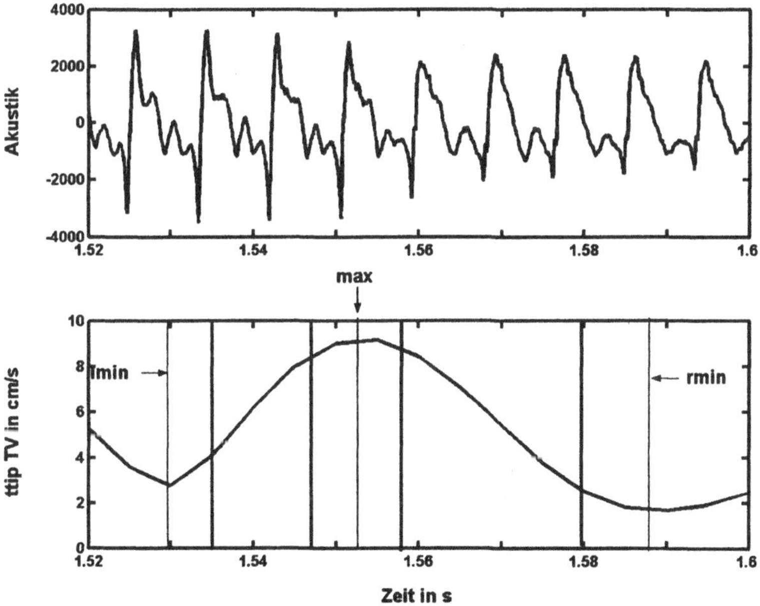

Abb. 3.6 EMMA-Auswertefenster, Darstellung der Thresholdwerte (fett gedruckte Linien) für das linke Minimum (lmin), Maximum (max) und das rechte Minimum (rmin) einer Verschließgeste

Bei den Fremdwörtern mit /tsion/ wurden folgende vier Gesten segmentiert:

1. Verschließgeste zum /ts/
2. Öffnungsgeste zum /io/
3. Verschließgeste zum /n/
4. Öffnungsgeste zum /ɪ/

3.6.2 Artikulatorische Segmentation der Silbenreihen

Für die Messung des entsprechenden Artikulators wurde für die Silbenreihen mit /p/ die Unterlippenspule, für das /t/ die Zungenspitzenspule und für das /k/ die Spule auf dem Zungenrücken analysiert. Bei den Silbenreihen wurden pro Silbe zwei Gesten segmentiert:

1. Verschließgeste zum Konsonanten (/p/, /t/ oder /k/)
2. Öffnungsgeste zum Vokal /a/

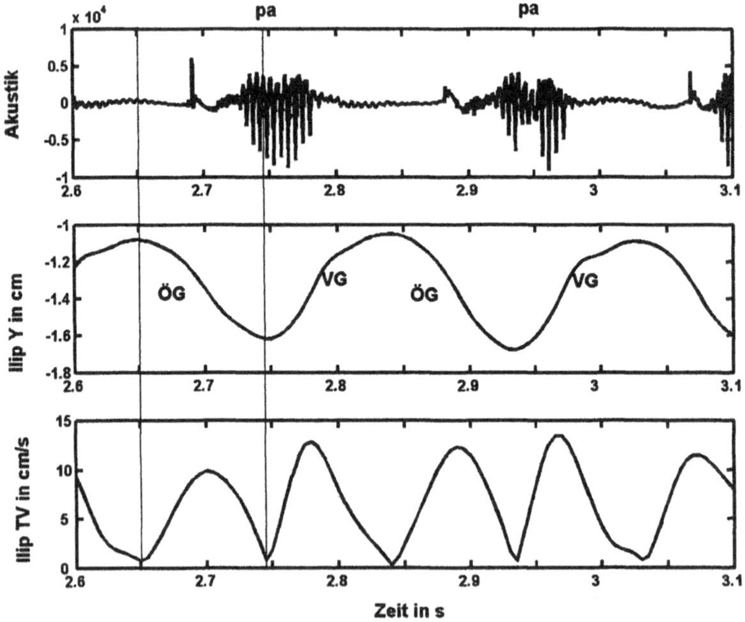

Abb. 3.7 Segmentation der Silbenreihe /pa/, 1.Fenster: Darstellung der Akustik, 2.Fenster: vertikale Bewegung der Unterlippenspule (llipY), 3.Fenster: Geschwindigkeitssignal (llipTV)

Anhand der Abbildung 3.7 wird die Segmentation des rechten und linken Minimum für die Öffnungsgeste zum /a/ durch die vertikalen Linien dargestellt.

3.6.3 Akustische Segmentation der Fremdwörter

Die akustische Analyse des Datenmaterials wurde mit Hilfe der Auswertesoftware Praat Version 4.0 durchgeführt. Das Breitbandspektrogramm wurde mit einem Hanning-Fenster und einer Länge von 5ms (entspricht 200Hz) mit der Einstellung 40db (Anzeige des Schwärzungsgrads: Dynamikbereich zwischen maximal schwarz und maximal weiß) verwendet. Die Formantmessungen erfolgten anhand der Einstellung „Show Formant“.

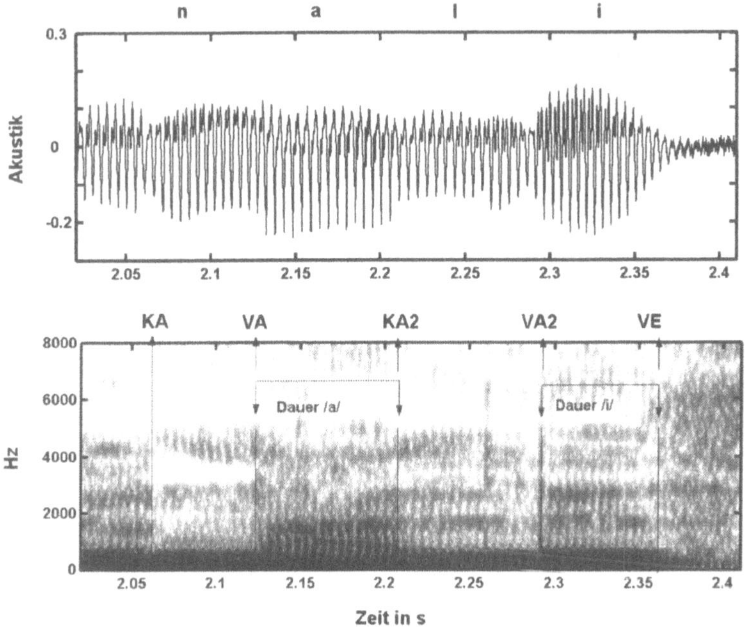

Abb. 3.8 Segmentation der Silbenfolge /nali/ im Spektrogramm, Darstellung der Messpunkte

In der folgenden Tabelle 3.4 sind die Messkriterien für die Segmentation der einzelnen Zeitpunkte aufgeführt.

a) Fremdwörter mit /nali/

Zur Segmentation der Fremdwörter mit /nalɪ/ bzw. /nali/ wurden im Spektrogramm neun Messpunkte gesetzt. Die segmentierten Zeitpunkte innerhalb von /nali/ sind in der Abbildung 3.8 gekennzeichnet. Außerdem wurden die Formantwerte des akzentuierten, ungespannten /ɪ/ und des nicht akzentuierten, gespannten /i/ gemessen. Neben den einzelnen Dauermessungen von Lauten wurden auch die gesamte Satzdauer („Sage ... bitte) und die Länge der Fremdwörter bestimmt. Dies war erforderlich, um später Vokal- oder Konsonantdauern ins Verhältnis zur Gesamtlänge des Satzes oder des Wortes zu setzen.

Tab. 3.4 Segmentationskriterien für die akustische Analyse von /nalɪ/ bzw. /nali/

Zeitpunkt	Abkürzung	Einheit	Messkriterium	Alternative
Satzanfang	SA	s	Beginn des stimmhaften /z/ (hohe Energie im Spektrogramm)	
Satzende	SE	s	Ende des Schwa-Lautes (Ende des 2. Formanten)	
Wortanfang	WA	s	bei Vokalen Glottalstopp, bei Plosiven anhand der Verschlusslösung (Burst)	
Wortende	WE	s	p1: endet auf /ʃ/: Energieabfall im hohen Frequenzbereich p2: endet auf /n/: starker Energieabfall, generell anhand der Okklusionspause von /b/ gut zu segmentieren	
Konsonantanfang n	KA	s	starker Energieabfall, F2 kaum zu sehen	Periodizität im Oszillogramm
Vokalanfang a	VA	s	Beginn F2 nach Klatt + Beginn der Periodizität	Periodizität im Oszillogramm
Konsonantanfang l	KA2	s	Ende F2 nach Klatt, anhand des Beginns der neuen Periodizität	Periodizität im Oszillogramm
Vokalanfang i	VA2	s	Burst	
Vokalende i	VE	s	Ende Formantstruktur	
Formanten		Hz	in der Mitte des Vokals bzw. im vorderen Bereich stabiler Formantverläufe	

b) Fremdwörter mit /tsionɪ/

Im Gegensatz zur Analyse der artikulatorischen Daten wurde bei der Segmentation der Fremdwörter mit /tsion/ der nachfolgende akzentuierte und ungespannte Vokal /ɪ/ ebenfalls ausgewertet. Deshalb wird zur Kennzeichnung der akustischen Daten die Beschreibung /tsionɪ/ verwendet. Da es sich um einen akzentuierten Vokal handelt, interessierten dabei besonders die Längenrealisation des Vokals und die Formantverläufe. Zur Segmentation von /tsionɪ/ wurden neun Messpunkte gesetzt, die in der Tabelle 3.5 erläutert werden.

Tab. 3.5 Segmentationskriterien für die akustische Analyse von /tsionɪ/

Zeitpunkt	Abkürzung	Einheit	Messkriterium	Alternative
Satzanfang	SA	s	Beginn des stimmhaften /z/ (hohe Energie im Spektrogramm)	
Satzende	SE	s	Ende des Schwa-Lautes (Ende 2.Formant)	
Wortanfang	WA	s	bei Vokalen Glottalstopp, bei Plosiven anhand des Burst	
Wortende	WE	s	p1: endet auf /ʃ/: Energieabfall im hohen Frequenzbereich p2: endet auf /n/: starker Energieabfall generell anhand der Okklusionspause von /b/ gut zu segmentieren	
Konsonantanfang t	Burst	s	Burst	
Vokalanfang io	VA	s	Beginn F2 nach Klatt + Beginn der Periodizität	Periodizität im Oszillogramm
Konsonantanfang n	KA	s	Nasal /n/ starker Energieabfall, 2. Formant kaum zu sehen	Periodizität im Oszillogramm
Konsonantende	KE	s	am Vokalbeginn, Energiezunahme F2	
Vokalende i	VE	s	Ende Formantstruktur	
Formanten		Hz	in der Mitte des Vokals bzw. im vorderen Bereich stabiler Formantverläufe	

Neben der Bestimmung der Satz- und Wortlänge wurden für die Fremdwörter folgende Dauern (vgl. Abb. 3.8 für /nali/) berechnet:

/nali/

1. Konsonantdauer /n/ (VA - KA)
2. Vokaldauer /a/ (KA2 – VA)
3. Konsonantdauer /l/ (VA2 – KA2)
4. Vokaldauer /ɪ/ bzw. /i/ (VE – VA2) bzw.

/tsionɪ/

1. Friktionsdauer /ts/ (VA – burst)
2. Vokaldauer /io/ (KA – VA)
3. Konsonantdauer /n/ (KE – KA)
4. Vokaldauer /ɪ/ (VE – KE).

3.6.4 Akustische Segmentation der Silbenreihen

Bei der Analyse der Silbenreihen wurde zunächst die Anzahl der produzierten Silben festgestellt. Im Spektrogramm wurden die in der Abbildung 3.9 gekennzeichneten Messpunkte gesetzt:

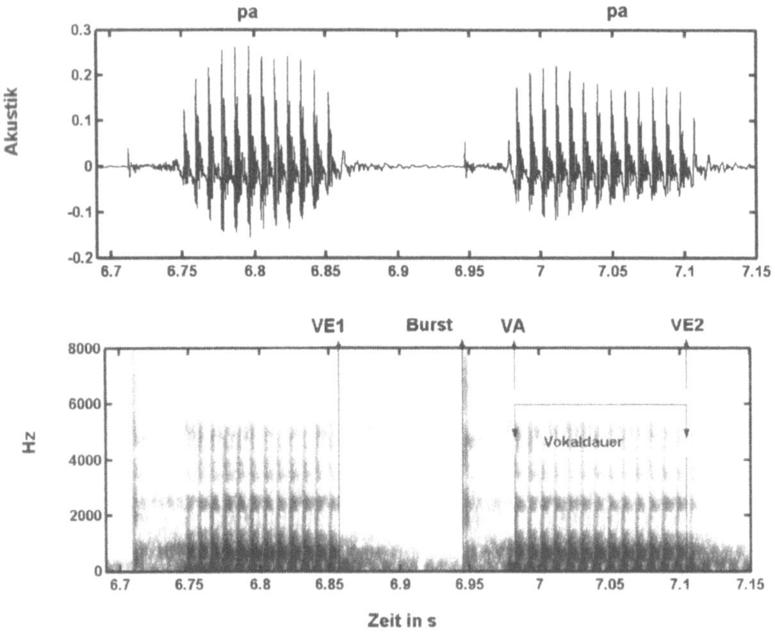

Abb. 3.9 Darstellung des akustischen Signals der Silbe /pa/ und der Messpunkte im Spektrogramm

In der Tabelle 3.6 werden die Segmentationskriterien für die akustische Analyse der Silbenreihen erläutert.

Tab. 3.6 Segmentationskriterien für die akustische Analyse der Silbenreihen

Zeitpunkt	Abkürzung	Einheit	Messkriterium
Vokalende	VE1	s	Ende F2
Konsonantanfang	Burst	s	Burst
Vokalanfang a	VA	s	Beginn der periodischen Formantstruktur (F2) im Spektrogramm (Klatt)
Vokalende	VE2	s	Ende F2

Ausgehend von diesen vier Messpunkten wurden folgende Dauern berechnet:

1. Voice Onset Time (VOT) der Plosive / (VA – Burst)
2. Vokaldauer / (VE2 – VA)
3. Verschlussdauer / Burst – VE1
4. gesamte Silbendauer / VE2 - Burst

Die Voice Onset Time (VOT) wurde entsprechend der Methode nach Klatt (1975) als Zeit von der Burstrealisation bis zum Beginn des folgenden Vokals berechnet. Der Vokalbeginn wird bei Klatt (ebd.) mit dem Beginn des zweiten Formanten festgelegt.

3.6.5 Erläuterungen zu den Berechnungsgrundlagen

Ausgehend von den gemessenen Datenpunkten wurden für die weitere statistische Auswertung folgende Werte und Dauern berechnet.

Analysen der Sprechgeschwindigkeit basieren auf den Angaben zur akustischen Wort- und Satzdauer (Kap. 4.3).

Zur Erfassung der kinematischen Bewegungsdauern wurden bei den Fremdwörtern jeweils die zweite und dritte der vier segmentierten Gesten verwendet. Das bedeutet, es wurde die Öffnungsgeste (ÖG) zum /a/ bei /nali/ und zum /io/ bei /tsion/ herangezogen sowie die Verschließgeste (VG) zum /l/ bei /nali/ und zum /n/ bei /tsion/. Bei den Silbenreihen handelt es sich bei der ÖG um die Öffnungsbewegung zum Vokal /a/ und bei der VG um die Verschließbewegung zu den Plosiven /p/, /t/ oder /k/.

Um die phonetischen Segmentdauern zu vergleichen, wurden entweder einzelne Vokal- oder Konsonantdauern bzw. die Gesamtsilbendauern von /nalɪ/ bzw. /nali/ oder /tsionɪ/ und der Silben /pa/, /ta/ und /ka/ verwendet (Kap. 4.4).

Angaben über die Größe der Artikulationsbewegungen basieren auf den Angaben der artikulatorischen Distanzen (Bewegungsamplituden), die wie bei den Dauern für die ÖG und VG berechnet wurden (Kap. 4.5).

Die Maximalgeschwindigkeiten für diese Öffnungs- und Verschließbewegungen wurden anhand des Maximums des Geschwindigkeitssignals der Zungenspitzenspule bei den Fremdwörtern und der Silbenreihe /ta/ bzw. der jeweiligen Empfängerspule bei den Silbenreihen /pa/ und /ka/ gemessen.

Weiterhin wurde die Peak to Peak Ratio (P2pratio) für die artikulatorischen Daten berechnet. Sie setzt sich aus dem Verhältnis der Maximalgeschwindigkeiten und der Silbendauer (Formel: Zeitpunkt der Maximalgeschwindigkeiten der VG-ÖG/rechtes Minimum der VG - linkes Minimum der ÖG) zusammen. Die Peak to Peak Ratio wird in Prozent ausgegeben und basiert auf den 20%-Thresholdwerten (Kap. 4.8).

Für die Überprüfung des Zusammenhangs von Bewegungsamplitude, Maximalgeschwindigkeit und der Dauer wurde die Federkonstante bestimmt (Ostry / Munhall 1985; Adams 1993; Hertrich / Ackermann 1997). Anhand dieser Berechnungsgröße sind Angaben zu den Strategien bei schnellem Sprechtempo möglich. (Kap. 4.6).

3.7 Statistische Auswertung

Die Aufbereitung der Daten und die Untersuchungsauswertung erfolgte durch die statistischen Verfahren:

- einfaktorielle Anova
- Post-Hoc-Test Scheffé
- bivariate Korrelation nach Pearson
- Kolmogorov-Smirnov-Test

Zur Auswertung der durchgeführten Untersuchung wurde das SPSS-Programm für Windows (10.0, 11.5) verwendet. Die gemessenen akustischen und artikulatorischen Cursorzeitpunkte wurden mit drei Stellen nach dem Komma aufgelistet. Zusätzliche Kommentare, beispielsweise über die Akzentverschiebung, sehr schnelle Artikulation oder nicht analysierbare Laute wurden anhand von Kategorien in nominalskalierte Daten umgewandelt. In den meisten Fällen wurde mit dichotomen Variablen gearbeitet (0 = nicht vorhanden; 1 = vorhanden).

Als Signifikanzniveau für die Annahme der Hypothesen wurde eine Irrtumswahrscheinlichkeit von 5% festgelegt. Das bedeutet, mit einer Sicherheit von 95% sind die Ergebnisse statistisch gesichert.

Die Tabelle 3.7 beschreibt die Irrtumswahrscheinlichkeiten und deren Symbolisierung, die im Folgenden zur Kennzeichnung signifikanter Ergebnisse verwendet wird.

Tab. 3.7 Irrtumswahrscheinlichkeiten (Bühl / Zöfel 2000)

Irrtumswahrscheinlichkeit	**Bedeutung**	**Symbolisierung**
p> .05	nicht signifikant	ns
p<= .05	signifikant	*
p<= .01	sehr signifikant	**
p<= .001	höchst signifikant	***

Können anhand der statistischen Berechnungen keine signifikanten Abhängigkeiten nachgewiesen werden, wird die Nullhypothese angenommen. In diesem Fall sind die vermuteten Zusammenhänge nur durch Zufall zustande gekommen.

4 Untersuchungsergebnisse

Die empirischen Fragestellungen werden in den nachfolgenden Kapiteln entsprechend der in den Hypothesen formulierten Schwerpunkte ausgewertet und anschließend im Kapitel 5 diskutiert.

4.1 Versprecher

Im Folgenden werden Angaben zu den Unflüssigkeiten der Polterer während des Experiments gemacht. Dabei wurden Versprecher, phonologische Auffälligkeiten und zu schnelles Sprechtempo zusammengefasst. In jedem dieser Fälle wurde entweder durch Selbstkorrektur (sehr selten) oder durch Anweisung des Untersuchungsleiters der Testsatz wiederholt. Bei der weiblichen Sprecherin PW3 mussten Sätze zwei- mitunter dreimal wiederholt werden. Da die Sprecherin ihre Fehler selbst nicht wahrnahm, musste sie zur Korrektur aufgefordert werden.

Zur Überprüfung der Hypothese 1, die mehr Unflüssigkeiten für die Polterer voraussagt, wurde lediglich die deskriptive Statistik angewendet.

Wie anhand der Tabelle 4.1 ersichtlich wird, war die Anzahl nicht flüssiger Sätze bei den Sprechern PM2 und PW3 auffallend hoch. Dabei waren die Probleme bei Sprecher PM2 häufig auf das hohe Sprechtempo und bei der Sprecherin PW3 auf die vielen Versprecher zurückzuführen. Sprecher PM2 wiederholte zehn der 50 p1-betonten Sätzen mit /nalı/ zweimal, bei Sprecherin PW3 waren es 6 Wiederholungen. Bei den drei Normalsprechern und dem Polterer PM1 wurden nur einige wenige Wiederholungen aufgrund von Versprechern protokolliert.

Tab. 4.1 Angabe und Prozentangabe der Wiederholungen von Testsätzen, geteilt nach den Fremdwörtern mit /nalı/ p1, /nali/ p2 und /tsion/

	Normalsprecher			Polterer		
Kontext	**NM1**	**NM2**	**NW3**	**PM1**	**PM2**	**PW3**
/nalı/ p1	3 (8.6%)	1 (2%)	2 (4%)	1 (2%)	10 (20%)	6 (12%)
/nali/ p2	2 (5.7%)				6 (12%)	10 (20%)
/tsion/				1 (2%)	7 (14%)	6 (12%)

Bei dem Sprecher PM2 konnten häufige phonologische Auffälligkeiten festgestellt werden. Eine Auswahl an Beispielen wird in der Tabelle 4.2 präsentiert.

Am häufigsten waren Elisionen zu beobachten, teilweise auch Assimilationen und nicht identifizierbare „Silbenhaufen".
Bei der Sprecherin PW3 fiel das häufige Steckenbleiben im Wort auf. Es schien, als ob sie sich unsicher über das richtige Ablesen und Artikulieren war. Andererseits kam es häufig vor, dass Silben in falscher Reihenfolge produziert oder vollkommen ausgelassen wurden. Am Beispiel „*konstitutionalisieren*" zeigte sich bei der Probandin immer wieder das Nichtbemerken der Silbenelisionen.

Tab. 4.2 Charakteristik der Unflüssigkeiten bei den Sprechern PM2 und PW3

	Realisation bei PM2	Realisation bei PW3
konstitutionalisieren	konsti_tionalisieren	konsti_tionalisieren (mehrmals derselbe Fehler)
konstitutionalistisch	nicht zu verstehender Silbenhaufen (mehrmals derselbe Fehler)	
proportionalistisch	proportionis ... (selbst abgebrochen)	
Prohibitionismus		Pr ... Prohibitionismus (kurzes Stocken, dann Wort noch einmal begonnen) Pro ... hibitionismus (Steckenbleiben)
Oppositionismus	Opposotionismus	
originalisieren	ori_nalisieren	originalisier ... ren (generelles Stocken)
Intuitionismus		In ... tuitionismus (Steckenbleiben) Intuitional ... (selbst abgebrochen)

Das Wort „originalistisch" wurde von mehreren Sprechern (PM1, PM2) generell zu „or_ginalistisch" verkürzt. Da die auszuwertenden Silben von /nali/ jeweils nicht betroffen waren, wurde dieser Fehler unbeachtet gelassen.

Die Hypothese 1 kann bei zwei von drei Polterern angenommen werden. Der Anteil nicht flüssiger Aussagen war bei ihnen auffallend hoch. Die Unflüssigkeiten bei Sprecher PM2 äußerten sich vor allem durch Elisionen und unverständliche Wortteile. Bei Sprecherin PW3 wurden häufige Wortabbrüche und Elisionen festgestellt, die in den meisten Fällen unkorrigiert blieben.

4.2 Artikulationspräzision

Die Hypothese 2.1, die für die Polterer eine geringere Artikulationspräzision voraussagt, wurde anhand der deskriptiven Statistik überprüft und in Form von Häufigkeitsangaben nicht analysierbarer Daten dokumentiert. Die Ergebnisse wurden für die artikulatorischen und die akustischen Daten in getrennten Kapiteln ausgewertet.

4.2.1 Auswertung der artikulatorischen Daten

/nali/

In der Häufigkeitstabelle 4.3 wird die Anzahl der nicht auswertbaren Fälle der Fremdwörter mit /nali/ dargestellt. Insgesamt wurden pro Sprecher 50 Wörter im p1- und 50 Wörter im p2-Kontext aufgenommen, bei Sprecher NM1 betrug der Gesamtwert jeweils 35 aufgrund des vorzeitigen Abbruchs des Experiments.

Bis auf die p1-betonte Variante der weiblichen Sprecherin PW3 lag der prozentuale Anteil der nicht auswertbaren Daten bei allen drei Polterern sehr hoch. Bei Sprecher PM2 waren bei den Fremdwörtern mit /nali/ im p1-Kontext sogar 42% nicht verwendbar. Die Daten konnten teilweise nicht ausgewertet werden, da eine Segmentation der einzelnen Gesten aufgrund untypischer Kurvenverläufe nicht möglich war. Häufig gingen die Gesten ineinander über, wobei sich das linke und rechte Minimum kaum von dem Maximum der Geste unterschied.

Weiterhin zeigte sich, dass beim Normalsprecher NM2 ca. ein Viertel der Fälle (26%) nicht analysierbar war.

Tab. 4.3 Anzahl und Prozentangabe der nicht auswertbaren Daten der Fremdwörter mit /nali/, getrennt nach den Betonungskontexten p1 und p2

	Normalsprecher			**Polterer**		
Kontext	**NM1**	**NM2**	**NW3**	**PM1**	**PM2**	**PW3**
p1		1 (2%)	1 (2%)	7 (14%)	21 (42%)	
p2	2 (5.7%)	13 (26%)	1 (2%)	16 (32%)	11 (22%)	6 (12%)

Die Segmentation der Silbenfolge /nali/ erfolgte anhand des Geschwindigkeitssignals der Zungenspitzenspule. Dabei wurden vier Gesten gemessen (vgl. Abb. 3.5 zur Segmentation der vier Gesten im Kap. 3.6.1). In der Tabelle 4.3 ist dargestellt, welche der vier Gesten nicht ausgewertet (n.a.) werden konnten bzw. vollkommen reduziert (red.) wurden. Der Unterschied zwischen beiden Kategorien bestand darin, dass bei den Reduktionen komplette Gesten gefehlt haben, was anhand der Abbildung 4.1 zu erkennen ist. Nicht auswertbare Daten wurden protokolliert, wenn die Gesten keinen sichtbaren Beginn (linkes Minimum) und kein deutliches Ende (rechtes Minimum) erkennen ließen.

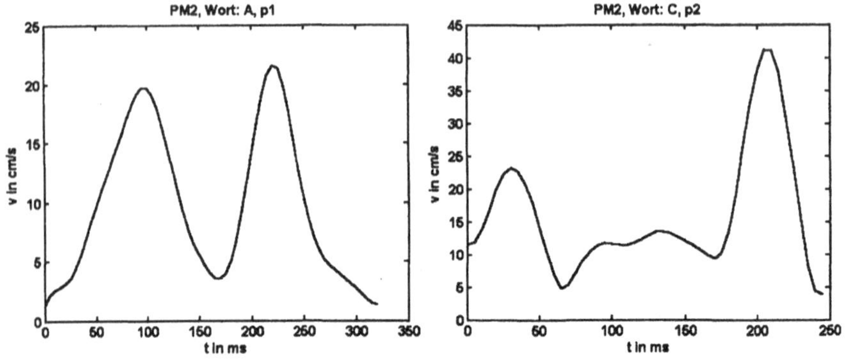

Abb. 4.1 Darstellung nicht analysierbarer Daten, links Kategorie reduziert (red.), rechts Kategorie nicht auswertbar (n.a.), die x-Achse stellt die Zeit (t) in ms dar, die y-Achse das Geschwindigkeitssignal (v) in cm/s

In den meisten Fällen war die Öffnungsgeste vom /n/ zum /a/ (ÖG1) und die Verschließgeste vom /a/ zum /l/ (VG2) betroffen. Bei Sprecher PM2 zeigte sich das Phänomen der Gestenreduktion. Dabei wurden artikulatorische Gesten eingespart und deren Dauer auf Null reduziert. Reduktionen von zwei kompletten Gesten waren nur beim Sprecher PM2 zu finden, bei dem vor allem im p1-Kontext die Öffnungsgeste zum /a/ und die Verschließgeste zum /l/ nicht erkennbar waren. Anstelle der vier Gesten produzierte der Sprecher nur noch 2 Gesten. Weiterhin zeigte sich eine große Anzahl nicht auswertbarer Daten bei dem Sprecher PM1.

Bei den männlichen Polterern PM1 und PM2 waren artikulatorische Phänomene häufiger im p1-Kontext als im p2-Kontext zu beobachten. Wie aus den Angaben in der Tabelle 4.4 hervorgeht, wurde etwa ein Viertel (24%) der Öffnungsgesten von Sprecher PM2 vollkommen reduziert. Im p2-Kontext waren 6% der Daten nicht analysierbar und weitere 6% reduziert. Bei Sprecher PM1 konnten ähnliche Tendenzen beobachtet werden. Im p1-Kontext waren 12% und im p2-Kontext 8% der Öffnungsgesten nicht analysierbar. Damit kann für beide Sprecher vor allem im p1-Kontext eine verstärkt nachlassende Artikulationspräzision konstatiert werden.

Tab. 4.4 Anzahl und Prozentangabe der nicht auswertbaren (n.a.) und reduzierten (red.) Gesten für die Betonungskontexte p1 und p2 von /nali/

Kontext	Sprecher	Kategorie	VG1 (n)	ÖG1 (a)	VG2 (l)	ÖG2 (i)
p1	**NW3**	n.a.	1 (2%)			
	PM1	n.a.	2 (4%)	6 (12%)	3 (6%)	1 (2%)
	PM2	**red.**		**12 (24%)**	**16 (32%)**	
p2	**NM1**	n.a.		1 (2.9%)	2 (5.7%)	1 (2.9%)
	NM2	n.a.		12 (24%)	12 (24%)	
	NW3	n.a.				1 (2%)
	PM1	n.a.		4 (8%)	7 (14%)	12 (24%)
	PM2	n.a.		3 (6%)	7 (14%)	1 (2%)
		red.		**3 (6%)**	**2 (4%)**	
	PW3	n.a.				6 (12%)

Zur Veranschaulichung werden die Bewegungen der Zungenspitzenspule anhand der Gestenplots der beiden männlichen Polterer PM1 und PM2 im Koordinatensystem abgebildet. Anhand der Kurvenverläufe sind die zehn Wiederholungen von /nalɪ/ im p1-Kontext von „emotionalistisch" dargestellt. Beim Sprecher PM1 wurden die ÖG1 und VG2 häufig unvollständig gebildet, so dass die jeweiligen Beginn- und Endpunkte der vier Gesten nicht eindeutig zu erkennen sind. Die Gesten von Sprecher PM2 sind ebenfalls stark asymmetrisch, auffällig sind hier zudem die fehlenden Gesten.

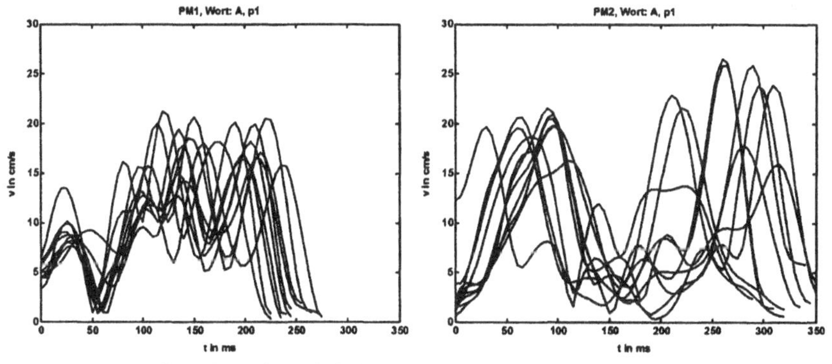

Abb. 4.2 Gestenplots der zehn Wiederholungen von /nalɪ/ bei der Realisation des Wortes „emotionalistisch", links Sprecher PM1, rechts Sprecher PM2

Zum Vergleich werden in der Abbildung 4.3 die Gestenplots der männlichen Normalsprecher dargestellt, die eine relativ gute Segmentation der Gesten ohne

Datenverlust zuließen. Im Gegensatz zu den Bewegungsverläufen der Polterer sind die vier Gesten von /nalɪ/ eher symmetrisch angeordnet.

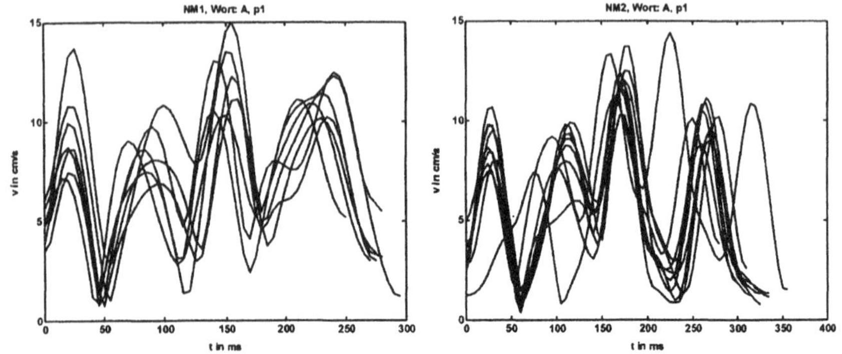

Abb. 4.3 Gestenplots der zehn Wiederholungen von /nalɪ/ bei der Realisation des Wortes „emotionalistisch", links Sprecher NM1, rechts Sprecher NM2

Bei dem Vergleich der Probanden werden bei den Polterern größere Maximalgeschwindigkeiten (v in cm/s) auf der y-Achse sichtbar. Die Bewegungen sind dafür unvollständig und erreichen nicht die Nulllinie.

/tsion/

In der Tabelle 4.5 werden die nicht auswertbaren Fälle der Wörter mit /tsion/ aufgelistet. Von den sechs Sprechern konnten bei nur zwei Probanden (NM2 und NW3) alle Daten ausgewertet werden. Bei Sprecher PM2 waren 54% der Daten nicht analysierbar. Die Gründe liegen ebenfalls in untypischen Kurvenverläufen, bei denen die Minima und Maxima der Gesten häufig nicht erkennbar waren.

Tab. 4.5 Anzahl und Prozentangabe der nicht auswertbaren Daten der Fremdwörter mit /tsion/

Sprecher	Anzahl
NM1	1 (2.9%)
PM1	2 (4%)
PM2	27 (54%)
PW3	1 (2%)

Welche der vier Gesten nicht segmentiert werden konnten, wird in der Tabelle 4.6 dargestellt. In 36% der Fälle waren die Gesten zwei (ÖG1) und drei (VG2) bei Sprecher PM2 nicht analysierbar. Bei den anderen Sprechern traten nicht auswertbare Daten nur vereinzelt auf.

Tab. 4.6 Anzahl und Prozentangabe der nicht auswertbaren Daten, dargestellt für die VG1 (ts), ÖG1 (io), VG2 (n) und die ÖG2 (i) von /tsion/

Sprecher	VG1 (ts)	ÖG1 (io)	VG2 (n)	ÖG2 (i)
NM1	1 (2.9%)			
PM1		1 (2%)		1 (2%)
	9 (18%)			
PM2	1 (2%)	18 (36%)	18 (36%)	
PW3	1 (2%)			

Silbenreihen

Da sich die Ergebnisauswertung des gesamten Datenmaterials als sehr umfangreich herausstellte, wurde aus zeitlichen Gründen auf die artikulatorische und akustische Analyse der rhythmisierten und komplexen Silbenreihen (vgl. Kap. 3.4.3) verzichtet. Die Auswertung der Silbenreihen bezieht sich im Folgenden auf die einfachen Silbenreihen /pa/, /ta/ und /ka/.

Bei der artikulatorischen Auswertung der Silbenreihen kam es in keinem der Fälle vor, dass Gesten nicht ausgewertet werden konnten. Demzufolge kann bei diesem Teil des Untersuchungsmaterials nicht von einer Abnahme der Artikulationspräzision gesprochen werden.

Die Hypothese 2.1 kann für die artikulatorischen Daten nur in folgenden Fällen angenommen werden:

- bei den Fremdwörtern mit /nali/ für die männlichen Polterer und für die Sprecherin PW3 im p2-Kontext, wobei hier auch der Normalsprecher NM2 häufig nicht auswertbare Daten zeigte,
- auf die Silbenreihen traf die Hypothese nicht zu.

Die geringe Artikulationspräzision bei Sprecher PM2 trug dazu bei, dass er die Öffnungsgeste zum /a/ in 24% und die Verschließgeste zum /l/ in 32% der Fälle reduzierte, dabei wurden die Bewegungen vollkommen eingespart. Dieses Phänomen wurde speziell in der p1-Bedingung von /nalı/ deutlich. Dagegen konnten bei den Sprechern PM1 und PW3 vor allem im p2-Kontext Gesten nicht segmentiert werden. Am häufigsten war die Öffnungsgeste zum vorbetonten /i/ betroffen.

4.2.2 Auswertung der akustischen Daten

Die in der Hypothese 2.1 beschriebene geringere Artikulationspräzision wurde anhand der nicht auswertbaren Fälle überprüft, bei denen einzelne Laute akustisch nicht segmentiert werden konnten.

Die Tabelle 4.7 zeigt die nicht auswertbaren Daten der akustischen Auswertung von /nali/. Dabei wurden vor allem bei der pre-stressed 1-Variante nicht auswertbare Fälle bei den Polterern PM1 (12%) und PM2 (40%) festgestellt. Bei Sprecher PM2 waren im p2-Kontext 22% der Daten nicht auswertbar.

Tab. 4.7 Anzahl und Prozentangabe der nicht auswertbaren Fälle, getrennt nach der p1/p2 Bedingung

	Normalsprecher			**Polterer**		
Kontext	**NM1**	**NM2**	**NW3**	**PM1**	**PM2**	**PW3**
p1		1 (2%)		6 (12%)	20 (40%)	
p2				3 (6%)	11 (22%)	1 (2%)

Die Tabelle 4.8 verdeutlicht detailliert, welche der Gesten nicht segmentiert werden konnten. Die hohe Anzahl nicht auswertbarer Fälle bei PM2 kam dadurch zustande, dass vor allem der Nasal /n/ im Spektrogramm nicht segmentiert werden konnte. Bei ca. einem Viertel der Daten im p1-Kontext konnten ebenfalls die ÖG zum /a/ und die VG zum /l/ nicht ausgewertet werden. Bei Sprecher PM1 zeigte sich die Problematik ausschließlich im p1-Kontext.

Tab. 4.8 Anzahl der nicht auswertbaren Fälle für die akustischen Dauern der Konsonanten /n/ und /l/ und für die Vokale /a/ und /i/, es werden nur Fälle aufgeführt, bei denen mehr als 10% der Daten nicht ausgewertet werden konnten

	p1				**p2**			
Sprecher	**n**	**a**	**l**	**i**	**n**	**a**	**l**	**i**
PM1	6 (12%)	6 (12%)						
PM2	16 (32%)	14 (28%)	12 (24%)	8 (16%)	8 (16%)	6 (12%)	7 (14%)	8 (16%)

/tsion/

Bei der akustischen Auswertung der Fremdwörter mit /tsion/ gab es vergleichsweise die wenigsten nicht auswertbaren Daten.

Während bei den Normalsprechern alle aufgenommenen Daten verwendet werden konnten, mussten bei den Polterern nur wenige Daten als nicht analysierbar eingestuft werden (PM1 = 2, PM2 = 4, PW3 = 1 von jeweils 50 Daten).

Silbenreihen

In der Tabelle 4.9 wird die Anzahl der nicht auswertbaren Fälle angegeben, die generell durch fehlende Burstimpulse zustande kamen. Es wird ersichtlich, dass bei dem apikalen Plosiv /t/ alle Daten auswertbar waren, während bei Sprecher PM1 bei 29% der Silben mit /ka/ und bei Sprecherin PW3 20% der /pa/-Silbenreihe kein messbarer Burst vorhanden war.

Tab. 4.9 Anzahl und Prozentangabe der nicht auswertbaren Fälle der Silbenreihen /pa/, /ta/ und /ka/

	Normalsprecher			Polterer		
Kontext	**NM1**	**NM2**	**NW3**	**PM1**	**PM2**	**PW3**
/pa/	5 (6%)	1 (1.4%)	2 (2.6%)		4 (4.5%)	14 (19.7%)
/ta/						
/ka/		8 (12.5%)		18 (29%)		6 (9.4%)

In der Regel entstehen bei der Artikulation des velaren Plosivs /k/ Mehrfachbursts. Es fällt auf, dass die Verschlussbildung bei PM1 in dieser Häufigkeit nicht realisiert wurde. Das /k/ klang in diesen Fällen dem russischen /xa/ ähnlich.

Bei der Sprecherin PW3 wurden stark aspirierte Plosive festgestellt. Die Silbenfolge /pa/ konnte eher als /hap/ wahrgenommen werden. Deshalb fehlten bei einem Teil der Daten die Verschlusslösungen.

Die Silben vor und nach langen Atempausen, wie sie häufig bei den weiblichen Sprechern nach ca. 7 Sekunden beobachtet werden konnten, wurden ebenfalls nicht für die statistische Auswertung herangezogen, da bei diesen Silben auffällig lange Vokal- und VOT-Dauern zu beobachten waren.

Die Hypothese 2.1 beschreibt für die Polterer eine geringere Artikulationspräzision. In folgenden akustisch ausgewerteten Untersuchungsteilen erwies sie sich als bestätigt:

- bei den Fremdwörtern mit /nali/ bei den Sprechern PM1 und PM2,
- für einen Teil der Silbenreihen bei PM1 und PW3.

Die auffälligsten Ergebnisse hinsichtlich der Artikulationspräzision wurden bei Sprecher PM2 festgestellt. Sowohl im p1- als auch im p2-Kontext konnte das /nali/ aufgrund häufig fehlender eindeutiger Messkriterien nicht segmentiert werden. Die Silbenreihen waren dagegen nahezu vollständig analysierbar.

Eine akustisch nachzuweisende undeutliche Artikulation zeigte sich bei Sprecher PM1 vor allem bei der Segmentation von /n/ und /a/ in /nalı/ im p1-Kontext und bei der Silbenreihe /ka/. Hier blieben echte velare Verschlüsse bei fast einem Drittel der Daten aus.

Die weibliche Polterin hatte vor allem Schwierigkeiten bei der Produktion der Silbenreihen. Besonders die bilabialen Verschlüsse wurden mehrfach unvollständig gebildet und klangen zudem stark aspiriert.

4.3 Sprechgeschwindigkeit

In der Hypothese 2 wird für die Polterer eine schnellere Sprechgeschwindigkeit gegenüber den Normalsprechern formuliert. Daraus wurden Konsequenzen für die phonetischen Segment- und die artikulatorischen Bewegungsdauern, für die Bewegungsamplituden, die Variabilität der Ergebnisse sowie für die Gestenüberlappung abgeleitet.

Die Hypothese wurde anhand der Gegenüberstellung der durchschnittlichen Satzdauern geprüft. Die Satz- und Wortdauern wurden akustisch gemessen.

/nali/

In den Balkendiagrammen der Abbildung 4.4 ist die mittlere Satzdauer der produzierten Testsätze mit /nali/ dargestellt. In beiden Betonungskontexten wird deutlich, dass Sprecher PM2 am schnellsten artikulierte. Mit durchschnittlich 1.5s pro Satz lag bei ihm die schnellste Sprechgeschwindigkeit vor. Die geringe Anzahl an Daten ist auf die große Anzahl nicht auswertbarer Fälle zurückzuführen.

Zusammen mit Sprecher PM1 zeigte PM2 die größte Standardabweichung. Die Satzdauern für die Sprecher NM2, NW3, PM1 und PW3 lagen mit 1.8s und 1.9s alle ungefähr in einem Bereich.

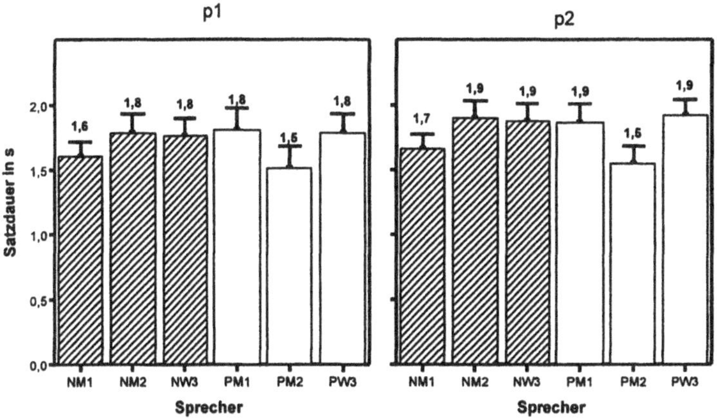

Abb. 4.4 Standardabweichung und mittlere Satzdauer der Testsätze mit /nali/ in s, links p1- und rechts p2-Kontext, Sprechervergleich: Normalsprecher (schraffiert) und Polterer (weiß)

Ein Gruppenunterschied zwischen Normalsprechern und Polterern konnte für die Satzdauern nicht festgestellt werden. Bei der einfaktoriellen Varianzanalyse Anova (fester Faktor = Gruppe n oder p, abhängige Variable = Satzdauer) wurden nicht signifikante Werte ausgegeben (p1, p=.951 und p2, p=.138).

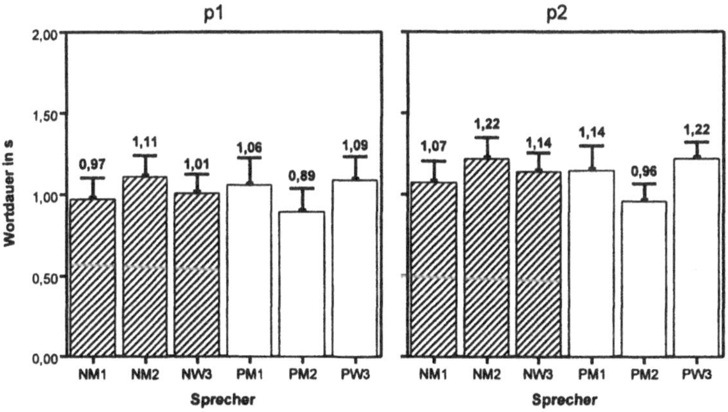

Abb. 4.5 Standardabweichung und mittlere Wortdauer der Fremdwörter mit /nali/ in s, links p1- und rechts p2-Kontext

Da bei der Berechnung der Satzdauer keinerlei Pausen berücksichtigt wurden, wurde die Sprechgeschwindigkeit anhand der Wortdauern erneut untersucht. Es ist möglich, dass das für die Polterer erwartete Sprechtempo mittels der Satzdauer nicht bestätigt werden konnte, da besonders vor dem Fremdwort kurze Pausen gemacht wurden.

Wie das Balkendiagramm 4.5 verdeutlicht, änderten sich die Dauerverhältnisse im Gegensatz zur Satzdauer nicht grundlegend. Die schnellste Sprechgeschwindigkeit wies wiederholt Sprecher PM2 auf, während die Werte der beiden anderen Polterer denen der Normalsprecher glichen.

/tsionɪ/

Anhand der Satzdauer für die Zielwörter mit /tsionɪ/ werden zunächst Angaben zur Sprechgeschwindigkeit der Probanden gemacht.
Wie anhand der Abbildung 4.6 erkennbar wird, können ähnliche Ergebnisse wie bei den Satzdauern von /nali/ beschrieben werden. Der Sprecher PM2 artikulierte mit der schnellsten Sprechgeschwindigkeit, während die anderen Polterer den Normalsprechern glichen. Eine Ausnahme in dieser Gruppe bildete erneut Sprecher NM1, der ebenfalls ein hohes Sprechtempo vorwies.

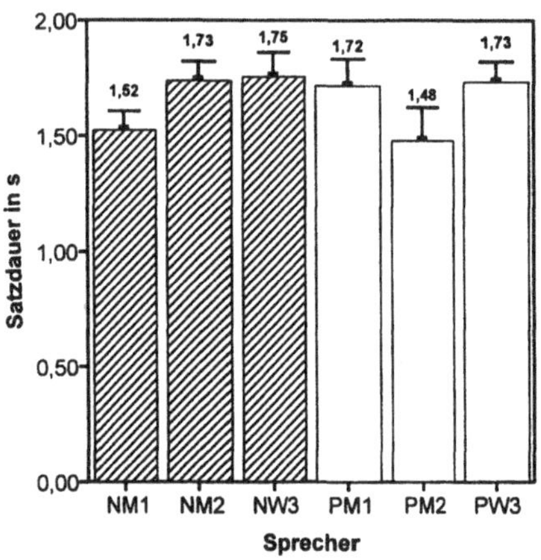

Abb. 4.6 Standardabweichung und mittlere Satzdauer (in s) der Testsätze mit /tsionɪ/

Die Hypothese 2 geht von einer höheren Sprechgeschwindigkeit aus und traf unter den Polterern lediglich für Sprecher PM2 zu, der eine deutlich schnellere Sprechgeschwindigkeit als die anderen Sprecher aufwies. Die Sprecher PM1 und PW3 dagegen zeigten ein vergleichbar „langsames“ Sprechtempo wie zwei der Normalsprecher, während bei NM1 die zweitschnellste Geschwindigkeit vorlag.

4.4 Dauern

4.4.1 Artikulatorische Bewegungsdauern

Bei den folgenden Statistiken wurden zum Vergleich der artikulatorischen Bewegungsdauern anstelle der gesamten Silbendauer /nali/ und /tsion/ jeweils die Gesten zwei und drei für die Berechnungen zugrunde gelegt. Dabei handelt es sich um die Öffnungsgeste (ÖG1) zum Vokal /a/ und um die Verschließgeste (VG2) zum /l/ bzw. um die ÖG1 zum /io/ und die VG2 zum /n/. Hintergrund für die Konzentration auf die beiden nachfolgend als „ÖG" und „VG" genannten Gesten waren die häufigen Reduktionen der zweiten und dritten Geste und die Betonungswechsel für den Vokal /a/ zwischen pre-stressed 1 (p1) und pre-stressed 2 (p2). Anhand dieser beiden Gesten wurde die Hypothese 2.1 überprüft, die davon ausgeht, dass Polterer generell kürzere Bewegungsdauern als Normalsprecher aufweisen.

/nali/

Die Abbildung 4.7 veranschaulicht die Dauerwerte für die ÖG und VG für beide Betonungsvarianten (p1 und p2) und die Sprechergruppen n (Normalsprecher) und p (Polterer). Es wird deutlich, dass die Polterer bis auf die p2-Variante bei der VG schneller als die Normalsprecher artikulierten. Besonders groß war der Gruppenunterschied in der p1-Bedingung. Trotz der geringeren Dauern waren bei der ÖG größere Standardabweichungen bei den Polterern zu beobachten. Die größere Streuung der Ergebnisse wird zusätzlich im Kapitel 4.2.5 ausgewertet.

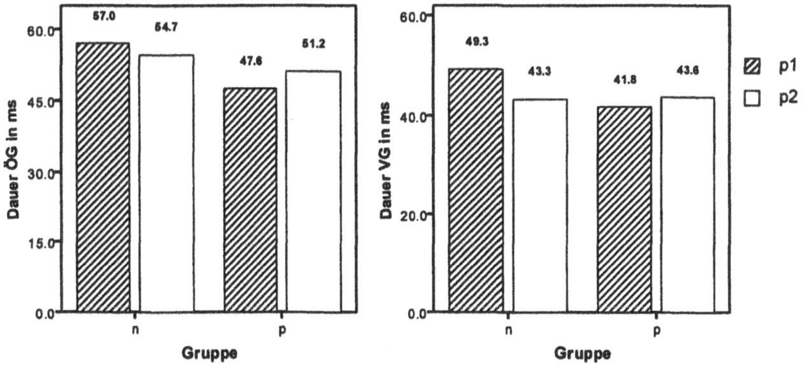

Abb. 4.7 Standardabweichung und Mittelwerte der Dauern für die ÖG und VG von /nali/ in ms, geteilt nach der p1/p2-Bedingung, Gegenüberstellung der Gruppe n (Normalsprecher) und p (Polterer)

Die einfaktorielle Anova (fester Faktor = Gruppe n oder p, abhängige Variablen = Dauer der ÖG und VG) ergab einen höchst signifikanten Gruppenunterschied für die Dauer beider Gesten: ÖG $F_{(1,490)} = 66.207$, $p<.001$; VG2 $F_{(1,490)} = 32.482$, $p<.001$. Der kritische F-Wert betrug: $F_{(1,490;95\%)} = 3.84$.

Die tatsächlichen Werte der ÖG war mit 66.207 weitaus größer als der kritische F-Wert von 3.84. Damit liegt ein höchst signifikantes Ergebnis vor ($p<.001$).

Bei den folgenden Berechnungen wurde überprüft, ob sich die signifikanten Gruppenergebnisse auch anhand der Sprechervergleiche nachweisen lassen.

Bewegungsdauern der Öffnungsgeste
Anhand der Abbildung 4.8 wird deutlich, dass sich die Mittelwerte der männlichen Polterer und Normalsprecher in beiden Betonungsvarianten unterschieden, wobei die Polterer die kürzeren Dauern aufwiesen.

Bei dem Vergleich der weiblichen Sprecherinnen waren in der p1-Variante ungefähr gleiche Werte zu beobachten, in der p2-Variante artikulierte die Probandin PW3 sehr viel langsamer als ihre Vergleichssprecherin NW3.

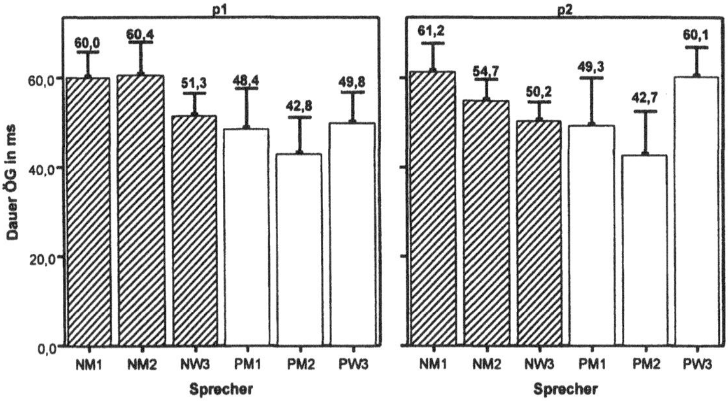

Abb. 4.8 Standardabweichung und Mittelwerte der Dauern für die ÖG von /nali/ in ms, geteilt nach der p1/p2-Bedingung

Mittels der einfaktoriellen Anova konnten höchst signifikante Unterschiede zwischen allen Sprechern berechnet werden. Das bedeutet, jeder Sprecher unterschied sich im höchsten Maß von fast jedem anderen Sprecher, unabhängig von der Einteilung in Polterer und Normalsprecher.

Anhand des Post-Hoc-Tests Scheffé wurden Untergruppen gebildet, die sich nicht eindeutig in eine Gruppe Normalsprecher und eine Gruppe Polterer einteilen ließen.

In den Tabellen 4.10a und 4.10b wird ersichtlich, dass sich Sprecher PM2 mit den kürzesten Dauern in der ÖG generell höchst signifikant von den anderen Sprechern unterschied. Im p1-Kontext wurde zwar ein Unterschied zwischen dem männlichen Polterer PM1 und den Normalsprechern festgestellt, dafür verhielten sich die weiblichen Sprecher gleich.

Im p2-Kontext wurden alle drei Polterer verschiedenen Gruppen zugeordnet, wobei die Sprecherin PW3 die langsamste Sprechgeschwindigkeit vorwies.

Tab. 4.10a Post-Hoc-Test Scheffé für die Dauer der Öffnungsgeste, Mittelwertangaben in ms für die p1- Bedingung

		Untergruppe für α = .05.		
Sprecher	**n**	**1**	**2**	**3**
PM2	29	42.8		
PM1	43		48.4	
PW3	50		49.8	
NW3	49		51.3	
NM1	35			60.0
NM2	49			60.4

Tab. 4.10b Post-Hoc-Test Scheffé für die Dauer der Öffnungsgeste, Mittelwertangaben in ms für die p2-Bedingung

		Untergruppe für α = .05.			
Sprecher	**n**	**1**	**2**	**3**	**4**
PM2	39	42.7			
PM1	34		49.3		
NW3	49		50.2		
NM2	37		54.7	54.7	
PW3	44			60.1	60.1
NM1	33				61.2

Bewegungsdauern der Verschließgeste

Die Tabellen 4.11a und 4.11b führen die Ergebnisse der Post-Hoc-Tests Scheffé für die Dauer der VG im p1- und p2-Kontext auf. Dabei ähneln die Mittelwerte von Sprecher NM1 den Werten der beiden männlichen Polterer, im p2-Kontext sind sogar alle vier männlichen Sprecher einer Gruppe zugeordnet. Ein Gruppenunterschied zwischen den weiblichen Probanden konnte nur bei dem p2-betonten /nali/ nachgewiesen werden.

Tab. 4.11a Post-Hoc-Test Scheffé für die Dauer der Verschließgeste, Mittelwertangaben in ms für den p1-Kontext

		Untergruppe für α = .05.			
Sprecher	**n**	**1**	**2**	**3**	**4**
PM2	29	38.4			
PM1	43	42.0	42.0		
NM1	35		43.1	43.1	
PW3	50		43.5	43.5	
NW3	49			46.9	
NM2	49				56.1

Tab. 4.11b Post-Hoc-Test Scheffé für die Dauer der Verschließgeste, Mittelwertangaben in ms für den p2-Kontext

		Untergruppe für α = .05.		
Sprecher	**n**	**1**	**2**	**3**
PM2	39	39.9		
PM1	34	40.1		
NM1	33	40.6	40.6	
NM2	37	43.5	43.5	
NW3	49		45.0	
PW3	44			49.5

/tsion/

Anhand der Abbildung 4.9 zeigt sich bei den Normalsprechern im Dauervergleich eine fast doppelt so lange Dauer der Öffnungsgeste gegenüber der Verschließgeste.

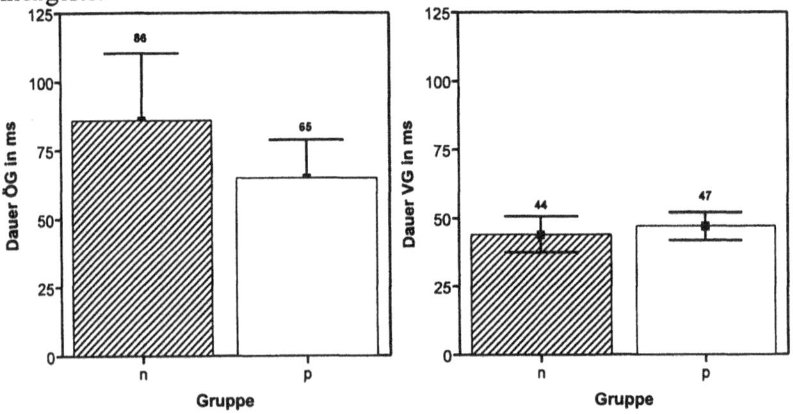

Abb. 4.9 Gruppenvergleich der Dauern für die ÖG und VG von /tsion/ in ms, Darstellung der Mittelwerte und Standardabweichung

Bei den Polterern war die Differenz nicht so groß. Es ist deutlich festzustellen, dass die Verschließgeste (47ms) zwar kürzer als die Öffnungsgeste (65ms) produziert wurde, jedoch nicht so kurz wie bei den Kontrollsprechern (44ms).

Die einfaktorielle Varianzanalyse (Anova) mit der Einteilung in Normalsprecher und Polterer als fester Faktor und den Dauern als abhängige Variable zeigte für die Berechnungen höchst signifikante Ergebnisse: ÖG $F_{(1,253)} = 66.136$, $p < .001$; VG $F_{(1,253)} = 17.123$, $p < .001$. Der kritische Wert für die Freiheitsgrade betrug = $F_{(1,253;95\%)} = 3.84$.

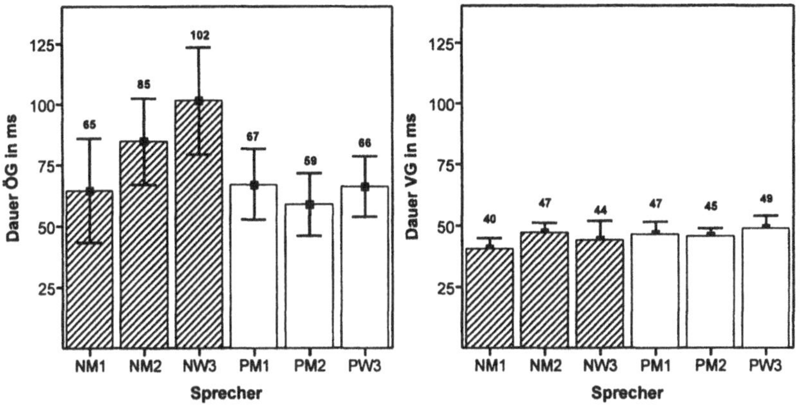

Abb. 4.10 Standardabweichung und Mittelwerte der Dauern für die ÖG und VG von /tsion/ in ms

Im Vergleich der Einzelsprecher wurde deutlich, dass die in Bezug auf die Dauern signifikanten Gruppenunterschiede nur bedingt wiederzufinden sind (vgl. Abb. 4.10). Bei der ÖG wurden zwar kürzere Dauern für alle drei Polterer sichtbar, jedoch zeigte Sprecher NM1 ebenfalls sehr kurze Dauern. Bei der VG waren bei den Polterern minimal längere Dauern als bei den Normalsprechern zu beobachten, dies galt jedoch auch für den Sprecher NM2.

Durch die Anwendung des Post-Hoc-Tests Scheffé, deren Ergebnisse in den Tabellen 4.12a und 4.12b zusammengefasst sind, wurden für die ÖG wie bereits beschrieben signifikante Gruppenunterschiede zwischen den Polterern und zwei der drei Normalsprecher sichtbar. Bei der VG unterschieden sich die beiden männlichen Polterer höchst signifikant von dem Vergleichssprecher NM1, ebenso wie die polternde Sprecherin PW3 von der Kontrollsprecherin NW3.

Tab. 4.12a Post-Hoc-Test Scheffé für die Dauer der ÖG

		Untergruppe für α= .05.		
Sprecher	**n**	**1**	**2**	**3**
PM2	23	58.7		
NM1	34	64.6		
PW3	49	66.2		
PM1	48	67.1		
NM2	50		84.8	
NW3	50			101.5

Tab. 4.12b Post-Hoc-Test Scheffé für die Dauer der VG

		Untergruppe für α = .05.		
Sprecher	**n**	**1**	**2**	**3**
NM1	34	40.4		
NW3	50	43.9	43.9	
PM2	23		45.4	45.4
PM1	48		46.6	46.6
NM2	50		47.0	47.0
PW3	49			48.7

Silbenreihen

Die Abbildung 4.11 veranschaulicht die Mittelwerte und Standardabweichungen für die Dauern der Öffnungs- und Verschließgesten der drei Silbenreihen /pa/, /ta/ und /ka/. Zunächst wurden die Häufigkeiten der produzierten Silben in der Tabelle 4.13 aufgelistet. Die Angaben beziehen sich auf die zwei Wiederholungen des vorgegebenen Zeitintervalls von jeweils zehn Sekunden.

Tab. 4.13 Häufigkeiten der produzierten Silben, Angaben in Klammern entsprechen der Anzahl der analysierten Daten

	Normalsprecher			Polterer		
Kontext	**NM1**	**NM2**	**NW3**	**PM1**	**PM2**	**PW3**
/pa/	84	68	81 (79)	67	89	73 (72)
/ta/	81	68	80 (79)	66	89	76 (75)
/ka/	72	64	72 (70)	60	83	69 (67)

Da sich hinsichtlich der kinematischen Dauern kein eindeutiger Gruppenunterschied zwischen Polterern und Normalsprechern nachweisen ließ, wurden die Sprecher individuell betrachtet.

Bewegungsdauern der Öffnungsgeste

Die Abbildung 4.11 verdeutlicht die mittleren Dauerwerte für die Öffnungs- und Verschließgeste der Silbenreihen. In der Öffnungsgeste (vgl. Abb. 4.11 links) zeigen sich bei Sprecher PM1 die längsten Dauern im Vergleich zur Kontrollgruppe, bei Sprecher PM2 dagegen die kürzesten Dauern (ausgenommen die Silbenreihe /ka/). Die weibliche Probandin PW3 benötigte bei dieser Öffnungsbewegung etwas mehr Zeit als die Sprecherin NW3. Bei der Silbenreihe /pa/ war der Unterschied jedoch beträchtlich, was vermutlich an der verlängerten Aspirationsphase lag (vgl. Kap. 4.2.2).

Als genereller Trend ist ablesbar, dass die Öffnungsgeste bei der Silbenreihe /ka/ bei allen Sprechern die kürzesten Dauern und bei der Verschließgeste die längsten Dauern zeigte.

Wie bereits anhand der Ergebnisse bei den Fremdwörtern festzustellen war, ergaben sich bei der Verschließgeste nicht sehr starke Differenzen zwischen den Sprechern beider Untersuchungsgruppen. Lediglich die Dauern für die Silbenreihe /ka/ unterschieden sich bei allen Polterern von den Ergebnissen der Normalsprecher. Entgegen den Erwartungen waren hier längere Bewegungsdauern festzustellen. Bei den anderen Plosiven ähnelten sich die Mittelwerte beider Sprechergruppen weitestgehend.

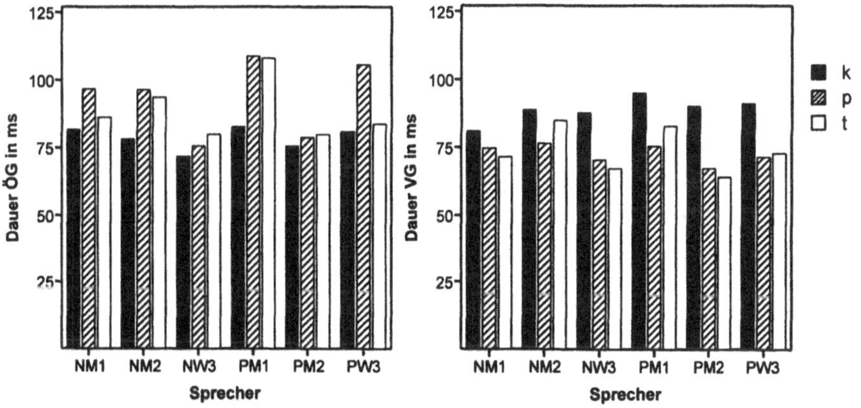

Abb. 4.11 Mittelwerte der Dauern für die ÖG und VG der Silbenreihen in ms, geteilt nach den Plosiven /k/, /p/ und /t/

Die Ergebnisse des Post-Hoc-Tests Scheffé (Tab. 4.14a, b, und c) für die Dauer der Öffnungsgeste aller drei Silbenreihen verdeutlichen ebenfalls kaum signifikante Unterschiede zwischen Polterern und Normalsprechern.

Tab. 4.14a Post-Hoc-Test Scheffé für die Dauer der Öffnungsgeste der Silbenreihen /pa/

Sprecher	n	Untergruppe für α = .05. 1	2	3
NW3	79	75.2		
PM2	89	78.8		
NM2	68		96.3	
NM1	84		96.6	
PW3	72			105.7
PM1	67			108.9

Tab. 4.14b Post-Hoc-Test Scheffé für die Dauer der Öffnungsgeste der Silbenreihe /ta/

Sprecher	n	Untergruppe für α = .05. 1	2	3	4
NW3	79	79.6			
PM2	89	79.9			
PW3	75	83.5	83.5		
NM1	81		86.1		
NM2	68			93.7	
PM1	66				108.0

Während Sprecher PM1 generell die längsten Dauern vorwies, waren sie bei Proband PM2 signifikant kürzer gegenüber den beiden männlichen Vergleichssprechern (ausgenommen NM2 bei /pa/). Kürzere Dauern bei der Sprecherin PW3 gegenüber der Vergleichssprecherin konnten lediglich bei der Silbenreihe /ta/ nachgewiesen werden.

Tab. 4.14c Post-Hoc-Test Scheffé für die Dauer der Öffnungsgeste der Silbenreihe /ka/

Sprecher	n	Untergruppe für α = .05. 1	2	3
NW3	70	71.1		
PM2	83	75.4	75.4	
NM2	64		78.0	78.0
PW3	67		80.8	80.8
NM1	72		81.7	81.7
PM1	60			82.7

Bewegungsdauern der Verschließgeste

Für die Dauer der Verschließgeste sind anhand der Scheffé-Tabellen ähnliche Tendenzen abzulesen. Auffällig waren die signifikant längeren Dauern bei der Silbenreihe /ka/ der Polterer gegenüber den Normalsprechern.

Weiterhin wurden bei der Auswertung der kinematischen Daten der Silbenreihen die Haltephase (Targetposition) des Vokals /a/ (Haltephase = linkes Minimum der VG – rechtes Minimum der ÖG, vgl. Abb. 3.7 im Kap. 3.6.2) berechnet. Diese wurden in der Abbildung 4.12 dargestellt.

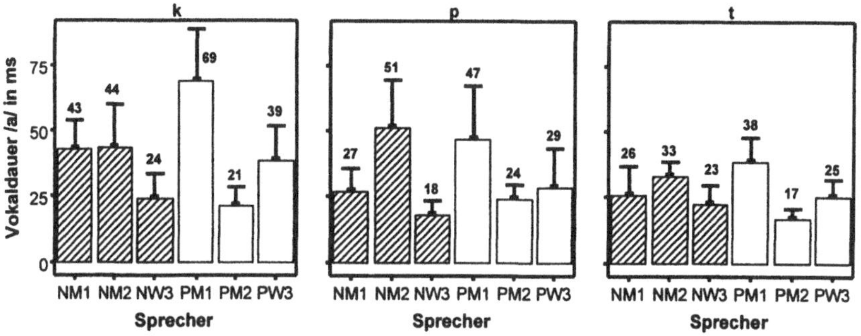

Abb. 4.12 Standardabweichung und Mittelwerte für die Haltephase /a/ in ms bei den Silbenreihen /ka/, /pa/ und /ta/

Wie bereits an den Dauern für die Öffnungs- und Verschließgeste zu erkennen war, unterschieden sich beide Untersuchungsgruppen nicht signifikant voneinander. Im Gegenteil waren besonders unter den Polterern extrem unterschiedliche Ergebnisse zu beobachten.

Die längste Haltephase für den Vokal /a/ ließ sich bei Sprecher PM1 feststellen. Da er generell die geringste Silbenanzahl (vgl. Tab. 14a-c) produzierte, kann aufgrund der langsamen Sprechgeschwindigkeit auf eine sehr deutliche Artikulation des Vokals mit großer Kieferöffnung geschlossen werden. Auch bei der Sprecherin PW3 war eine vergleichsweise lange Haltephase festzustellen. Die kürzeste Haltephase war bei Sprecher PM2 vorzufinden, der durchgängig die meisten Silben produzierte.

Die Hypothese 2.2 konnte durch die artikulatorischen Daten nur teilweise bestätigt werden. Sie formuliert kürzere artikulatorische Bewegungsdauern für die Polterer:

- sie erwies sich in der vorliegenden Untersuchung als gültig für die Öffnungsgesten,
- bei den Silbenreihen traf sie bedingt für einen Polterer zu.

Widersprüchliche Resultate waren beim Sprecher PM1 vorzufinden. Während sich die Dauern für die Öffnungsgesten der Fremdwörter als kürzer im Vergleich zu den Normalsprechern erwiesen, wurden bei den Silbenreihen die längsten Dauern gemessen, was sich vor allem an den auffallend langen Vokalhaltephasen zeigte.

Bei Sprecher PM2 wurden durchgängig kürzere Dauern bei allen Ergebnissen beobachtet. Die Probandin PW3 wies im Vergleich zur Kontrollsprecherin sowohl kürzere als auch längere Bewegungsdauern auf, bei den Silbenreihen waren die Dauern dagegen immer länger. Auffallend lange Bewegungen wurden bei den Öffnungsgesten von /pa/ und Verschließgesten von /ka/ festgestellt. Die Gründe hierfür lagen vermutlich in der verlängerten Aspiration.

4.4.2 Akustische Segmentdauern

Die Hypothese 2.2 wurde ebenfalls anhand der akustischen Segmentdauern überprüft. Bei der Betrachtung der akustisch gemessenen Gesamtsilbendauer /nali/ in der Abbildung 4.13 sind bei allen Sprechern für die p2-betonte Variante längere Dauern im Vergleich zum p1-Kontext festzustellen (ca. 20-30ms).

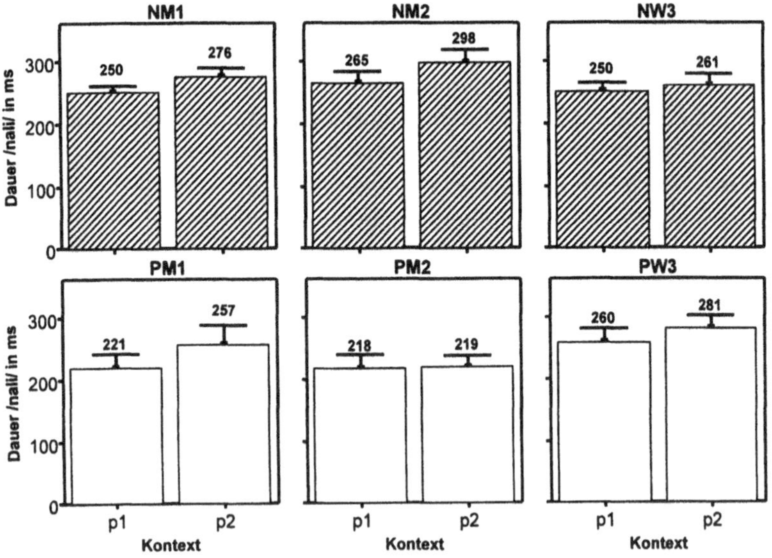

Abb. 4.13 Standardabweichung und Mittelwerte der Gesamtsilbendauer /nali/ in ms, getrennt nach der p1/p2-Bedingung

Bei Sprecher PM2 unterschieden sich die Dauern jedoch nicht. Das p2-betonte /nali/ wurde genauso schnell artikuliert wie das p1-betonte /nalı/.

Generell zeigten die männlichen Polterer im Gegensatz zu den Vergleichssprechern kürzere Dauern, bei der Sprecherin PW3 traf im p1-Kontext das Gegenteil zu. Bei ihr wurden längere Dauern festgestellt.

Um zu überprüfen, in welchem Verhältnis einzelne Dauerwerte und die Satzlänge standen, wurde der prozentuale Anteil für die Vokaldauer und die einzelnen Silbendauern berechnet.
Die Balkendiagramme in der Abbildung 4.14 zeigen die prozentual längsten Dauern des Vokals /a/ für die Sprecher NM1 und PM2 in beiden Betonungsvarianten.

Bei den Satz- und Wortdauern wurde bei dem Sprecher PM2 das schnellste Sprechtempo deutlich. Anhand der Abbildung 4.14 werden verhältnismäßig lange Vokaldauern erkennbar, die in beiden Betonungskontexten jeweils 5.7% der Gesamtsatzlänge betrugen. Demnach produzierte der Proband im Sprechervergleich einerseits die kürzesten Sätze und andererseits relativ lange Vokale.

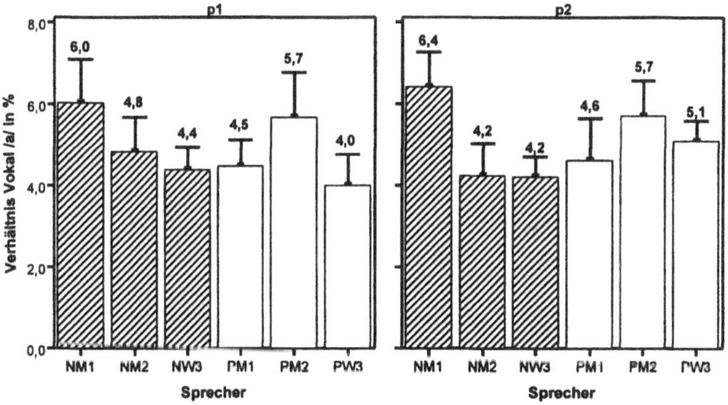

Abb. 4.14 Verhältnis der Vokaldauer /a/ zur Satzdauer in Prozent

Im Vergleich dazu veranschaulicht die folgende Abbildung 4.15 lediglich für den Sprecher NM1 die längste Artikulationsdauer der Silbenfolge /nali/ im Verhältnis zur gesamten Satzlänge (15.7% bzw. 16.8%). Da bei Sprecher PM2 das Verhältnis von /nali/ zur Satzdauer den anderen Sprechern ähnelt, ist anzunehmen, dass die lange Vokaldauer /a/ durch eine Kürzung der anderen Laute ausgeglichen wurde (entweder Targetpositionen für /n/ und /l/ nicht erreicht oder zweite Silbe /li/ sehr schnell artikuliert).

Im p1-Kontext macht die Dauer von /nali/ bei Sprecher PM1 nur 12.3% der Gesamtsatzdauer aus. Da er mit durchschnittlich 1.8 s Satzlänge zu den langsamsten Sprechern gehört, ist von intraverbalen Akzelerationen auszugehen.

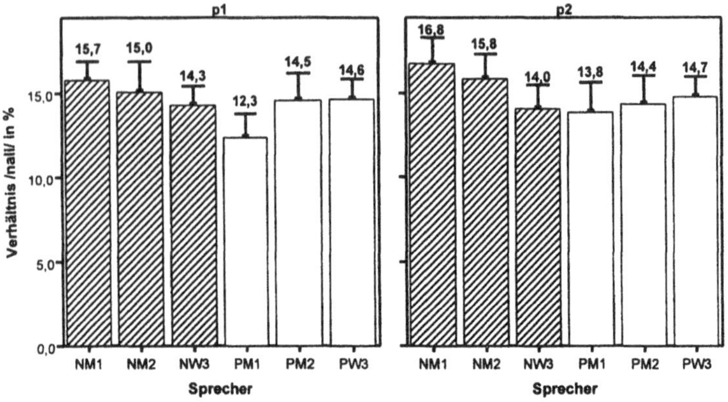

Abb. 4.15 Verhältnis der Silbendauer /nali/ zur Satzdauer in Prozent

/tsionɪ/

In der Tabelle 4.15 sind die Mittelwerte für die Gesamtdauer von /tsionɪ/ aufgeführt. Wie ebenso anhand der Abbildung 4.16 abgelesen werden kann, zeigte PM2 die kürzesten Dauern, die Gesamtdauer von /tsionɪ/ betrug mit 201ms ca. 50ms weniger als bei den anderen beiden Polterern und Sprecher NM1. Die zwei übrigen Kontrollsprecher zeigten Dauern, die weitere 50ms kürzer waren.

Tab. 4.15 Mittelwerte der Gesamtdauer der Silbenfolge /tsionɪ/ in ms

	Normalsprecher			Polterer		
	NM1	**NM2**	**NW3**	**PM1**	**PM2**	**PW3**
Dauer in ms	262	292	301	259	201	254

Die Abbildung 4.16 veranschaulicht die Mittelwerte der einzelnen Dauern während der Artikulation von /tsionɪ/.

Bei allen drei Polterern war eine kürzere Gesamtdauer im Vergleich zu den Normalsprechern zu beobachten. Dabei lagen bei Sprecher PM2 die Mittelwerte generell unter den Werten der anderen Sprecher.

Bis auf die Friktionsphase von /ts/ zeigte auch Sprecher PM1 sehr kurze Artikulationsdauern. Bei der Sprecherin PW3 kam die kurze Gesamtdauer durch die schnelle Friktion (Engebildung von /ts/) zustande, die anderen Dauern stellten sich als verhältnismäßig lang heraus.

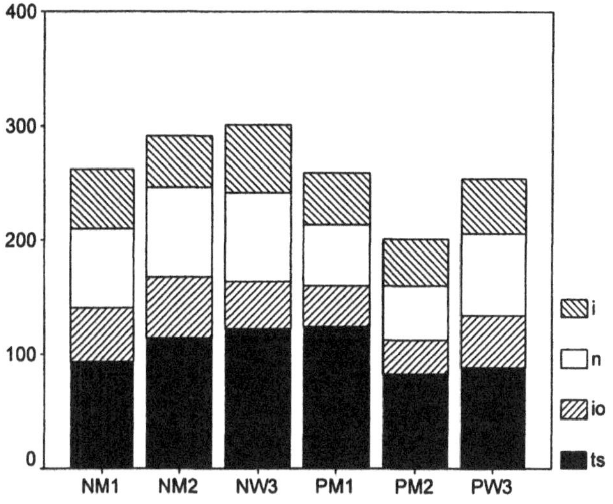

Abb. 4.16 Darstellung der Mittelwerte für die Dauern: Friktionsdauer /ts/, Vokaldauer /io/, Konsonantdauer /n/ und Vokaldauer /ɪ/

Anhand des Post-Hoc-Tests Scheffé konnte für die Gesamtdauer /tsionɪ/ ein signifikanter Unterschied zwischen dem Sprecher PM2 gegenüber den anderen Probanden und zwischen PM1 und PW3 gegenüber den Normalsprechern NM2 und NW3 bestätigt werden (Tab. 4.16). Dabei waren bei PM2 mit 200.7ms die kürzesten Silbendauern und bei NM2 mit 291.7ms und bei NW3 mit 301.0ms die längsten Dauern vorzufinden.

Tab. 4.16 Post-Hoc-Test Scheffé für die Gesamtdauer /tsionɪ/, Mittelwerte in ms

		Untergruppe für α = .05.		
Sprecher	**n**	**1**	**2**	**3**
PM2	46	200.7		
PW3	49		254.0	
PM1	48		259.4	
NM1	35		262.3	
NM2	50			291.7
NW3	50			301.0

Um die Ergebnisse hinsichtlich möglicher intraverbaler Akzelerationen bei Polterern zu überprüfen, wurde in der Abbildung 4.17 das Verhältnis der Gesamtdauer /tsionɪ/ und der Satzlänge in Prozent dargestellt. Dabei sind bei allen drei Polterern kürzere Dauern der Silbenfolge /tsionɪ/ festzustellen. Bei einer Gegenüberstellung der Satzdauern wurde für die Sprecher NM1 und PM2 die schnellste Sprechgeschwindigkeit herausgefunden. Da demnach bei den Polterern PM1 und PW3 von einem relativ langsamen Sprechtempo auszugehen ist und die Silbenfolge /tsionɪ/ im Gegensatz zu den Normalsprechern verhältnismäßig kurz ausfiel, kann auf eine intraverbale Akzeleration geschlossen werden.

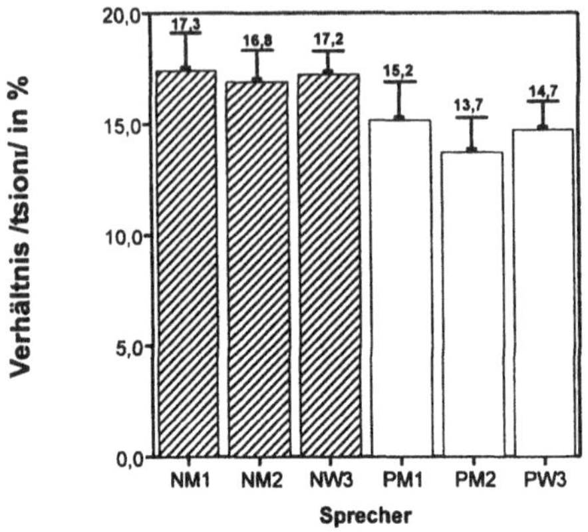

Abb. 4.17 Verhältnis der Silbenfolge /tsionɪ/ und der Satzdauer in %

Silbenreihen

Die Abbildung 4.18 stellt die Mittelwerte der Voice Onset Time (VOT) und der Vokallänge für die drei Silbenreihen dar. In allen drei Kontexten sind dabei bei den Sprechern PM2 und NW3 die kürzesten Gesamtsilbendauern zu beobachten. Dabei hat der Polterer PM2 in gleicher Zeit mindestens zehn Silben mehr produziert (vgl. Tab. 4.13 im Kap. 4.4.1). Wenn man die weiblichen und männlichen Sprecher getrennt voneinander auswertet, zeigt sich, dass PM1 und PW3 die Silben generell langsamer als ihre Vergleichssprecher artikulierten.

Bei der Betrachtung der VOT werden für den Sprecher PM2 sehr kurze und für PM1 ebenso wie für PW3 relativ lange Werte sichtbar.

Wie in der Fachliteratur beschrieben (Pompino-Marschall 2003), sind die VOT-Werte für das /k/ bei allen Sprechern gegenüber den Plosiven /p/ und /t/ länger. Die generell sehr langen VOT bei der Sprecherin PW3 sind vermutlich auf Besonderheiten in der Artikulation zurückzuführen. Teilweise klangen die Plosive so stark aspiriert, dass die Silbenreihen eher als /hap/ wahrgenommen wurden. Die generell längsten Vokaldauern waren bei NM2 und PM1 zu finden.

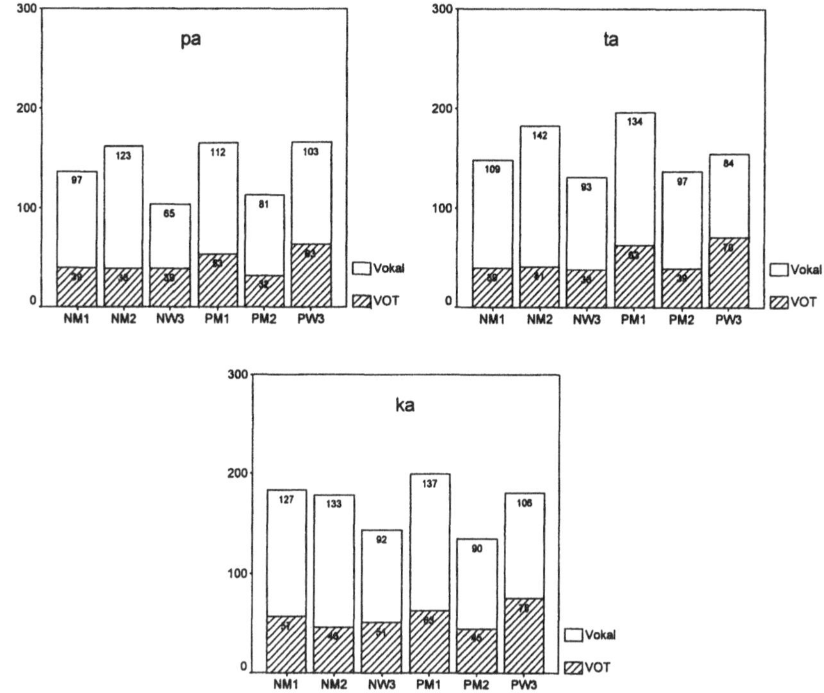

Abb. 4.18 Darstellung der Mittelwerte für die VOT und Vokallänge /a/ der Silbenreihen /pa/, /ta/ und /ka/

> Kürzere akustische Segmentdauern, von denen in der Hypothese 2.2 ausgegangen wird, lassen sich lediglich für einen Teil der Ergebnisse bestätigen:
>
> - bei den Fremdwörtern mit /nali/ traf die Hypothese für die beiden männlichen Sprecher und die weibliche Polterin im p2-Kontext zu,
> - bei den Fremdwörtern mit /tsionɪ/ konnte sie zu 100% verifiziert werden,
> - bei den Silbenreihen verhielten sich zwei Polterer entgegen den Erwartungen und artikulierten langsamer als die Normalsprecher, nur ein Polterer zeigte extrem kurze Dauern.
>
> Bei Sprecher PM1 konnten intraverbale Akzelerationen nachgewiesen werden.

Das /nali/ nahm im Verhältnis zur gesamten Satzdauer weniger Zeit als bei den anderen Sprechern in Anspruch. Das bedeutet, während die Satzdauern relativ lang waren, wurde das /nali/ vergleichsweise schnell artikuliert.

Gesondert hervorzuheben sind die nahezu gleichen Dauerwerte von /nali/ für den p1- und p2-Kontext bei Sprecher PM2. Bei den anderen Sprechern fielen die Dauern im p2-Kontext länger aus. Es ist anzunehmen, dass die unterschiedliche Akzentuierung bei PM2 keinen Einfluss auf die Dauerverhältnisse ausübt. Bei den Silbenreihen stellten sich für PM2 erneut die kürzesten Segmentdauern heraus. Interessanterweise waren diese Dauern vergleichbar mit der Normalsprecherin NW3, obwohl der Polterer mindestens 10 Silben pro Reihe mehr produzierte.

4.5 Bewegungsamplituden

Entsprechend den artikulatorischen Dauerberechnungen wurden für die Ergebnisauswertung der Bewegungsamplituden die Öffnungsgeste zum /a/ und die Verschließgeste zum /l/ bei /nali/ sowie die Öffnungsgeste zum /io/ und die Verschließgeste zum /n/ bei /tion/ zugrundegelegt. Anhand dieer kinematischen Bewegungsdaten wurde die Hypothese 2.3 überprüft, die für die Polterer kleinere Amplituden voraussagt.

/nali/

Die Abbildung 4.19 zeigt sowohl für die Öffnungs-, als auch für die Verschließgeste größere Bewegungsamplituden der Polterer.

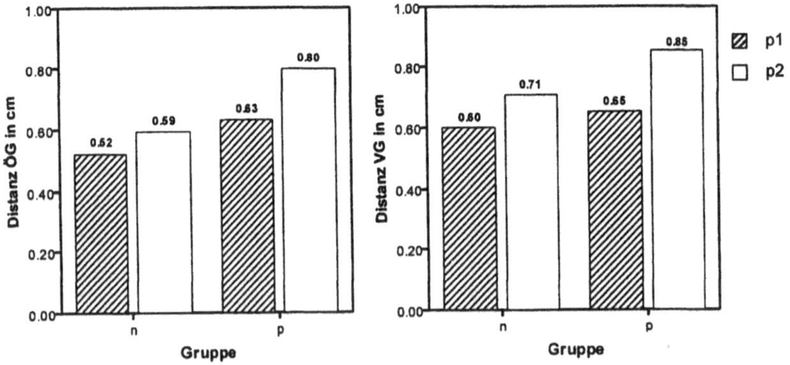

Abb. 4.19 Mittelwerte der Bewegungsamplituden (Distanz) in cm, geteilt nach der p1/p2-Bedingung, Gruppenvergleich zwischen Normalsprechern (n) und Polterern (p)

Es wird deutlich, dass die Differenzen im p2-Kontext größer als im p1-Kontext ausfielen.

Durch die Berechnung der einfaktoriellen Anova (fester Faktor = Gruppe n oder p, unabhängige Variable = Distanz) konnten höchst signifikante Gruppenunterschiede nachgewiesen werden: ÖG $F_{(1,490)}$ = 45.522, p<.001; VG $F_{(1,490)}$ = 18.714, p<.001. Der kritische F-Wert betrug: $F_{(1,490;95\%)}$ = 3.84.

Da der Gruppenvergleich aufgrund der geringen Probandenzahl keine statistisch gesicherte Aussage zuließ, wurden im Folgenden die Ergebnisse der einzelnen Sprecher betrachtet.

Bewegungsamplituden der Öffnungsgeste

Die Balkendiagramme in der Abbildung 4.20 zeigen die Bewegungsamplituden (Distanzen) für die ÖG für jeden Sprecher, geteilt nach der p1/p2-Bedingung. Die Polterer PM1 und PW3 zeigten mit 0.69cm/0.72cm und 0.72/1.15cm größere Distanzen als die Kontrollsprecher. Besonders auffällig bei Sprecher PM2 erschien die p2-betonte Geste, denn er produzierte mit einem Mittelwert von 0.46cm generell kleinere Amplituden als alle anderen Probanden.

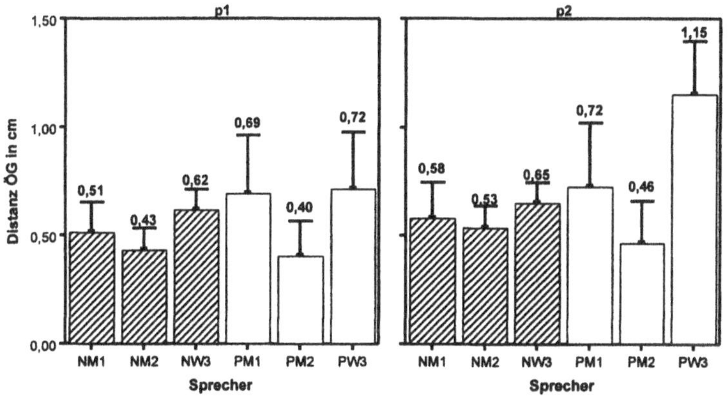

Abb. 4.20 Standardabweichung und Mittelwerte der Bewegungsamplituden der ÖG von /nali/ für die Kontexte p1/p2

Anhand der Einteilung in Untergruppen durch den Post-Hoc-Test Scheffé zeigt sich in den Tabellen 4.17a und 4.17b bei Sprecher PM2 eine ähnliche Bewegungsauslenkung wie bei den männlichen Normalsprechern. Die Distanzen waren eher klein. Der Polterer PM1 unterschied sich mit großen Öffnungsgesten höchst signifikant von den Vergleichssprechern (ausgenommen NM1 im p2-Kontext). Die größten Bewegungsamplituden waren bei Probandin PW3 vorzufinden. Ein Gruppenunterschied wurde für die p2-betonten Gesten berechnet.

Tab. 4.17a Post-Hoc-Test Scheffé der Bewegungsamplituden der Öffnungsgeste für den p1-Kontext

		Untergruppe für α = .05.		
Sprecher	**n**	**1**	**2**	**3**
PM2	29	.40		
NM2	49	.43		
NM1	35	.51	.51	
NW3	49		.62	.62
PM1	43			.69
PW3	50			.72

Tab. 4.17b Post-Hoc-Test Scheffé der Bewegungsamplituden der Öffnungsgeste für den p2-Kontext

		Untergruppe für α = .05.			
Sprecher	**n**	**1**	**2**	**3**	**4**
PM2	39	.46			
NM2	37	.53	.53		
NM1	33	.58	.58	.58	
NW3	49		.65	.65	
PM1	34			.72	
PW3	44				1.15

Bewegungsamplituden der Verschließgeste

Aus den Tabellen 4.18a und 4.18b geht hervor, dass die kleinsten Bewegungsamplituden mit 0.41cm bei der Verschließgeste erneut bei Sprecher PM2 zu beobachten waren. Im p1-Kontext unterschied er sich nicht von den Vergleichssprechern und im p2-Kontext nur von Sprecher NM2.

Tab. 4.18a Post-Hoc-Test Scheffé der Bewegungsamplituden der Verschließgeste für den p1-Kontext

		Untergruppe für α = .05.	
Sprecher	**n**	**1**	**2**
PM2	29	.41	
NM1	35	.46	
NM2	49	.53	
PW3	50		.71
PM1	43		.75
NW3	49		.77

Ein signifikanter Unterschied zwischen Polterern und Normalsprechern zeigte sich im p1-Kontext bei Sprecher PM1 und im p2-Kontext bei PM1 und PW3 mit den jeweils größten Amplituden.

Tab. 4.18b Post-Hoc-Test Scheffé der Bewegungsamplituden der Verschließgeste für den p2-Kontext

		Untergruppe für α = .05.			
Sprecher	**n**	**1**	**2**	**3**	**4**
PM2	39	.51			
NM1	33	.58	.58		
NM2	37		.67		
NW3	49			.82	
PM1	34			.88	
PW3	44				1.14

/tsion/

Bei den in der Abbildung 4.21 dargestellten mittleren Amplitudenwerten ist eindeutig zu erkennen, dass die Polterer bei beiden Gesten größere Bewegungsamplituden zurücklegten. Dabei unterschieden sich die Werte für die ÖG (vgl. Abb. links) und die VG (vgl. Abb. rechts) kaum, obwohl aufgrund der kürzeren Dauern von /tsion/ bei der VG auch kleinere Amplituden zu erwarten wären.

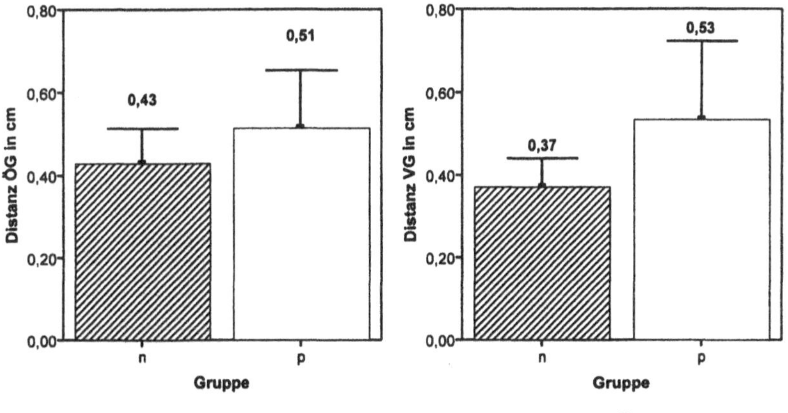

Abb. 4.21 Standardabweichung und Mittelwerte der Distanzen der ÖG und VG in cm, Gruppenvergleich zwischen Normalsprechern (n) und Polterern (p)

Bei dem Vergleich der Einzelsprecher in Abbildung 4.22 wird deutlich, dass die signifikanten Gruppenunterschiede nur auf den Sprecher PM2 zurückzuführen sind. Er zeigte bei beiden Gesten eindeutig größere Bewegungsamplituden und eine größere Standardabweichung als alle anderen Sprecher. Bei der ÖG und VG produzierten die Sprecher PM1 und PW3 ebenfalls größere Amplituden als die Normalsprecher, der Unterschied fiel jedoch nicht so beträchtlich aus.

Die Ergebnisse der Fremdwörter mit /tsion/ verglichen mit /nali/ zeigten bei Sprecher PM2 einerseits sehr kurze Amplituden (/nali/), andererseits die längsten Amplituden (/tsion/).

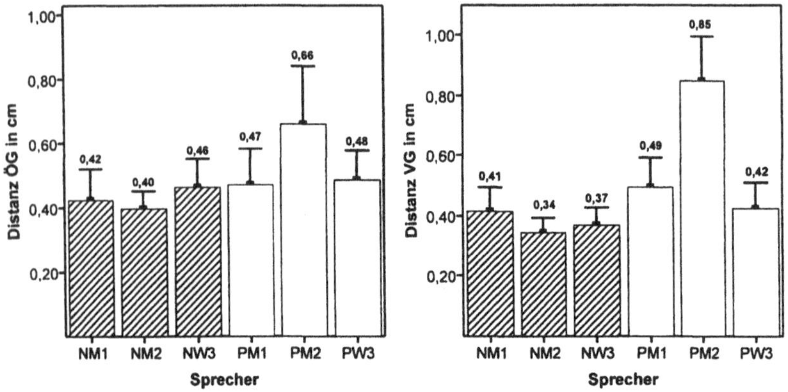

Abb. 4.22 Standardabweichung und Mittelwerte der Distanzen der ÖG und VG von /tsion/ in cm/s

Durch die Anwendung des Post-Hoc-Tests Scheffé wurde für beide Gesten ein signifikanter Unterschied zwischen dem Sprecher PM2 und allen anderen Sprechern nachgewiesen. Diese Ergebnisse sind in den Tabellen 4.19a und 4.19b zusammengefasst.

Tab. 4.19a Post-Hoc-Test Scheffé der Bewegungsamplituden der Öffnungsgeste

		Untergruppe für α = .05.		
Sprecher	**n**	**1**	**2**	**3**
NM2	50	.40		
NM1	34	.42	.42	
NW3	50	.46	.46	
PM1	48		.47	
PW3	49		.48	
PM2	23			.66

Tab. 4.19b Post-Hoc-Test Scheffé der Bewegungsamplituden der Verschließgeste

		Untergruppe für α = .05.			
Sprecher	**n**	**1**	**2**	**3**	**4**
NM2	50	.34			
NW3	50	.37	.37		
NM1	34		.41		
PW3	49		.42		
PM1	48			.49	
PM2	23				.85

Die Sprecherin PW3 verhielt sich ähnlich der Kontrollsprecherin. Während sich Sprecher PM1 bei der Öffnungsgeste nur von dem Vergleichssprecher NM2 unterschied, waren seine Ergebnisse für die Verschließgeste gegenüber den anderen Sprechern höchst signifikant.

Silbenreihen

Die artikulatorische Auswertung der Silbenreihen /pa/ und /ka/ ergab bei den Polterern gegenüber den Normalsprechern größere Bewegungsamplituden sowohl bei der Öffnungs- als auch der Verschließgeste. Bei der Silbenreihe /ta/ war bis auf den Sprecher PM2 die gleiche Tendenz zu beobachten.

Sprecher PM1 zeigte zudem wesentlich größere Amplituden bei der Silbenreihe /ta/ als alle anderen Sprecher. Anhand der Häufigkeitstabelle 4.13 im Kapitel 4.4.1 war abzulesen, dass Sprecher PM1 das /ta/ 66 mal wiederholte, während Sprecher NM2 mit 68 Wiederholungen ebenfalls verhältnismäßig wenige Silben artikulierte. Obwohl beide Sprecher quantitativ fast die gleiche Silbenanzahl produzierten, waren die Amplituden bei dem Sprecher PM1 fast doppelt so groß.

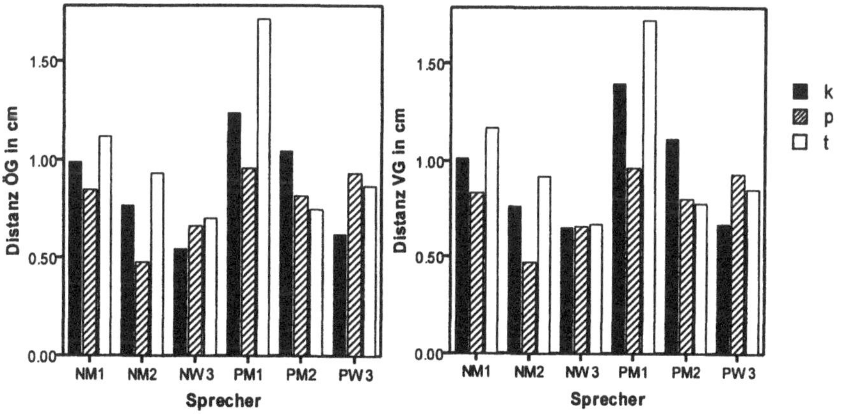

Abb. 4.23 Mittelwerte der Distanzen der ÖG und VG der Silbenreihen /pa/, /ta/ und /ka/ in cm

Es stellt sich die Frage, warum die Artikulation bezüglich der Amplituden beider Sprecher so extrem voneinander abwich. Da bei Sprecher PM1 bereits wesentlich längere Haltephasen des Vokals /a/ festgestellt werden konnten, ist anzunehmen, dass die größeren Bewegungsamplituden gegenüber dem Sprecher NM2 mit einer vergleichbar geringen Silbenproduktion durch eine größere Kieferöffnung zustande kamen.

Die Ergebnisse des Post-Hoc-Tests Scheffé sind im Folgenden jeweils für die ÖG und VG der Silbenreihen /pa/, /ta/ und /ka/ dargestellt.

/pa/

Bei der Artikulation beider Gesten zeigen sich in Tabelle 4.20 für alle drei Polterer keine signifikant kleineren Bewegungsamplituden. Es wurden im Gegenteil für die Sprecher PM1 und PW3 größere Amplituden nachgewiesen. PM2, der die meisten Silben produzierte, artikulierte mit noch kleineren Amplituden als die anderen Polterer.

Tab. 4.20a Post-Hoc-Test-Scheffé für die Distanz der ÖG der Silbenreihe /pa/

		Untergruppe für α = .05.			
Sprecher	**n**	**1**	**2**	**3**	**4**
NM2	68	.47			
NW3	79		.66		
PM2	89			.81	
NM1	84			.84	
PW3	72				.94
PM1	67				.96

Tab. 4.20b Post-Hoc-Test-Scheffé für die Distanz der VG der Silbenreihe /pa/

		Untergruppe für α = .05.			
Sprecher	**n**	**1**	**2**	**3**	**4**
NM2	68	.47			
NW3	79		.66		
PM2	89			.80	
NM1	84			.83	
PW3	72				.93
PM1	67				.96

/ta/

In den Tabellen 4.21a und 4.21b wird sichtbar, dass der Sprecher PM2 signifikant kleinere Amplituden als die Vergleichssprecher aufwies. Weiterhin ließ sich für die weiblichen Probanden ein signifikanter Gruppenunterschied nachweisen, wobei die Amplituden der Normalsprecherin jedoch kleiner ausfielen als die der Polterin PW3. Die größten artikulatorischen Bewegungen legte erneut Sprecher PM1 zurück.

Tab. 4.21a Post-Hoc-Test-Scheffé für die Distanz der ÖG der Silbenreihe /ta/

		Untergruppe für α = .05.			
Sprecher	**n**	**1**	**2**	**3**	**4**
NW3	79	.70			
PM2	89	.75			
PW3	75		.86		
NM2	68		.93		
NM1	81			1.12	
PM1	66				1.71

Tab. 4.21b Post-Hoc-Test-Scheffé für die Distanz der VG der Silbenreihe /ta/

		Untergruppe für α = .05.				
Sprecher	**n**	**1**	**2**	**3**	**4**	**5**
NW3	79	.67				
PM2	89	.77	.77			
PW3	75		.85	.85		
NM2	68			.92		
NM1	81				1.17	
PM1	66					1.72

/ka/

Für die Sprecherin PW3 konnten entsprechend der Erwartungen kleine Bewegungsamplituden festgestellt werden, jedoch bestand kein signifikanter Unterschied zur Vergleichssprecherin NW3, da sie die Silbenreihe /ka/ mit ebenso kleinen Amplituden artikulierte.

Tab. 4.22a Post-Hoc-Test-Scheffé für die Distanz der ÖG der Silbenreihe /ka/

		Untergruppe für α = .05.			
Sprecher	**n**	**1**	**2**	**3**	**4**
NW3	70	.55			
PW3	67	.62			
NM2	64		.77		
NM1	72			.99	
PM2	83			1.05	
PM1	60				1.24

Wie anhand der Tabellen 4.22a und 4.22b zu erkennen ist, wurden die größten Amplituden für PM1 und PM2 nachgewiesen, die sich signifikant von den anderen Sprechern unterschieden. Im Vergleich zu den Silbenreihen /pa/ und /ta/ werden bei Sprecher PM2 die eher groß ausfallenden artikulatorischen Bewegungen auffällig.

Tab. 4.22b Post-Hoc-Test-Scheffé für die Distanz der VG der Silbenreihe /ka/

		Untergruppe für α = .05.				
Sprecher	**n**	**1**	**2**	**3**	**4**	**5**
NW3	70	.65				
PW3	67	.67				
NM2	64		.77			
NM1	72			1.01		
PM2	83				1.11	
PM1	60					1.40

Aufgrund der vorliegenden Ergebnisse muss die Hypothese 2.3 verworfen werden, da die Bewegungsamplituden entgegen den Erwartungen bei den Polterern meist größer waren als bei den Normalsprechern:

- lediglich bei den Fremdwörtern mit /nali/ produzierte der Sprecher PM2 signifikant kleinere Amplituden, bei den Fremdwörtern mit /tsion/ dagegen zeigte er die größten Bewegungen; die Sprecher PM1 und PW3 artikulierten ausnahmslos mit größeren bzw. ähnlich großen Bewegungsamplituden wie die Normalsprecher,
- bei den Silbenreihen waren die Bewegungsamplituden nur bei Sprecher PM2 bei der Silbenreihe /ka/ kleiner.

Die Bewegungsamplituden der Sprecher PM1 und PW3 waren sowohl bei den Fremdwörtern als auch bei den Silbenreihen größer als bei den Vergleichssprechern. Die Resultate von PM2 zeigten sich dagegen uneinheitlich, es konnten teilweise sehr große wie auch sehr kleine Amplituden festgestellt werden.

Auffallend große Amplituden bei den Silbenreihen produzierte Sprecher PM1, der in den meisten Fällen ähnlich viele Silben wie Sprecher NM2 produzierte. Die weitaus größeren Bewegungsamplituden des Polterers sind vermutlich auf eine größere Kieferöffnung zurückzuführen.

4.6 Korrelationen

/nali/

Zusammenhang von Dauern und Amplituden
Im Folgenden wird der Zusammenhang zwischen den Dauern und Bewegungsamplituden analysiert. Dazu wurden die Korrelationen der artikulatorischen Dauern und Distanzen berechnet. Zudem wurde der Einfluss der artikulatorischen Steifheit mit der Berechnung der Federkonstante überprüft, die das Verhältnis der Maximalgeschwindigkeit zur Amplitude auf die Bewegungsdauer widerspiegelt. Entsprechend der Hypothese 2.4 wurde bei den Polterern aufgrund der erwarteten höheren Sprechgeschwindigkeit eine stärkere Abhängigkeit der Federkonstante und der Bewegungsdauern vorausgesagt.

In den einzelnen Streudiagrammen in der Abbildung 4.24 sind auf der x-Achse die Dauerwerte für die ÖG in ms und auf der y-Achse die Distanzen in cm dargestellt. Vor allem bei den Polterern in den Diagrammen der unteren Reihe werden Abhängigkeiten zwischen den beiden Variablen sichtbar.

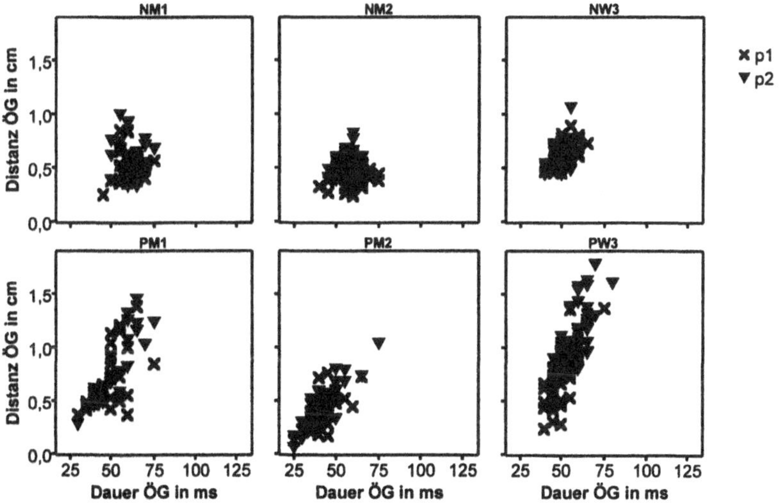

Abb. 4.24 Darstellung des Zusammenhangs von Dauer und Distanz der ÖG von /nali/

Für die Betonungskontexte p1 und p2 kann festgehalten werden, dass mit Zunahme der Dauern sich auch die Bewegungsamplituden vergrößerten. Dabei sind auffällig große Amplituden, verbunden mit einer großen Streuung, bei den

Sprechern PM1 und PW3 zu beobachten. Bei Sprecher PM2 zeigten sich ähnlich kurze Dauern und kleine Amplituden wie bei den Normalsprechern, wobei sich die Werte für die p1/p2-Variante kaum unterschieden.

Bei der Verschließgeste zeigten sich ähnliche Tendenzen. Dabei wird in der Abbildung 4.25 bei den Polterern erneut ein enger Zusammenhang zwischen den Dauer- und Distanzwerten sichtbar. Für die Normalsprecher kann diese Beobachtung nicht geteilt werden. Im Vergleich zur Öffnungsgeste werden generell kürzere Dauern erkennbar. Während wiederholt für Sprecherin PW3 große Distanzen festgestellt werden konnten, fällt die geringe Streuung bei den Dauern auf.

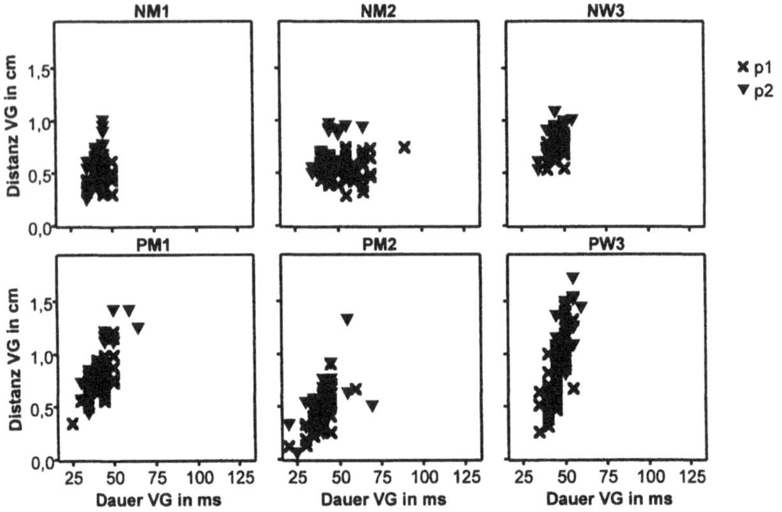

Abb. 4.25 Darstellung des Zusammenhangs von Dauer und Distanz der VG von /nali/

In der Tabelle 4.24 sind der Korrelationskoeffizient nach Pearson und die Signifikanzwerte für den Zusammenhang zwischen den Dauern und Distanzen der Öffnungs- und Verschließgesten aufgeführt. Bei allen drei Polterern bestand sowohl in der ÖG als auch in der VG in beiden Betonungskontexten ein direkter höchst signifikanter Zusammenhang zwischen den Dauerwerten und den Bewegungsamplituden. Das bedeutet, mit Zunahme der Sprechgeschwindigkeit verringerten sich die Bewegungsamplituden und umgekehrt. Für die zwei Sprecher PM1 und PW3, bei denen teilweise sehr große Bewegungsamplituden erkennbar waren, kann folgende Aussage gemacht werden: mit der Reduzierung des Sprechtempos vergrößerten sich die Artikulationsbewegungen.

Bei den Normalsprechern, bei denen teilweise vor allem im p1-Kontext der ÖG und VG keine Abhängigkeit zwischen den beiden Variablen bestätigt werden konnte, waren die Amplituden verhältnismäßig klein, wie anhand der Abbildung 4.25 sichtbar wird.

Tab. 4.24 Korrelationskoeffizient r nach Pearson zwischen der Dauer und Distanz der ÖG und VG, dargestellt für die p1- und p2-Bedingung, ** = sehr signifikant auf dem Niveau von .01, * = signifikant auf dem Niveau von .05

	ÖG		VG	
Sprecher	p1	p2	p1	p2
NM1	.136	-.083	.092	.729**
NM2	.013	.448**	.326*	.600**
NW3	.569**	.372**	.214	.653**
PM1	.593**	.894**	.664**	.831**
PM2	.582**	.825**	.727**	.551**
PW3	.708**	.574**	.687**	.555**

Verhältnis zwischen Maximalgeschwindigkeit und Amplitude

Anhand der folgenden Darstellungen wird der Zusammenhang von Maximalgeschwindigkeiten und Distanzen der ÖG und VG veranschaulicht.

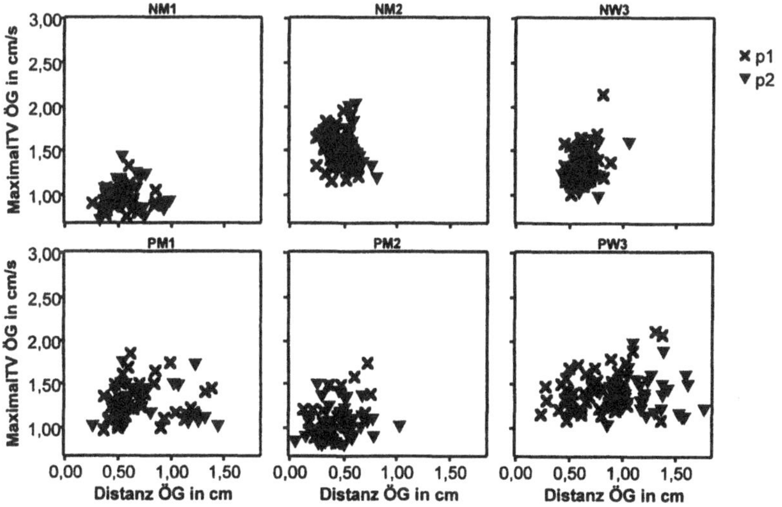

Abb. 4.26 Darstellung des Zusammenhangs zwischen der Distanz und der Maximalgeschwindigkeit der ÖG von /nali/

Um die sprechmotorische Kontrolle der artikulatorischen Bewegungen zu beschreiben, wurde die sogenannte Federkonstante und ihre Abhängigkeit von den Dauerwerten berechnet. (vgl. Kap. 3.2.1).

Das Streudiagramm in der Abbildung 4.26 verdeutlicht bei Sprecherin PW3 eine sehr große Streuung der Distanzwerte, wobei im p2-Kontext die Werte der Maximalgeschwindigkeit nicht proportional ansteigen, wie es im p1-Kontext der Fall zu sein scheint. Auffallend kleine Distanzen mit einer ebenfalls kleinen Maximalgeschwindigkeit sind für Sprecher PM2 charakteristisch, der in der bisherigen Ergebnisauswertung mehrfach durch sehr schnelle und kleine Bewegungen aufgefallen ist. Bei einem Großteil der Daten von Polterer PM1 sind mit wachsenden Distanzwerten ansteigende Maximalgeschwindigkeiten erkennbar. In beiden Betonungskontexten werden jedoch auch große Distanzwerte ersichtlich, für die diese Abhängigkeiten nicht beschrieben werden können.

Tab. 4.25 Korrelation nach Pearson zwischen der Distanz und Maximalgeschwindigkeit (TV) der ÖG, unterteilt nach dem p1/p2-Kontext

	Normalsprecher			Polterer		
Kontext	**NM1**	**NM2**	**NW3**	**PM1**	**PM2**	**PW3**
p1	.175	-.326*	.289*	.166	.521**	.438**
p2	.009	-.226	.126	-.012	.051	-.037

Wie aus der Tabelle 4.25 hervorgeht, besteht im p2-Kontext bei allen Teilnehmern des Experiments kein linearer Zusammenhang zwischen den Geschwindigkeitsgipfeln (MaximalTV) und den Distanzen der ÖG. Signifikante Korrelationen im p1-Kontext ergaben sich bei den Sprechern NM2, NW3, PM2 und PW3, wobei bei den Polterern ein stärkerer Zusammenhang auf dem Niveau von 0.01 (**) berechnet wurde.

Auffällig wurde die negative Korrelation bei Sprecher NM2 (p=-.326*), bei dem trotz kleiner Distanzen die Maximalgeschwindigkeiten größer ausfielen als bei den anderen Sprechern. Bei dem Sprecher PM1, bei dem kein linearer Zusammenhang nachgewiesen wurde, zeigte sich anhand des Streudiagramms in der Abbildung 4.26 für beide Betonungsvarianten eine auffallende Verteilung der Distanzwerte.

Tab. 4.26 Korrelation nach Pearson zwischen der Distanz und Maximalgeschwindigkeit (TV) der VG, unterteilt nach dem p1/p2-Kontext

	Normalsprecher			Polterer		
Kontext	**NM1**	**NM2**	**NW3**	**PM1**	**PM2**	**PW3**
p1	.355*	-.305*	.292*	.446**	.432*	.439**
p2	.015	-.449**	.394**	.074	.087	-.021

Die Ergebnisse der Korrelationen für die Verschließgeste ähnelten denen der Öffnungsgeste. Wie die Angaben in der Tabelle 4.26 verdeutlichen, konnte im p1-Kontext für alle Sprecher ein linearer Zusammenhang zwischen den Maximalgeschwindigkeiten und den Bewegungsamplituden festgestellt werden. Dabei bestand bei den Sprechern PM1 und PW3 der stärkste Zusammenhang (**).

Der Normalsprecher NM1 zeigte erneut eine negative Korrelation. Für ihn und die Probandin NW3 konnte auch im p2-Kontext eine Signifikanz auf dem 0.01-Niveau nachgewiesen werden.

Für die Polterer wurden im p2-Kontext wiederholt keine signifikanten Korrelationen zwischen den beiden Variablen berechnet.

Verhältnis zwischen Dauer, Maximalgeschwindigkeit und Amplitude

Um den Einfluss der Dauer auf die Federkonstante zu beschreiben, wurde das Verhältnis zwischen der Maximalgeschwindigkeit und der Amplitude berechnet.

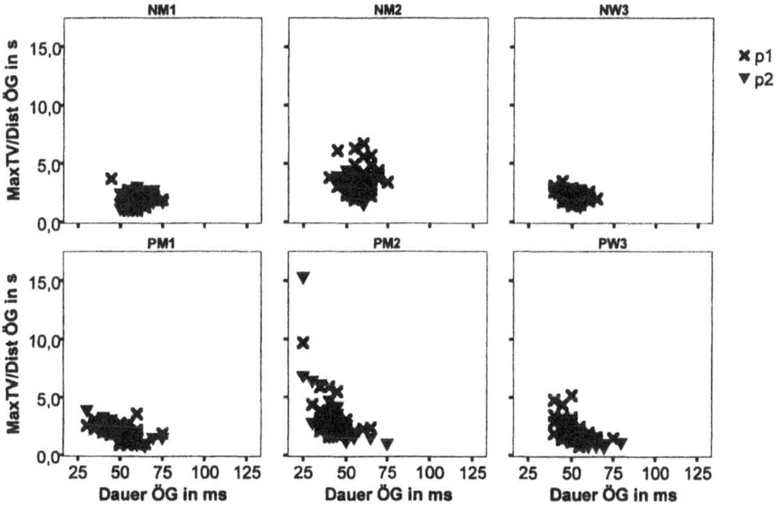

Abb. 4.27 Zusammenhang zwischen dem Verhältnis von Maximalgeschwindigkeit/Distanz und der Dauer der ÖG, dargestellt für den p1- und p2-Kontext

In den Streudiagrammen der Abbildung 4.27 sind auf der x-Achse die Gestendauern für jeden Sprecher und auf der y-Achse das Verhältnis der Maximalgeschwindigkeit zur Bewegungsamplitude dargestellt.

Es kann für die Polterer sowohl im p1- als auch im p2-Kontext ein enger Zusammenhang zwischen beiden Parametern abgelesen werden: je kürzer die Gestendauer, um so größer wurde die Federkonstante. Die Verteilung der Daten bei den Normalsprechern weist weniger auf einen solchen Zusammenhang hin.

Durch die Berechnung des Korrelationskoeffizienten nach Pearson wurde für die Polterer eine signifikant negative Korrelation (**) beider Variablen bestätigt (Tabelle 4.27).

Bis auf die Sprecherin NW3 im p2-Kontext konnte für die Normalsprecher bei der ÖG generell kein direkter Zusammenhang zwischen der Dauer und der Federkonstanten berechnet werden.

Tab. 4.27 Korrelation zwischen der Dauer und dem Verhältnis von Maximalgeschwindigkeit und Amplitude für die ÖG im p1-/p2-Kontext

	Normalsprecher			**Polterer**		
Kontext	**NM1**	**NM2**	**NW3**	**PM1**	**PM2**	**PW3**
p1	-.312	.029	-.194	-.467**	-.504**	-.401**
p2	.163	-.291	-.282*	-.811**	-.573**	-.495**

Bei der Verschließgeste gestalteten sich die Ergebnisse weniger gruppenspezifisch als bei der ÖG, da hier auch die Werte der Normalsprecher signifikant korrelierten. Im p2-Kontext konnten für die Polterer ebenso wie für die Normalsprecher eine signifikante Abhängigkeit zwischen der Federkonstante und der Gestendauer nachgewiesen werden.

Da dieer Zusammenhang auf einem umgekehrt proportionalen Verhältnis basierte, wurde demnach wie bei der ÖG bei der Abnahme der Dauer auf eine zunehmende Federkonstante geschlossen. Eine solche Korrelation konnte für die Normalsprecher NM1 und NM2 im p1-Kontext nicht bestätigt werden.

Tab. 4.28 Korrelation zwischen der Dauer und dem Verhältnis von Maximalgeschwindigkeit und Amplitude für die VG im p1-/p2-Kontext

	Normalsprecher			**Polterer**		
Kontext	**NM1**	**NM2**	**NW3**	**PM1**	**PM2**	**PW3**
p1	-.009	-.232	-.294*	-.603**	-.782**	-.495**
p2	-.755**	-.609**	-.672**	-.721**	-.404*	-.343*

/tsion/

Zusammenhang von Dauern und Amplituden

Für die Fremdwörter mit /tsion/ wird anhand der Streudiagramme in der Abbildung 4.28 der Zusammenhang zwischen den Dauern und Amplituden veranschaulicht. Bei einem Vergleich der ÖG und VG werden für die Verschließgeste generell kürzere Dauern sichtbar.

Die Verteilung der Punktwerte bei Sprecher PM2 deutet auf eine lineare Korrelation zwischen den beiden Variablen hin, wobei mit Zunahme der Dauern die Distanzen größer wurden. Bei den Probanden PM1 und PW3 blieben die Distanzwerte bei ansteigenden Dauern eher unverändert. Die Ergebnisse der Normalsprecher sind durch verhältnismäßig lange Dauern und relativ konstante Amplitudengrößen gekennzeichnet.

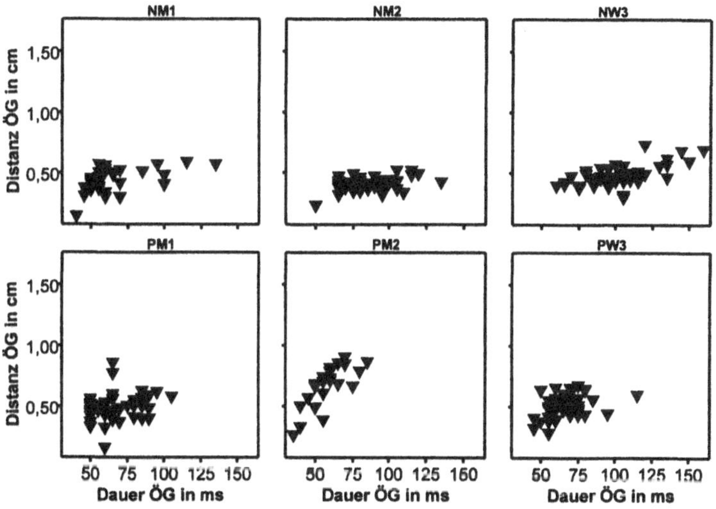

Abb. 4.28 Zusammenhang zwischen der Dauer und Distanz für die ÖG von /tsion/

Bei der Verschließgeste von /tsion/ lassen sich Unterschiede gegenüber der Produktion von /nali/ erkennen. Während für die Sprecher PM1 und PW3 stark streuende und große Distanzen für das /nali/ typisch waren, zeigt PM2 in der Abbildung 4.29 für das /tsion/ zwar kurze Dauern, jedoch auffallend große Amplituden der Zungenspitze. Eine systematische Änderung der Dauer- und

Distanzwerte kann unter den Polterern nur für die Sprecherin PW3 festgestellt werden.

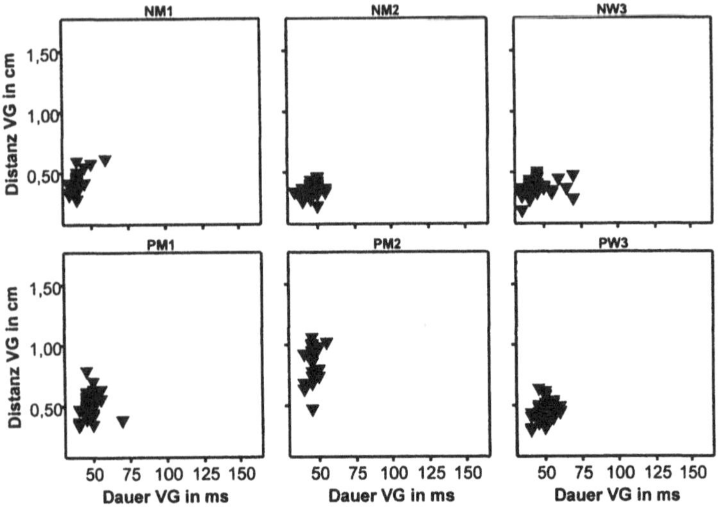

Abb. 4.29 Zusammenhang zwischen der Dauer und Distanz für die VG von /tsion/

Mittels der Berechnung des Korrelationskoeffizienten konnte unter den Polterern lediglich für die Sprecherin PW3 für beide Gesten und für PM2 für die ÖG ein höchst signifikanter Zusammenhang zwischen beiden Parametern nachgewiesen werden. Vollkommen unabhängig voneinander verhielten sich die Dauern und Amplituden dagegen bei den Sprechern PM1 und PM2 bei der VG. Das bedeutet, mit Zunahme der Bewegungsdauern verringerte sich die Amplitudengröße nicht proportional. Demnach ist es möglich, dass die Sprecher trotz geringer Dauern mit großen Amplituden artikulierten. Das scheint auf den Sprecher PM2 zuzutreffen. Anhand des Streudiagramms der Öffnungsgesten (vgl. Abb. 4.28) war bei dem Probanden PM1 eher das Gegenteil zu beobachten. Die Dauerwerte tendierten zwischen 50 und 90 ms, die Amplituden vergrößerten sich bei den langsameren Daten jedoch nicht besonders stark.

Tab. 4.29 Korrelationskoeffizient r nach Pearson und Signifikanz zwischen der Dauer und der Distanz der ÖG und VG

	Normalsprecher			Polterer		
	NM1	**NM2**	**NW3**	**PM1**	**PM2**	**PW3**
ÖG	.521**	.319*	.618**	.245	.780**	.404**
VG	.604**	.287*	.184	.190	.283	.410**

Wie die Tabelle 4.29 verdeutlicht, lag eine signifikante Korrelation zwischen der Dauer und Amplitude bei allen drei Normalsprechern vor, mit Ausnahme der weiblichen Sprecherin NW3 für die VG.

Bei der Berechnung des Zusammenhangs von Maximalgeschwindigkeiten und Bewegungsamplituden ergab sich für alle Sprecher keine signifikante Korrelation (Ausnahme NW3 bei der ÖG).

Verhältnis zwischen Dauer, Maximalgeschwindigkeit und Amplitude
Anhand der folgenden Streudiagramme in der Abbildung 4.30 wird der Zusammenhang zwischen dem Verhältnis von Maximalgeschwindigkeit zur Distanz und den einzelnen Gestendauern dargestellt. Dabei wird kein eindeutiger Unterschied zwischen den beiden Sprechergruppen deutlich. Die Punktverteilungen weisen, wie besonders deutlich bei Sprecher PM2 zu erkennen ist, einen absteigenden Charakter auf, was auf einen negativen Zusammenhang zwischen der Dauer und dem berechneten Verhältnis der Maximalgeschwindigkeit zur Amplitude deutet. Für die Polterer können generell kürzere Dauern im Vergleich zu den Normalsprechern abgelesen werden. Dabei werden jedoch für die Federkonstante keine steigenden Werte erkennbar.

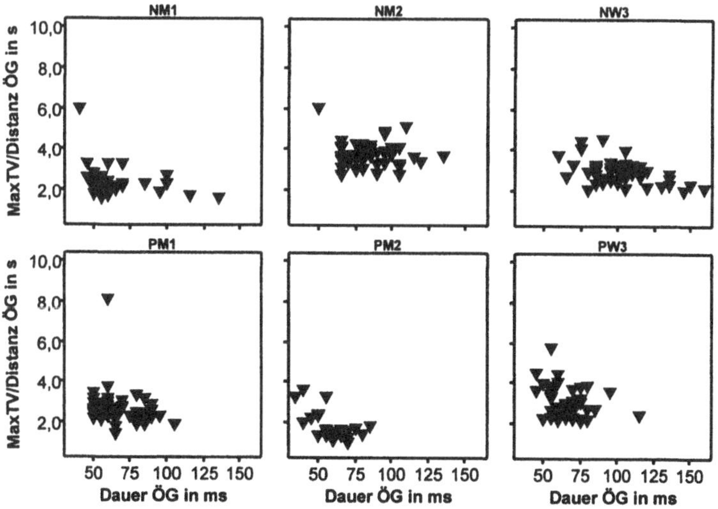

Abb. 4.30 Zusammenhang zwischen dem Verhältnis von Maximalgeschwindigkeit/Distanz und der Dauer der ÖG von /tsion/

Die berechneten Korrelationskoeffizienten in der Tabelle 4.30 zeigen für die ÖG bei den Sprechern NW3 (**) und PM2 (**) eine signifikant negative Korrelation zwischen beiden Variablen. Bei den anderen Sprechern konnte ein solcher Zusammenhang nicht beschrieben werden.

Tab. 4.30 Korrelationskoeffizient r nach Pearson zwischen der Dauer und dem Verhältnis Maximalgeschwindigkeit zur Amplitude für die ÖG und VG

	Normalsprecher			Polterer		
	NM1	**NM2**	**NW3**	**PM1**	**PM2**	**PW3**
ÖG	-.297	-.077	-.442**	-.233	-.595**	-.277
VG	-.379*	-.394**	-.094	-.258	-.121	-.509**

In der VG korrelierten die Ergebnisse bei den Sprechern NM1 (*), NM2 (**) und PW3 (**) negativ signifikant. Das bedeutet, dass auch hier mit der Abnahme der Gestendauer die Steifheit der Zungenspitzenbewegungen zunahm. Anhand des Streudiagramms in Abbildung 4.31 sind für die Polterer PM1 und PM2 kleine Verhältniswerte zwischen der maximalen Geschwindigkeit und der Distanz abzulesen. Für die Polterer PM1 und PM2 werden dagegen kleine Verhältniswerte zwischen der maximalen Geschwindigkeit und der Distanz auffällig. Bei PM2 zeigt sich die geringe Anzahl der analysierten Daten, worauf bereits im Kapitel 4.2.1 hingewiesen wurde.

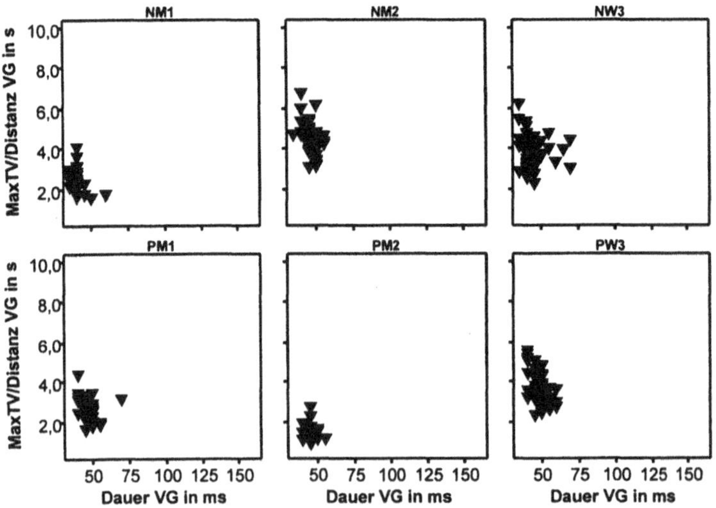

Abb. 4.31 Zusammenhang zwischen dem Verhältnis von Maximalgeschwindigkeit/Distanz und der Dauer der VG von /tsion/

Silbenreihen

Zusammenhang von Dauern und Amplituden

Auch für die Silbenreihen wurde der Zusammenhang zwischen der Dauer und Amplitude anhand von Streudiagrammen veranschaulicht. Bei dem Sprecher PM1 wurden erneut für die Öffnungs- und Verschließgeste größere Amplituden vor allem bei der Silbenreihe /ta/ gegenüber den anderen Sprechern sichtbar.

In der Abbildung 4.32 zeigen sich für PM1 Dauerwerte, die den Werten der anderen Sprecher ähneln. Dazu werden jedoch auffallend große Bewegungsamplituden sichtbar. Während für die Sprecherin PW3 eine große Streuung der Dauerwerte erkennbar wird, sind die Werte bei PM2 sowohl in temporaler wie auch in spatialer Hinsicht stark variabel. Die kürzesten artikulatorischen Dauern waren erneut bei Sprecher PM2 zu beobachten. Unter den Normalsprechern wurden vor allem bei NM1 stark streuende Distanzwerte für alle drei Silbenreihen deutlich, wobei die Dauern eher kurz waren.

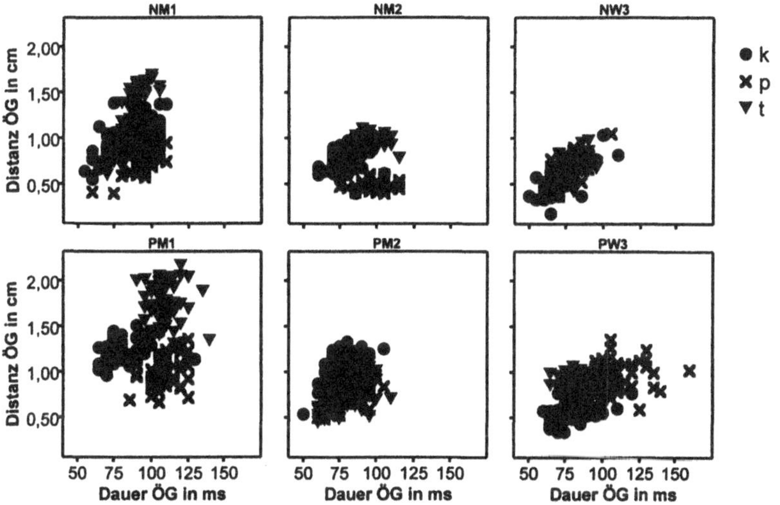

Abb. 4.32 Zusammenhang zwischen der Dauer und der Distanz für die ÖG, unterteilt nach den Silbenreihen /pa/, /ta/ und /ka/

Bei der Verschließgeste in der Abbildung 4.33 lassen sich vor allem für die Polterer längere Dauerwerte der Silbenreihe /ka/, verglichen mit den anderen Silbenproduktionen, ablesen. Diese sind bei PM2 bei zunehmender Dauer mit vergrößerten Amplituden verbunden. Weiterhin werden keine zeitlichen Unterschiede zwischen den Normalsprechern und Polterern sichtbar. Besonders große Amplituden sind, wie auch für die ÖG beschrieben, für die Sprecher PM1 und NM1 charakteristisch.

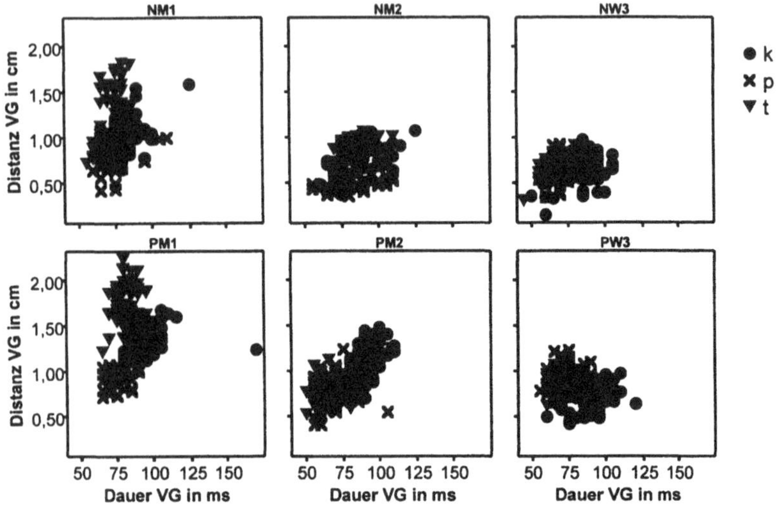

Abb. 4.33 Zusammenhang zwischen der Dauer und der Distanz für VG, unterteilt nach den Silbenreihen /pa/, /ta/ und /ka/, [Ausreißer (Kreis) bei PM1 ist auf einen Doppelpeak (zusätzlicher Geschwindigkeitsgipfel) zurückzuführen]

Bei der Berechnung der Korrelationen für die verschiedenen Silbenreihen zeigten sich ausschließlich für den Normalsprecher NM1 signifikante Zusammenhänge sowohl für die Öffnungs- als auch Verschließgeste (vgl. Tabelle 4.31). Unter den Polterern konnten nur vereinzelt signifikante Korrelationen nachgewiesen werden. Bei Sprecher PM1 wurde lediglich für die Silbenreihe /pa/ ein stark signifikantes Verhältnis zwischen der Dauer und der Distanz ermittelt. Gleiches traf bei der Sprecherin PW3 für die Produktion der Silbenreihe /ka/ zu.

Signifikante Korrelationen bei Proband PM2 wurden bei allen drei Silbenreihen vor allem bei den Öffnungsgesten nachgewiesen, nur bei den Wiederholungen der /ka/-Sequenz konnte auch für die Verschließgeste eine starke Abhängigkeit beobachtet werden. Die Normalsprecher zeigten vergleichsweise häufigere signifikante Korrelationen.

Tab. 4.31 Korrelationskoeffizient r nach Pearson zwischen Dauer und Amplitude der ÖG und VG

	pa		ta		ka	
Sprecher	**ÖG**	**VG**	**ÖG**	**VG**	**ÖG**	**VG**
NM1	.595**	.351**	.731**	.591**	.688**	.592**
NM2	.185	.462**	.255**	.183	.211	.468**
NW3	.595**	.152	.439**	.618**	.723**	.453**
PM1	.330**	.482**	.145	.067	.034	.147
PM2	.249*	.010	.624**	.098	.456**	.583**
PW3	.189	.217	.127	.033	.430**	.470**

Bei der Betrachtung der Mittelwerte der Distanzen anhand der Balkendiagramme (vgl. Abb. 4.23 im Kap. 4.5) wurden für PM1 größere Amplituden sichtbar. Die nicht signifikanten Ergebnisse der Korrelation sind dementsprechend so zu interpretieren, dass sich mit Zunahme der Sprechgeschwindigkeit die Amplituden nicht proportional veränderten.

An dieser Stelle sei noch einmal auf den Sprecher PM1 verwiesen, bei dem die Dauern für die Silbenreihen /ka/ und /ta/ ähnlich den Dauern von Sprecher NM2 waren, die Amplituden jedoch fast doppelt so groß produziert wurden. In der gleichen Zeit legte die Zungenspitze beider Sprecher vollkommen unterschiedlich große Wege zurück.

Eine Erklärung hierfür wurde bereits im Kapitel 4.3 formuliert: es wurde angenommen, dass der Sprecher PM1 eine größere Kieferöffnung zumindest zur Produktion der Silbenreihe /ta/ nutzte und deshalb die Zungenspitze größere artikulatorische Bewegungen zurücklegte. Dieser Effekt kann ebenso für die Silbenreihe /ka/ vermutet werden: bei einer engen Artikulation mit geringen Kieferbewegungen verkürzten sich die Bewegungen zwischen dem hinteren Zungenrücken und dem Gaumen.

Verhältnis von Maximalgeschwindigkeit, Amplitude und der Dauer

Im Folgenden wird erneut das Verhältnis der Maximalgeschwindigkeit zur Bewegungsamplitude berechnet, um Aussagen über die Federkonstante zu treffen. Die Abbildung 4.34 veranschaulicht den Zusammenhang der Bewegungsdauer der ÖG und dem berechneten Verhältnis der Maximalgeschwindigkeit zur Distanz. Ein linearer Zusammenhang konnte nur in Einzelfällen nachgewiesen werden.

Bei der speziellen Betrachtung der Sprecher NM2 und PM1, die anhand der bisherigen Ergebnisse vergleichbare Dauern, jedoch größere Bewegungsamplituden für den Sprecher PM1 zeigten, werden anhand der Streudiagramme bei NM2 größere Werte der Federkonstante sichtbar. Dabei sind die Werte für die Silbenreihe /pa/ am größten. Obwohl sich die Werte hinsichtlich der Dauer bei Sprecher PM1 zwischen den drei Silbenreihen unterschieden, ändert sich das Verhältnis von Maximalgeschwindigkeit zur Distanz kaum. Bei Sprecher PM2 zeigt sich die entgegengesetzte Beziehung: während sich die mittleren Dauerwerte von /pa/, /ta/ und /ka/ ähnelten, variiert der Einfluss der Federkonstanten stärker. Besonders lange Dauern produzierte Sprecherin PW3 bei der Silbenreihe /pa/, was jedoch eher mit abnehmenden Werten der Federkonstanten verbunden war.

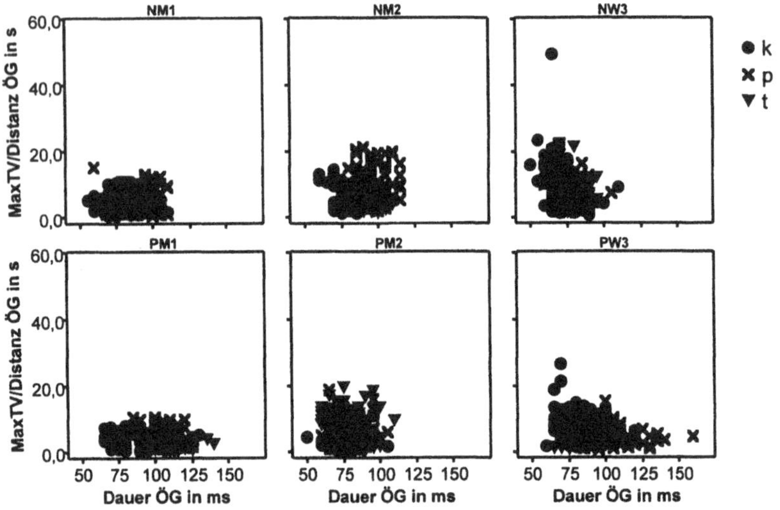

Abb. 4.34 Zusammenhang zwischen dem Verhältnis von Maximalgeschwindigkeit/Distanz und der Dauer für die ÖG, unterteilt nach den Plosiven /p/, /t/ und /k/

Die Tabelle 4.32 beinhaltet den Korrelationskoeffizienten r für den Zusammenhang der Maximalgeschwindigkeit/Distanz und der Dauer der ÖG. Bei den Normalsprechern war bis auf eine Ausnahme (NW3 bei /ka/) keine Abhängigkeit zwischen beiden Variablen festzustellen. Signifikante Korrelationen bei den Polterern lagen bei der Silbenreihe /pa/ für PM1 und PW3 vor, bei der Silbenreihe /ta/ für PM2 und PW3. Dabei handelte es sich um negative Korrelationen. Das bedeutet, mit Abnahme der Bewegungsdauern nahm die Federkonstante zu.

Tab. 4.32 Korrelationskoeffizient r nach Pearson zwischen dem Verhältnis von Maximalgeschwindigkeit/Distanz und der Dauer für die ÖG, unterteilt nach den Silbenreihen /pa/, /ta/ und /ka/

	Normalsprecher			Polterer		
Kontext	**NM1**	**NM2**	**NW3**	**PM1**	**PM2**	**PW3**
pa	-.097	-.106	-.216	-.457**	-.037	-.283*
ta	-.022	-.010	-.111	-.002	-.241*	.234*
ka	-.221	-.154	-.379**	-.035	-.049	-.186

Im Streudiagramm in der Abbildung 4.35 sind bei den Sprechern PM1 und PW3 gegenüber der Öffnungsgeste weniger breit gestreute und kürzere Dauern der Verschließgeste erkennbar. Abhängigkeiten zwischen der Dauer und der Federkonstante sind jedoch stärker bei den Normalsprechern NM2 und NW3 aufgrund der Verteilung der Punktwolke zu vermuten.

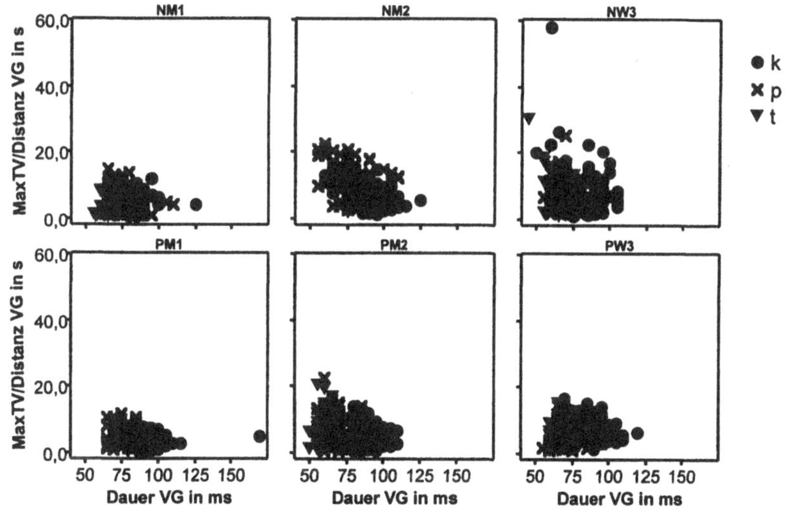

Abb. 4.35 Zusammenhang zwischen dem Verhältnis von Maximalgeschwindigkeit/Distanz und der Dauer für die VG, unterteilt nach den Plosiven /p/, /t/ und /k/

Bei den Verschließgesten konnten für die Polterer kaum signifikante Abhängigkeiten berechnet werden. Wie aus den Angaben der Tabelle 4.33 hervorgeht, lag lediglich bei der Silbenreihe /ka/ eine signifikante Korrelation zwischen der Steifheit der Bewegungen und der Dauer der VG vor.

Die Normalsprecher NM2 und NW3 zeigten bei den Silbenreihen /ta/ und /ka/ abhängige Ergebnisse, Sprecher NM2 dagegen bei /pa/.

Tab. 4.33 Korrelationskoeffizient r nach Pearson zwischen dem Verhältnis von Maximalgeschwindigkeit/Distanz und der Dauer für die VG, unterteilt nach den Silbenreihen /pa/, /ta/ und /ka/

	Normalsprecher			Polterer		
Kontext	**NM1**	**NM2**	**NW3**	**PM1**	**PM2**	**PW3**
pa	.021	-.301*	-.020	-.075	.024	.186
ta	-.212	-.258*	-.347**	-.068	.009	.072
ka	-.051	-.463**	-.381**	-.117	-.219*	-.205

Hinsichtlich des Zusammenhangs zwischen den artikulatorischen Bewegungsdauern und Amplituden kann für die Polterer eine lineare Korrelation bei den Fremdwörtern mit /nali/ nachgewiesen werden. Für die Fremdwörter mit /tsion/ traf dieses Ergebnis nur für die Sprecher PW3 und PM2 (ÖG) zu. Bei den Silbenreihen wurde in weniger als der Hälfte der Ergebnisse eine Abhängigkeit zwischen den Dauern und Distanzen nachgewiesen.

Die Hypothese 2.4, die für die Polterer eine stärkere Korrelation zwischen der Federkonstante und der Bewegungsdauer beschreibt, kann in folgenden Fällen verifiziert werden:

- generell zeigten Polterer in allen drei Untersuchungsteilen mehr signifikante Korrelationen als die Normalsprecher,
- bei den Fremdwörtern mit /nali/ zeigten die Polterer in der ÖG in beiden Betonungskontexten signifikante Korrelationen, was nur für einen Normalsprecher zutraf; in der VG wiesen die Ergebnisse für die Polterer wiederholt auf einen linearen Zusammenhang hin, auch bei den Normalsprechern wurde diese Abhängigkeit bis auf NM1 und NM2 im p1-Kontext bestätigt,
- bei den Fremdwörtern mit /tsion/ waren bei der Mehrheit der Sprecher keine signifikanten Korrelationen vorzufinden, die Ausnahme bei der ÖG waren NW3 und PM2 und bei der VG NM1, NM2 und PW3,
- bei den Silbenreihen konnten nur vereinzelte signifikante Korrelationen bei der ÖG nachgewiesen werden: bei der Silbenreihe /pa/ korrelierten die Dauer und Federkonstante lediglich bei den Polterern PM1 und PW3 sowie bei PM2 und PW3 bei der Produktion von /ta/.

Bei allen drei Polterern konnte ein starker negativer Zusammenhang zwischen der Federkonstante und der Öffnungsbewegungsdauer der Zungenspitze von /nali/ nachgewiesen werden. Mit der Abnahme der Bewegungsdauern nahm die Federkonstante zu und mit dieser Zunahme kann auf steifere und schnellere Muskelbewegungen des Artikulators geschlossen werden. Sprecher PM2, der generell mit den kürzesten Dauern artikulierte, zeigte in der ÖG von /tsion/ als einziger Polterer eine Zunahme der Federkonstante bei abnehmender Dauer. Bei der Silbenreihe /ta/ konnte ein nur schwacher Zusammenhang bestätigt werden. Während sich bei Sprecherin PW3 in der VG von /tsion/ und bei der Silbenreihe /pa/ ebenfalls Abhängigkeiten dieser Art beobachten ließen, zeigte sich bei der Produktion von /ta/ eine positive Korrelation. Das bedeutet, mit Zunahme der Dauern wurde auch die Federkonstante größer.

Besonders hervorzuheben ist bei Sprecher PM1 das relativ gleich bleibende Verhältnis der Maximalgeschwindigkeit zu den Amplituden bei den Silbenreihen /ta/ und /ka/. Es konnte kein Zusammenhang zwischen der Federkonstante und den Bewegungsdauern beschrieben werden. Interessanterweise handelt es sich hierbei um die Silben, bei denen bei PM1 und NM2 ähnliche Dauern, jedoch weitaus größere Bewegungsamplituden des Polterers beobachtet wurden.

Da die Bewegungsdauern der Polterer bei den Fremdwörtern mit /nali/ in den meisten Fällen kürzer als bei den Normalsprechern ausfielen, ist damit die stärkere Korrelation zu erklären. Im Gegensatz dazu wurden bei den Silbenreihen häufig längere Dauern festgestellt, dadurch kamen keine linearen Zusammenhänge zwischen der Dauer und der Federkonstanten zustande.

4.7 Variabilität

Für die untersuchten Polterer wurden variablere Ergebnisse in Bezug auf die Dauern und Bewegungsamplituden angenommen. Um die Hypothese 2.5 zu überprüfen, wurde der Variabilitätskoeffizient V [(Standardabweichung * 100)/ Mittelwert] berechnet. Er relativiert die Standardabweichung an der jeweiligen Größe des Mittelwertes.

Die Variabilität der Daten wurde ausschließlich anhand der Einzelsprecher überprüft. Entsprechend den bisher dargestellten Ergebnissen wurden die artikulatorischen Dauern und Amplituden sowie die akustischen Dauern bezüglich ihrer Streuung analysiert. Da Verschließgesten in der Regel kürzer und weniger variabel als Öffnungsgesten sind (Gracco 1988), wird die Darstellung der Dauern auf die ÖG eingeschränkt.

4.7.1 Artikulatorische Variabilität

Bewegungsdauern von /nali/

In der Abbildung 4.36 werden anhand eines Streudiagramms die Mittelwerte aller Wiederholungen der Wörter mit /nali/ für die Dauer der Öffnungsgeste zum /a/ veranschaulicht. Bei einem Vergleich der Dauern wurde bei den drei Normalsprechern im p2-Kontext eine auffallend geringe Streuung der Daten gegenüber dem p1-Kontext festgestellt. Bei den Polterern dagegen waren in beiden Fällen stark variierende Daten zu beobachten. Um die statistische Aussagekraft zu erhöhen, wurde der Variabilitätskoeffizient berechnet.

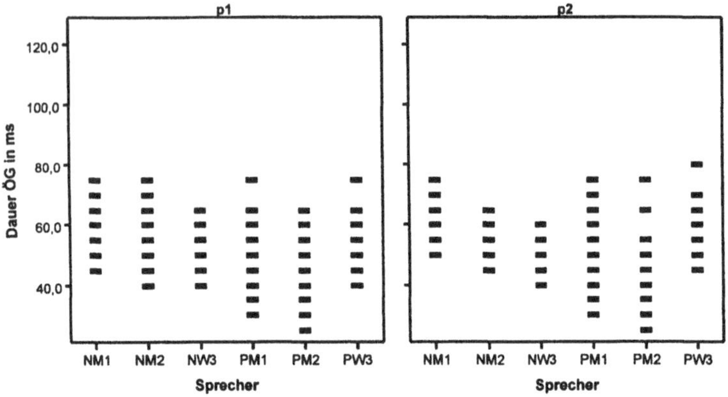

Abb. 4.36 Streudiagramm mit der Darstellung der Mittelwerte für die Dauer der ÖG von /nali/ in ms in den Betonungskontexten p1/p2

Durch die Berechnung der Variabilitätskoeffizienten, die in der Tabelle 4.34 erfasst sind, ließen sich bei den Polterern variablere Werte nachweisen. Bei dem Vergleich der beiden weiblichen Sprecherinnen fällt auf, dass der Koeffizient mit 13.9% (p1) bzw. 11.0% (p2) für PW3 etwas höher lag als für die Kontrollsprecherin NW3. Die Prozentwerte geben an, wie groß die Sreuung der Daten vom Mittelwert ist.

Bei den männlichen Probanden fielen die Differenzen um einiges größer aus. Während der Variabilitätskoeffizient bei den Normalsprechern maximal 12.3%

(p1) und 10.6% (p2) betrug, lag er bei den Polterern im p1-Kontext bei 19.7% und im p2-Kontext bei 22.6%.

Tab. 4.34 Variabilitätskoeffizient V in % für die Dauer der ÖG für den p1- und p2-Kontext

		Normalsprecher			Polterer		
Sprecher		NM1	NM2	NW3	PM1	PM2	PW3
V in %	p1	9.5	12.3	9.9	19.0	19.7	13.9
	p2	10.6	8.9	8.9	21.8	22.6	11.0

Bewegungsdauern von /tsion/

Das Streudiagramm in Abbildung 4.37 zeigt für alle drei Polterer im Vergleich zu den Normalsprechern eine geringere Streuung der Dauerwerte für die Öffnungsgeste zum /io/. Zudem werden vor allem kürzere Dauern ersichtlich.

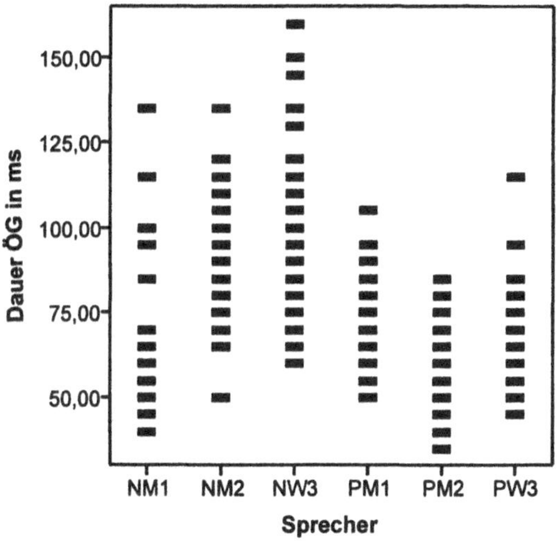

Abb. 4.37 Streudiagramm mit der Darstellung der Mittelwerte für die Dauer der ÖG von /tsion/ in ms

Wie aus der Abbildung 4.38 hervorgeht, war für die Fremdwörter mit /tsion/ der für die Dauern berechnete Variabilitätskoeffizient bei fünf von sechs Sprechern annähernd gleich groß. Die variabelsten Daten zeigte der Normalsprecher NM1 mit einer Streuung von 33% des Mittelwertes. Es kann demnach nicht von variableren Ergebnissen der Polterer gesprochen werden. Vermutlich lässt die Produktion von /tsion/ generell keine großen Abweichungen in der Artikulation zu.

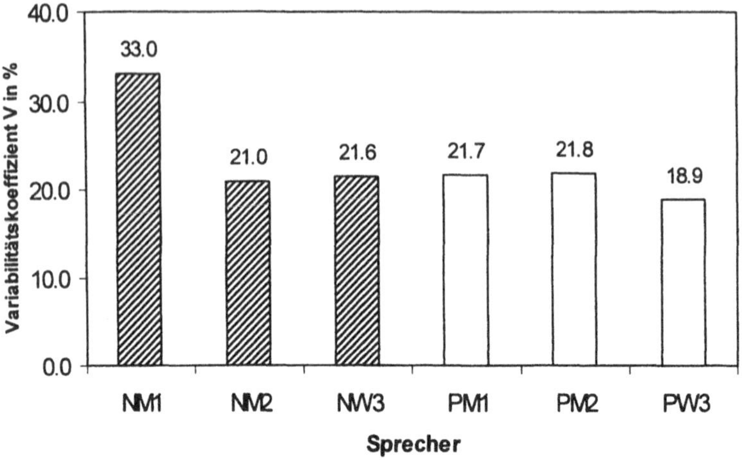

Abb. 4.38 Variabilitätskoeffizient V in % für die Dauer der ÖG von /tsion/

Bewegungsdauern der Silbenreihen

Die berechneten Variabilitätskoeffizienten für die Dauer der Öffnungsgeste der Silbenreihen waren bei den Polterern gegenüber den Normalsprechern nicht eindeutig höher.

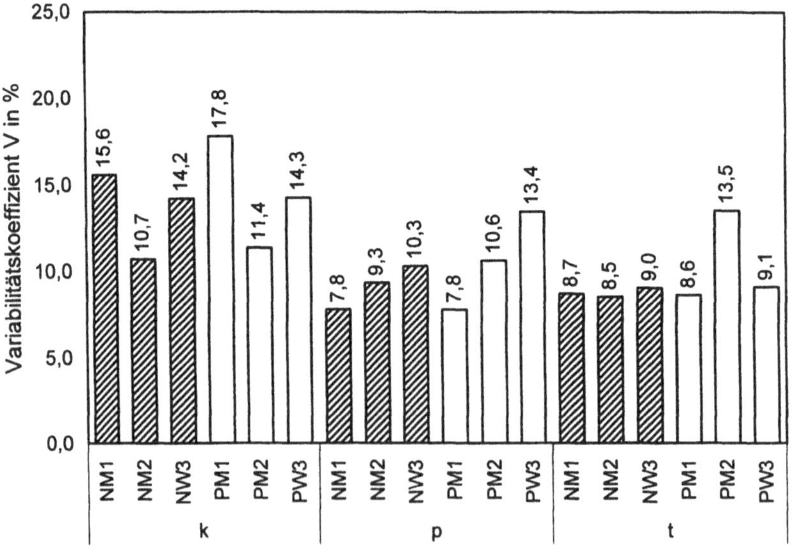

Abb. 4.39 Variabilitätskoeffizient V in % für die Dauer der ÖG der Silbenreihen /pa/, /ta/ und /ka/

Wie die Abbildung 4.39 verdeutlicht, bildet Sprecher PM2 eine Ausnahme bei der Silbenreihe /ta/. Es wurde ein Variabilitätskoeffizient von 13.5% nachgewiesen, damit unterscheidet sich der Polterer deutlich von den anderen Sprechern. Die Silbenreihe /ka/ ließ tendenziell eine größere Streuung der Ergebnisse erkennen.

Bewegungsamplituden von /nali/

Die mittleren Distanzwerte für die Öffnungsgeste zum /a/ wurden in der Abbildung 4.40 anhand von Fehlerbalken dargestellt.

Bei der Betrachtung der Bewegungsamplituden der Fremdwörter mit /nali/ wird eine große Streuung der Daten bei den Polterern offensichtlich. In der Abbildung 4.40 wird deutlich, dass die Streuung bei den Sprechern PM1 und PW3 im p1-Kontext ca. 1cm betrug (Minimalwerte zwischen 0.2 bis 0.4cm und Maximalwerte bei 1.3cm). Als generelle Tendenz ist abzulesen, dass die Amplituden mehr in Richtung große Bewegungen streuten.

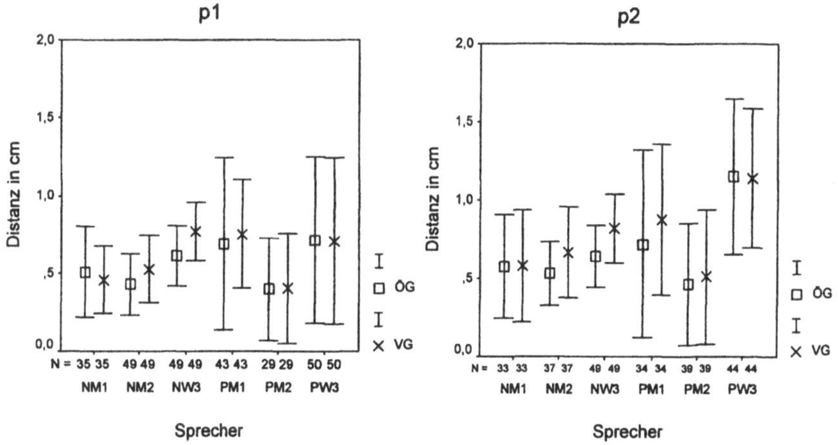

Abb. 4.40 Standardabweichungen und Mittelwerte der Distanzen für /nali/ im p1-Kontext (links) und p2-Kontext (rechts), geteilt nach der ÖG und VG

Als Maß für die Streuung wird in den Abbildungen 4.41 und 4.42 der Variabilitätskoeffizient für die Distanzen der ÖG und VG von /nali/ angegeben. Bei der Öffnungsgeste lag er in den meisten Fällen bei den Polterern höher als bei den Sprechern der Kontrollgruppe.

Während in den Fehlerbalken in Abbildung 4.40 die Streuung der Daten bei PM2 nicht so stark ausfiel, weist der berechnete Variabilitätskoeffizient mit

41.2% und 42.1% die höchste Variabilität der Daten auf. Bei ihm konnten vergleichsweise die wenigsten Daten analysiert werden (n=29/39). Damit gestalteten sich die Werte von PM1 und PM2 ungefähr gleich variabel, was anhand der Abbildung 4.40 nicht abzulesen war.

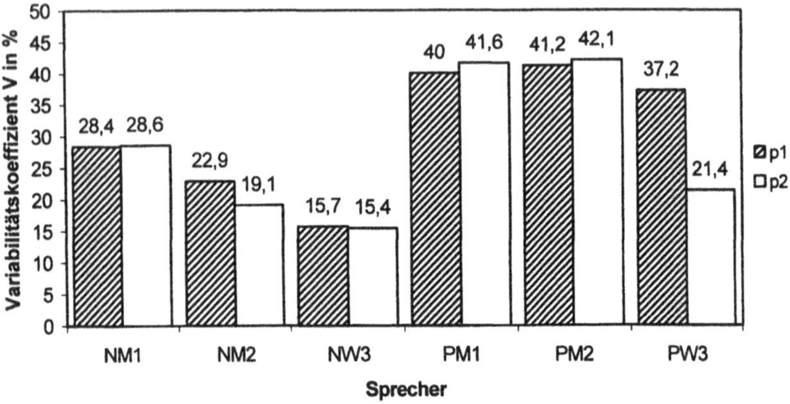

Abb. 4.41 Variabilitätskoeffizient V in % für die Distanz der ÖG von /nali/ im p1/p2-Kontext

Die bei Sprecher PM1 für die Öffnungsgeste bestätigte höhere Variabilität gegenüber den Vergleichssprechern traf nicht für die Verschließgeste zu. Der Variabilitätskoeffizient betrug 23.1% bzw. 27.2% vom Mittelwert, was den Werten der Normalsprecher entsprach. Sprecher PM2 zeigte sich wiederholt sehr variabel. Die Werte bei Sprecherin PW3 wiesen im p1-Kontext auf eine sehr starke Streuung hin, im p2-Kontext zeigte sich die Probandin unauffällig.

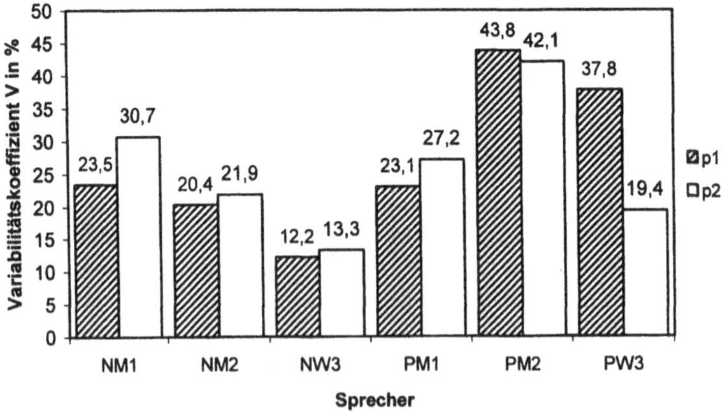

Abb. 4.42 Variabilitätskoeffizient V in % für die Distanz der VG von /nali/ im p1/p2-Kontext

Die auffallend große Streuung der Bewegungsamplituden bei den Polterern wurde anhand der Histogramme und des Kolmogorov-Smirnov-Tests auf die Normalverteilung der Daten überprüft.

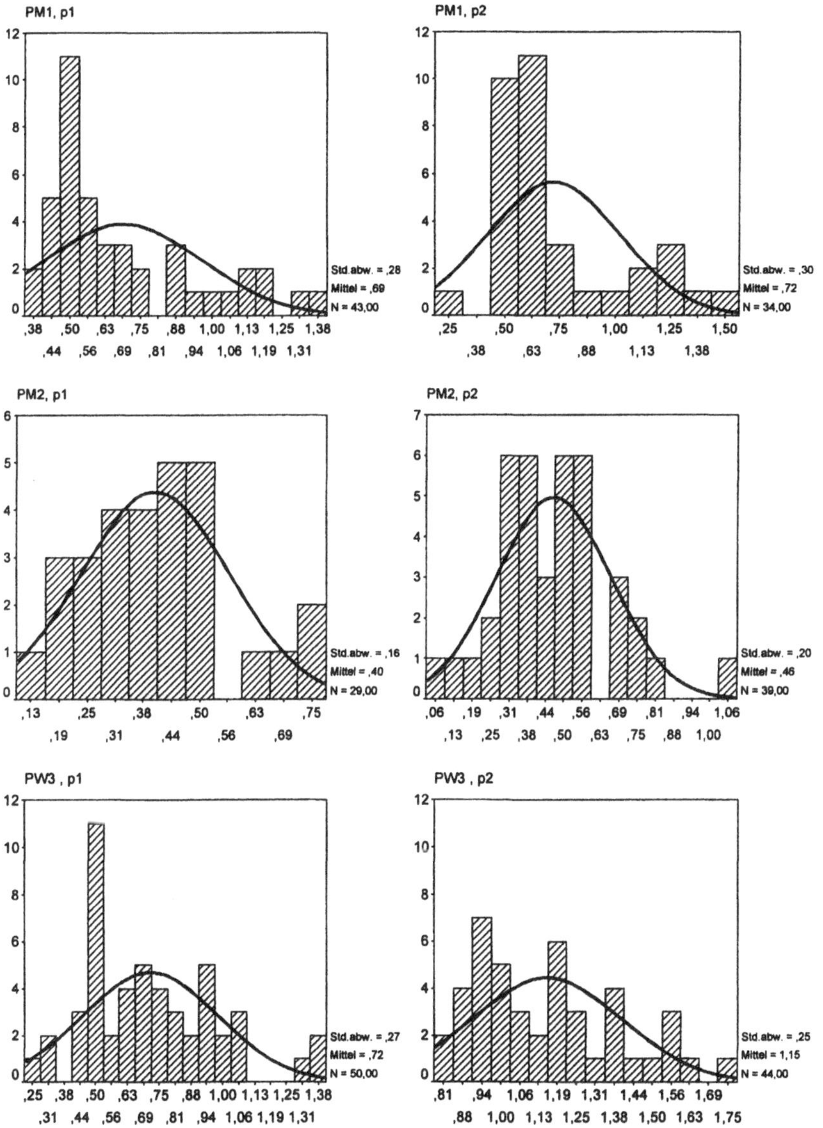

Abb. 4.43 Verteilung der Daten für die Distanzen der ÖG im p1- und p2-Kontext für die Sprecher PM1, PM2 und PW3

In den Histogrammen der Abbildung 4.43 sind die sehr breit ausfallenden Kurven auffällig. Die Häufigkeiten verteilten sich nicht gleichmäßig nach beiden Seiten des Maximums, sondern streuten stärker im Bereich der großen Amplituden. Bei normal verteilten Kurven sind die meisten Werte um den Mittelwert gruppiert und die Häufigkeiten fallen gleichmäßig nach beiden Seiten ab (Bühl / Zöfel 2000).

Anhand des Kolmogorov-Smirnov-Tests, dessen Ergebnisse für die Polterer in der Tabelle 4.35 zusammengefasst sind, wurde bei Sprecher PM1 für die ÖG im p2-Kontext mit p=.039 eine signifikante Abweichung der Normalverteilung bestätigt.

Normalverteilte Werte liegen generell im Bereich p> .05. Die Werte im p1-Kontext für Sprecher PM1 befinden sich demnach mit p=.054 gerade noch im Normbereich.

Tab. 4.35 Ergebnisse des Kolmogorov-Smirnov-Tests für die Distanzen der ÖG und VG der Sprecher PM1, PM2 und PW3

	ÖG		**VG**	
Sprecher	**p1**	**p2**	**p1**	**p2**
PM1	.054	.039	.615	.187
PM2	.962	.720	.981	.659
PW3	.554	.360	.424	.538

Bei der Verschließgeste lag die Verteilung der Daten bei PM1 mit p=.615 (p1) und p=.187 (p2) und bei PW3 mit .424 (p1) und .538 (p2) innerhalb der Normalverteilung.

Um die stark variierende Artikulation des Sprechers PM2, bei dem ein Großteil der Daten nicht analysierbar war, zu demonstrieren, wurden die zehn Wiederholungen der vier segmentierten Gesten von /nali/ in „emotionalisieren" in der Abbildung 4.44 im p2-Kontext dargestellt.

Anhand des Verlaufs von der ersten bis zur zehnten Wiederholung zeigten sich zunächst verhältnismäßig klein ausfallende Öffnungs- und Verschließgesten (Geste zwei und drei in der Abbildung 3.6 im Kap. 3.6.1).

Während die Gesten in den Wiederholungen vier bis sieben durch große artikulatorische Bewegungen relativ eindeutig segmentierbar waren, fallen bei den beiden letzten Äußerungen die Reduktionen von zwei vollständigen Gesten auf.

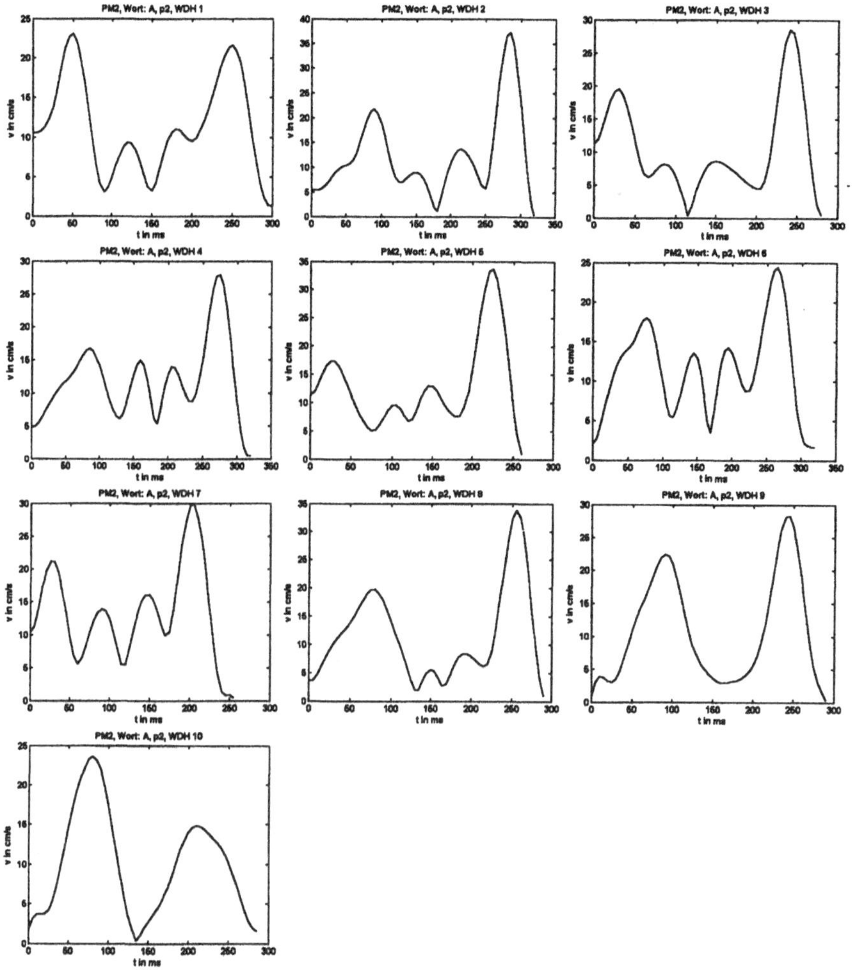

Abb. 4.44 Gestenplots der Zungenspitzenbewegungen von Sprecher PM2 während der zehn Wiederholungen von /nali/ in „emotionalisieren", p2-Kontext

/tsion/

Die Abbildung 4.45 verdeutlicht den Variabilitätskoeffizienten für die Distanz der Öffnungsgeste von /tsion/. Es wird sichtbar, dass der für die Polterer berechnete Variabilitätskoeffizient leicht höher als bei den Normalsprechern lag. Die Unterschiede waren jedoch nicht so stark wie bei den Fremdwörtern mit /nali/. Die Ergebnisse von Sprecher NM1 waren mit einem Variabilitätskoeffizienten von 22.7% ähnlich variabel wie die der Polterer. Bei dem Vergleich der weiblichen Sprecherinnen zeigten sich in der ÖG keine erheblichen Unterschiede (NW3 = 18.5% und PW3 19.0%).

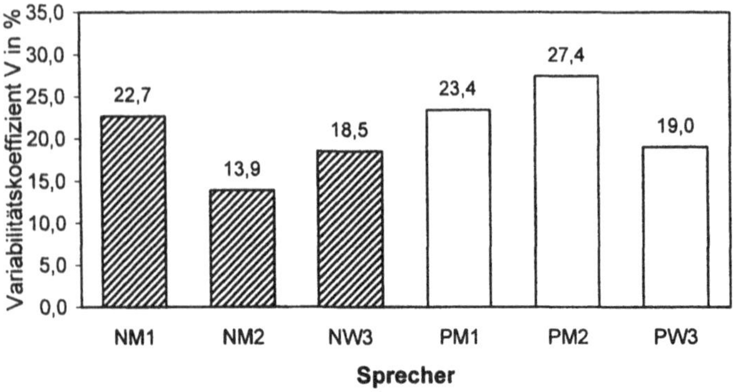

Abb. 4.45 Variabilitätskoeffizient V in % für die Distanz der ÖG von /tsion/

Die Abbildung 4.46 stellt den Variabilitätskoeffizienten für die Distanz der Verschließgeste dar. Dabei betrug die Streuung der Daten um den Mittelwert bei Sprecher NM1 19.3%, was ihn nicht von den Polterern unterschied. Eine höhere Variabilität der Bewegungsamplituden der Polterer war demnach nur bei dem Vergleich der weiblichen Probanden NW3 und PW3 festzustellen.

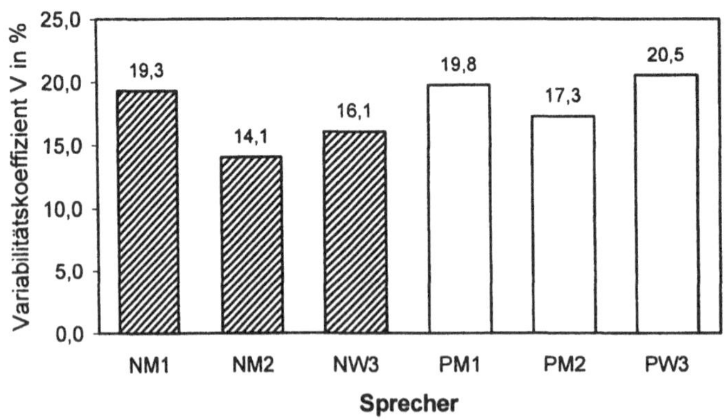

Abb. 4.46 Variabilitätskoeffizient V in % für die Distanz der VG von /tsion/

Silbenreihen

Für die verschiedenen Berechnungen der Bewegungsamplituden bei den Silbenreihen konnte ebenso wie bei den Dauern keine größere Variabilität bei den Polterern gefunden werden, da auch Normalsprecher großen Schwankungen unterlagen. Teilweise lag der Variabilitätskoeffizient der Polterer unter den Werten einzelner Normalsprecher. Besonders variabel waren die Normalsprecher NM1 und NW3. Diese Tendenz wird anhand der Abbildung 4.47 verdeutlicht, die für alle drei Silbenreihen den Koeffizienten veranschaulicht.

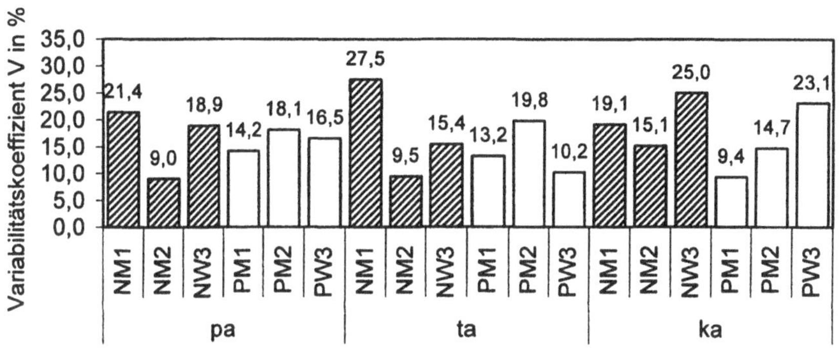

Abb. 4.47 Variabilitätskoeffizient V in % für die Distanz der ÖG der Silbenreihen /pa/, /ta/ und /ka/

> Die Hypothese 2.5, die eine stärkere Variabilität für die Polterer voraussagt, kann für einen Teil der artikulatorischen Ergebnisse bestätigt werden:
>
> - bei den Fremdwörtern mit /nali/ kann die Hypothese angenommen werden. Sowohl die Dauern als auch die Amplituden der Polterer waren variabler, wobei die Differenz bei den Bewegungsamplituden besonders groß war,
> - bei den Fremdwörtern mit /tsion/ zeigten die Polterer bei den Distanzen variablere Werte, diese unterschieden sich jedoch nicht so stark von den Normalsprechern, ein Normalsprecher hatte ähnliche Variabilitätskoeffizienten wie die Polterer,
> - die Hypothese muss bei den Silbenreihen aufgrund ähnlicher Resultate von Normalsprechern und Polterern generell falsifiziert werden.

Besonders variabel zeigten sich die Ergebnisse der beiden männlichen Polterer bei den Dauern und Amplituden von /nali/. Dagegen unterschieden sich die Dauern bei /tsion/ nicht so stark von den Normalsprechern, auch bei den Amplituden war nur eine leicht stärkere Variabilität festzustellen. Dieses Ergebnis kann mit den unterschiedlichen Artikulationsbewegungen erklärt werden, die bei /nali/ aufgrund des Vokals /a/ und der daraus resultierenden veränderlichen Kieferöffnungsweite stark variieren können. Bei den Silbenreihen konnte keine Variabilität festgestellt werden, da die Wiederholung der Silben vermutlich automatisiert ablief und dadurch der Sprachproduktionsprozess im Vergleich zu den komplizierten Fremdwörtern wesentlich vereinfacht war.

4.7.2 Akustische Variabilität

Die Hypothese 2.5, die bei Polterern eine größere Variabilität der Ergebnisse voraussagt, wurde ebenfalls anhand verschiedener akustischer Dauerberechnungen überprüft.

/nali/

Wie anhand der in der Abbildung 4.48 dargestellten Variabilitätskoeffizienten zu erkennen ist, waren in der Gesamtdauer /nali/ die Ergebnisse bei den Polterern in beiden Betonungskontexten gegenüber den Normalsprechern deutlich variabler. Eine Ausnahme bildete Sprecherin PW3 (7.2%), deren Dauern sich im p2-Kontext ähnlich variabel wie bei der Normalsprecherin NW3 (7.4%) verhielten.

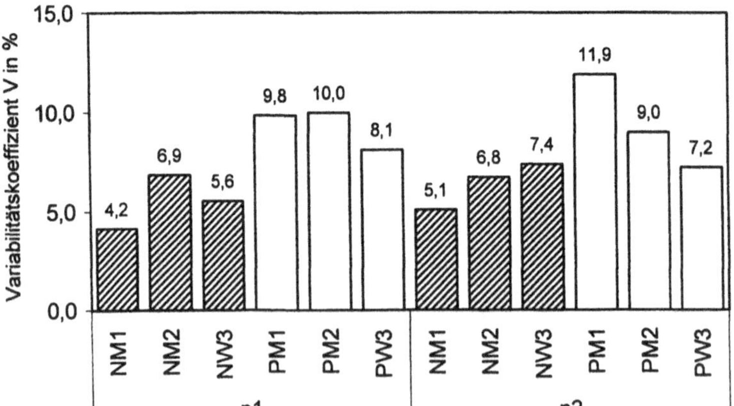

Abb. 4.48 Variabilitätskoeffizient V in % für die akustische Gesamtdauer /nali/

Es ist möglich, dass die größere Streuung der Dauerergebnisse bei den Polterern auf eine intraverbale Akzeleration hinweist, deren Stärke bei den einzelnen Wiederholungen der Testsätze schwankt. Aus diesem Grund wurde die Variabilität der Wortdauer untersucht und in der Abbildung 4.49 als Variabilitätskoeffizient dargestellt. Fällt die Variabilität nicht so stark aus, kann von zeitlichen Schwankungen innerhalb der Silbenfolge /nali/ ausgegangen werden.

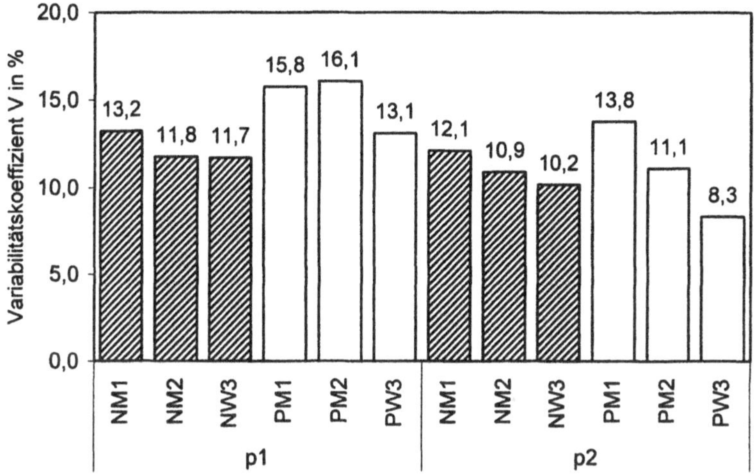

Abb. 4.49 Variabilitätskoeffizient V in % für die Gesamtwortdauer der Wörter mit /nali/

Im Vergleich zu den Variabilitätskoeffizienten der Dauern von /nali/ in der Abbildung 4.48 fällt auf, dass in der Abbildung 4.49 die Koeffizienten bei allen Sprechern größer waren und die Differenzen zwischen beiden Gruppen nicht so groß ausfielen. Bis auf eine Ausnahme (PW3 im p2-Kontext) zeigten sich jedoch leicht größere Variabilitätskoeffizienten bei den Polterern.

Das heißt, dass sich die Variabilität bei den Polterern im Gegensatz zu der Vergleichsgruppe innerhalb der Silbenfolge /nali/ stärker zeigte als bei der Gesamtdauer der Wörter. Es sind demnach starke zeitliche Schwankungen innerhalb der Silbenfolge /nali/ anzunehmen.

Der Variabilitätskoeffizient wurde ebenfalls für die Formanten F1 und F2 berechnet. Während für die artikulatorischen Dauern und Distanzen sowie für die akustischen Segmentdauern häufig größere Koeffizienten bei den Polterern nachgewiesen wurden, zeigte sich bei den Formanten das Gegenteil.

Die an Formantkarten angepassten Darstellungen des ersten und zweiten Formanten werden in Abbildung 4.50 präsentiert.

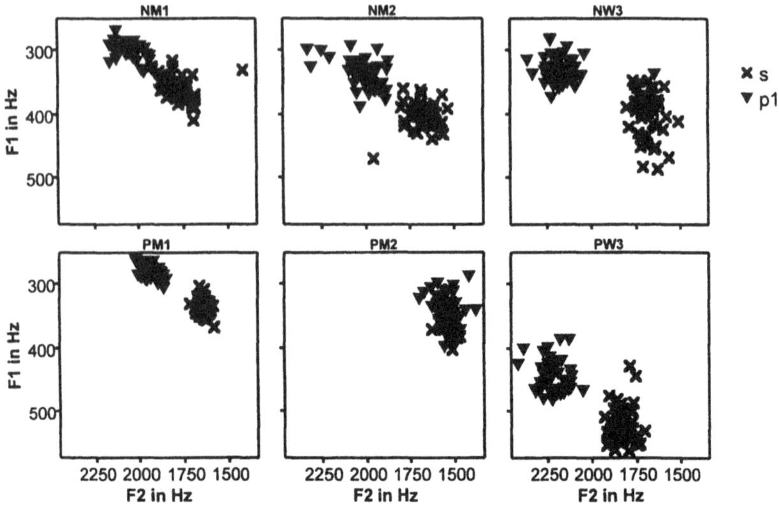

Abb. 4.50 Verteilung der Formantwerte F1 und F2 für das akzentuierte /ɪ/ (s) und das vorbetonte /i/ (p1) in /nali/

In der Abbildung 4.51 werden die Variabilitätskoeffizienten für F1 und F2 für das akzentuierte (s), ungespannte /ɪ/ von /nali/ abgebildet.

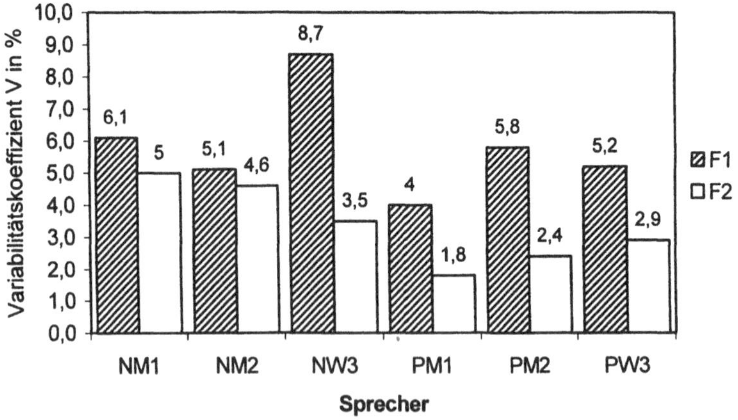

Abb. 4.51 Variabilitätskoeffizient V in % für F1 und F2 des akzentuierten (s), ungespannten /ɪ/ von /nali/

Für den ersten Formanten werden sowohl für die Normalsprecher als auch für die Polterer vergleichbare Koeffizienten sichtbar. Die Ausnahme bildet Sprecherin NW3 mit einer Streuung, die 8.7% des Mittelwertes ausmacht. Für den zweiten Formanten konnten kleinere Variabilitätskoeffizienten für die Polterer nachgewiesen werden.

Wie die Abbildung 4.52 veranschaulicht, kann für die Polterer auch für das unbetonte /i/ in /nali/ im Vergleich zu den Normalsprechern eine geringere Streuung der Formantwerte F2 vom Mittelwert verzeichnet werden. Die Abbildung verdeutlicht ebenfalls kleinere Variabilitätskoeffizienten für die Sprecher PM1 und PW3 für F1. Eine große Streuung zeigt sich jedoch für PM2. Die Streudiagramme mit der Verteilung von F1 und F2 in Abbildung 4.50 veranschaulichen vergleichbare Formantwerte des Sprechers in beiden Betonungskontexten, wobei das vorbetonte /i/ (p1) mit ca. 1500 Hz einen tieferen F2-Wert im Vergleich zu den anderen Sprechern aufweist. Die auffallend variablen F1-Werte bei Sprecher PM2 sind durch die sich ändernden Vokalkonstriktionen (Engebildung) zwischen Zungenrücken und Gaumen zu erklären. Dabei variiert vor allem die Höhe des Zungenrückens.

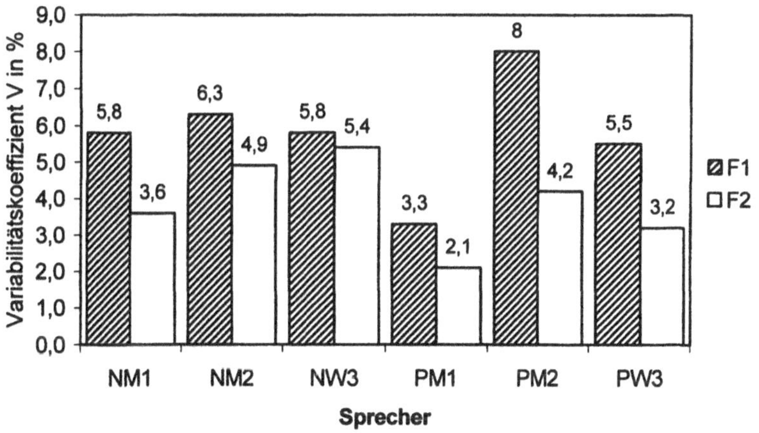

Abb. 4.52 Variabilitätskoeffizient V in % für F1 und F2 des p1-betonten (p1), gespannten /i/ von /nali/

Die tendenziell geringere Streuung des zweiten Formanten bei den Polterern muss sich auf weniger variable Hohlraumkonfigurationen beziehen, denn die akustischen Segmentdauern von /ɪ/ und /i/ waren bei den Polterern nicht kürzer. Es ist anzunehmen, dass im Gegensatz zu den Normalsprechern der Zungenrücken der Polterer weniger von seiner horizontalen Position abweicht.

/tsionɪ/

Mittels der Variabilitätskoeffizienten konnten für die Dauer von /tsionɪ/ größere Werte bei den Polterern berechnet werden. Während die Daten der Normalsprecher zwischen 7 und 7.6% vom Mittelwert streuten, lag der Koeffizient bei den Polterern bei minimal 8.4 und maximal bei 11.3%. Dies wird in der Abbildung 4.53 dargestellt.

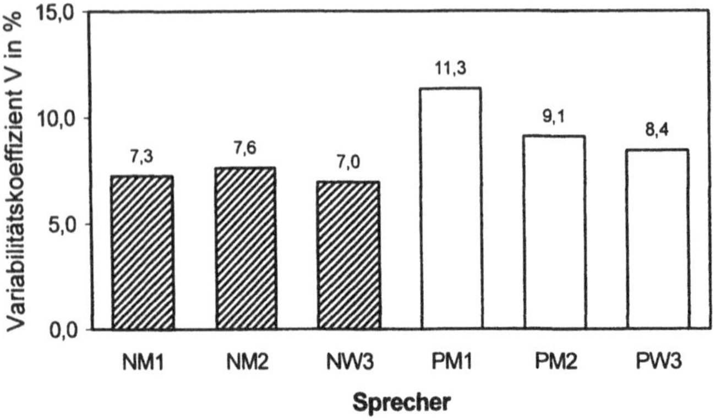

Abb. 4.53 Variabilitätskoeffizient V in % für die Gesamtdauer von /tsionɪ/

Ähnlich den Ergebnissen der Fremdwörter mit /nali/ waren die Werte des ersten Formanten F1 des /ɪ/ von /tsionɪ/ bei den Polterern weitaus geringer variabel als die der Vergleichssprecher. Bei F2 wiesen auch die Werte der Normalsprecher (ausgenommen NM2) eine geringe Streuung auf, was in der Abbildung 4.54 sichtbar wird.

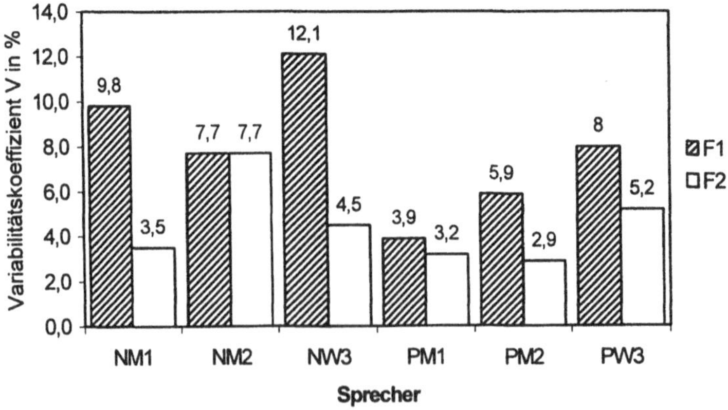

Abb. 4.54 Variabilitätskoeffizient V in % für F1 und F2 des akzentuierten, ungespannten /ɪ/ in von /tsionɪ/

Die Verteilung der Formantwerte des akzentuierten /ɪ/ in /tsionɪ/ ist in Abbildung 4.55 anhand eines Streudiagramms dargestellt.

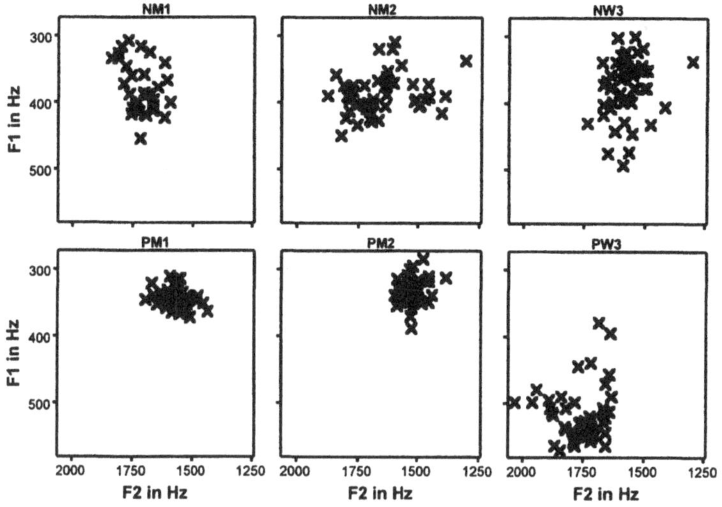

Abb. 4.55 Verteilung der Formantwerte F1 und F2 für das akzentuierte /ɪ/ in /tsionɪ/

Silbenreihen

Bei der Auswertung der Silbenreihen zeigten sich lediglich für die Ergebnisse der Silbenreihe /pa/ variablere Ergebnisse der Polterer gegenüber der Kontrollgruppe. Diese Tendenz wurde bei der Gesamtsilbendauer, bei der VOT und Vokaldauer /a/ deutlich.

Gegenüber der Bewegung des Zungenrückens bei /ka/ fielen die bilabialen Bewegungen bei /pa/ aufgrund des beteiligten Kiefers vermutlich variabler aus. Die Ergebnisse der Gesamtsilbendauer werden anhand der Abbildung 4.56 dargestellt.

Bei der Silbenreihe /ta/, bei der ebenfalls aufgrund der Bewegung der Zungenspitze sehr variable Ergebnisse zu erwarten wären, waren die Messwerte bei zwei Normalsprechern (NM1 und NW3) mit 16.2 und 11.4% deutlich variabler als bei den Polterern.

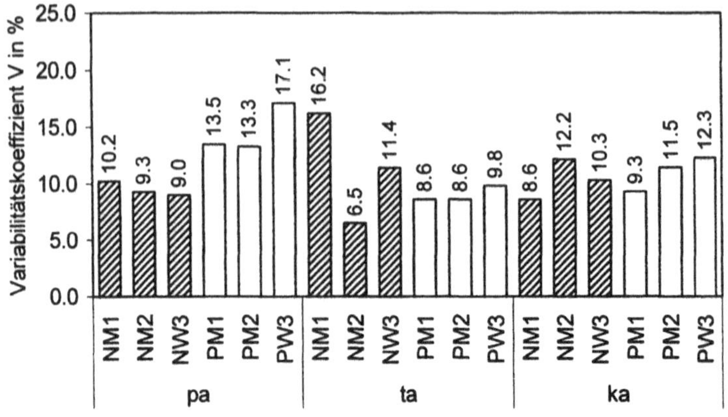

Abb. 4.56 Variabilitätskoeffizient V in % für die Gesamtsilbendauer von /pa/, /ta/ und /ka/

Die Hypothese 2.5 kann für den größten Teil der akustischen Daten angenommen werden:

- bei den Fremdwörtern waren die Dauern der Polterer deutlich variabler,
- bei den Silben traf sie nur für die Silbenreihe /pa/ zu.

Es konnte herausgefunden werden, dass die Dauern bezüglich der Silbenfolge /nali/ bei den Polterern stärker variierten als bei der Gesamtwortdauer. Diese Beobachtung wird als Hinweis auf stark variierende intraverbale Akzelerationen gewertet. Die Dauerverhältnisse bei /tsionı/ zeigten sich bei den Polterern ebenfalls ausnahmslos stark variabel.

Erstaunlicherweise wurden bei den Formanten der Polterer PM1 und PW3 generell weniger variable Ergebnisse als bei den Normalsprechern herausgefunden, bei PM2 wurden häufiger stark streuende Formantwerte festgestellt. Wie bereits für die kinematischen Resultate geschlussfolgert, wurde die im Gegensatz zu dem Wortmaterial gering ausfallende Variabilität der Polterer bei den Silbenreihen als Beweis für automatisiert ablaufende Bewegungen gewertet, die weniger Konzentration und Koordination zwischen den an der Artikulation beteiligten Prozessen erfordern.

4.8 Gestenüberlappung

Als Maß für die Überlappungstendenz der benachbarten ÖG zum /a/ und der VG zum /l/ wurde die Peak to Peak Ratio (P2pratio) zugrunde gelegt. Dabei wird das Verhältnis von Maximalgeschwindigkeiten und Silbendauer berechnet und in Form von Prozentwerten angegeben (vgl. Kap. 3.7). Werte unter 50 % weisen auf eine Überlappung der Gesten hin.

Fremdwörter mit /nali/

Obwohl 42% der Daten des Sprechers PM2 aufgrund reduzierter und unvollständiger Gesten in der p1-Variante von /nali/ nicht ausgewertet werden konnten (vgl. Angaben der Tab. 4.3 im Kap. 4.2.1), zeigte die Peak to Peak Ratio bei den auswertbaren Daten keine Überlappungstendenz (P2pratio > 50%).

Wie anhand der Abbildung 4.57 ablesbar ist, war PM2 im Gegenteil der Sprecher, bei dem die geringste Tendenz zur Überlappung bestand. Weiterhin schienen die Gesten bei den Sprechern PM1 und PW3 bei /nali/ im p2-Kontext mehr zu überlappen, denn die Peak to Peak Ratio war höher als in der p1-Variante.

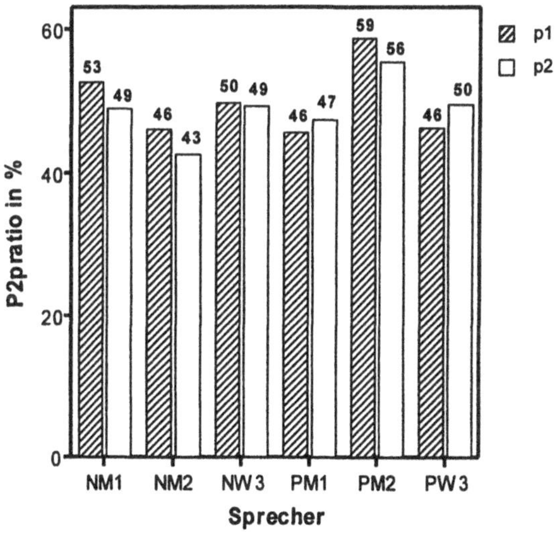

Abb. 4.57 Darstellung der Peak to Peak Ratio in % (berechnet für die ÖG und VG) für den p1-/p2-Kontext von /nali/

Die Sprecherin PW3 neigte in der p1-Bedingung zur Überlappung, ebenso die Sprecher PM1 und NM2. Anhand des durch die Peak to Peak Ratio bestimmten Wertes von 46% konnte für die Sprecherin PW3 eine Überlappungstendenz nachgewiesen werden, ebenso für die Probanden NM2 und PM1. Diese Tendenz wird auch anhand der Gestenplots in der Abbildung 4.58 sichtbar. Darin werden die Geschwindigkeitssignale der Zungenspitzenbewegungen der zehn Wiederholungen von /nali/ bei der p1-Produktion des Wortes „originalistisch“ dargestellt.

Bei Sprecher PM1 ist dabei besonders auffällig, dass die Gestenminima bei diesen Sprechern kaum die Nulllinie erreichten. Im Vergleich dazu werden bei Sprecherin PW3 die Gesten zwar vollständig gebildet, diese liegen jedoch so dicht aneinander, dass sie sich fast zeitlich überlagern.

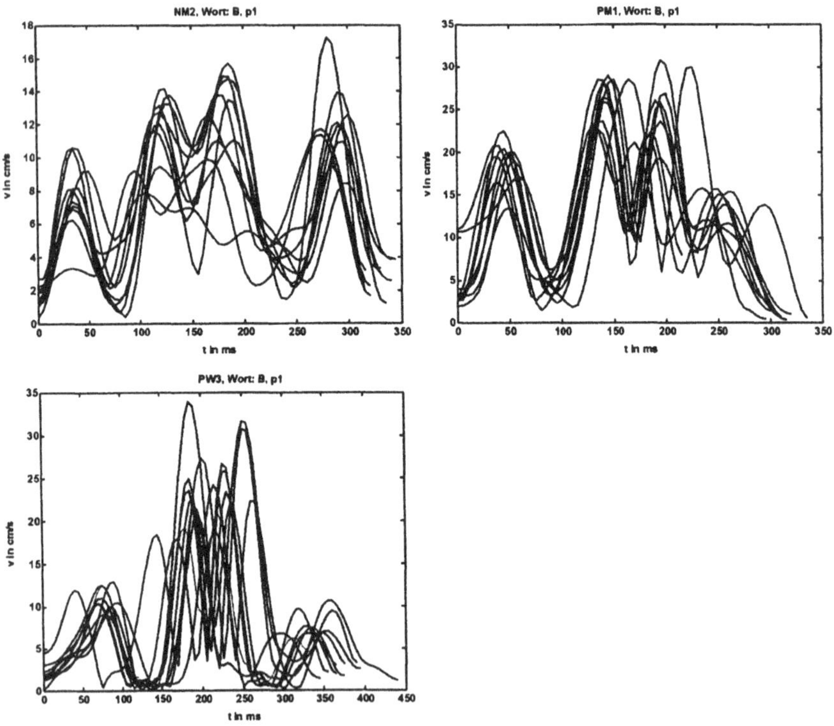

Abb. 4.58 Veranschaulichung der Tendenz zur Gestenüberlappung der ÖG und VG bei den Sprechern NM2, PM1 und PW3 während der Produktion von /nali/ in „originalistisch“, Darstellung der jeweils 10 Wiederholungen im p1-Kontext

Die Werte der Peak to Peak Ratio bei Sprecher PM2, die mit 59% bzw. 56% nicht auf eine Überlappung hinwiesen, kamen ausschließlich durch die analysierbaren Werte zustande. Da die Öffnungs- und Verschließgesten häufig nicht messbar waren, konnten sie nicht in die statistischen Berechnungen einbezogen werden. Die zulässigen Daten dagegen verdeutlichten das andere Extrem des Sprechers, der neben den starken artikulatorischen Verschleifungen auch sehr deutlich und mit großen Bewegungsamplituden artikulieren konnte.

Fremdwörter mit /tsion/

Bei den Fremdwörtern mit /tsion/ basiert die Berechnung der Peak to Peak Ratio auf der ÖG zum /io/ und der VG zum /n/. Eine Tendenz zur Überlappung beider Gesten wurde bei allen Probanden erkennbar. Die Werte der Peak to Peak Ratio lagen, wie in Abbildung 4.59 verdeutlicht, weit unter 50%. Interessanterweise wird bei allen drei Polterern sichtbar, dass die Überlappungstendenz gegenüber den Normalsprechern nicht so stark ausgeprägt war (Werte für die Polterer zwischen 43% und 44%, für die Normalsprecher zwischen 32% und 39%).

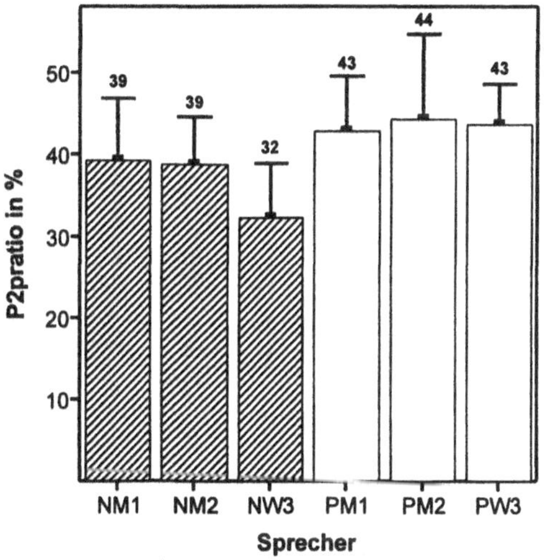

Abb. 4.59 Darstellung der Peak to Peak Ratio in % für die ÖG und VG von /tsion/

Bezüglich der Akzentuierung entspricht das /o/ in der Sequenz /tsio/ der p1-Bedingung, es befindet sich demnach eine Position vor der akzentuierten Silbe. Aufgrund dieser Position war eine schnellere und reduziertere Artikulation gegenüber akzentuierten Silben zu erwarten.

Silbenreihen

Im Gegensatz zu den dargestellten Ergebnissen der Fremdwörter bestand bei der Produktion der repetitiven Silbenreihen keinerlei Überlappungstendenz. Wie die Abbildung 4.60 veranschaulicht, lagen die Werte der Peak to Peak Ratio bei allen Sprechern über 50%. Die generell geringste Tendenz zur Gestenüberlappung zeigte Sprecher PM1, bei dem anhand von Bewegungsdauern und Amplituden der Silbenproduktion eher hyperartikulatorische Effekte nachgewiesen werden konnten.

Bei dem Vergleich der Silbenreihen untereinander fallen bei den Polterern relativ konstante Werte auf, lediglich bei der Sprecherin PW3 zeigte sich für die Silbenreihe /ka/ ein erhöhter Wert.

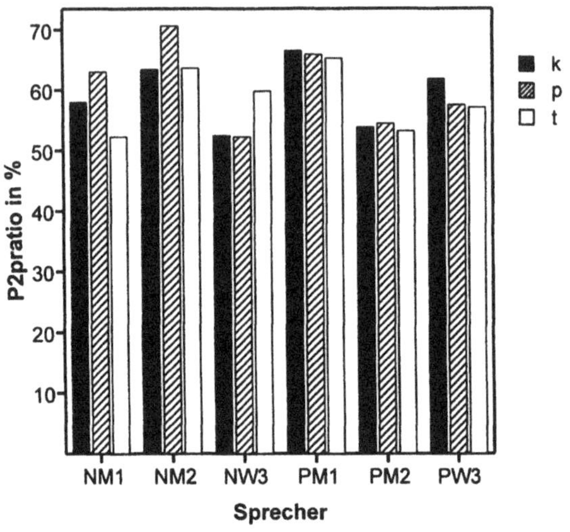

Abb. 4.60 Darstellung der Peak to Peak Ratio in % für die Silbenreihen /pa/, /ta/ und /ka/

> Die Hypothese 2.6, die von einer stärkeren Überlappungstendenz bei den Polterern ausgeht, muss falsifiziert werden, da:
>
> - Polterer bei den Fremdwörtern bis auf die Ausnahme PM2 eine Überlappungstendenz vorwiesen, diese jedoch nicht stärker und teilweise sogar geringer (/tsion/) als bei den Normalsprechern war und
> - bei den Silbenreihen generell kein Beweis für überlappende Gesten erbracht werden konnte.

Die statistische Auswertung der Daten bezüglich der Überlappungstendenz bezog lediglich analysierbare Daten mit ein. Demnach blieben die Wörter mit reduzierten Gesten unberücksichtigt. Das betraf bei Sprecher PM2 fast die Hälfte der Fremdwörter mit /nali/, wobei mehrfach nur zwei von vier artikulatorischen Gesten erkennbar waren. Da bei den Sprechern PM1 und PM2 auffallend häufige Gestenreduktionen bzw. unvollständige Gesten beobachtet wurden, konnten nur deskriptive Aussagen gemacht werden. In den Fällen, in denen die Daten bei Sprecher PM2 ausgewertet werden konnten, zeigten sich generell keine überlappenden Gesten aufgrund großer artikulatorischer Bewegungen.

5 Diskussion

Der Einsatz der EMMA erwies sich als zweckmäßige Untersuchungsmethode zur Erfassung kinematischer Bewegungsdaten von Polterern. Wie die vorgestellten Ergebnisse zeigen, eignete sich das Sprachkorpus mit den Rahmensätzen und Fremdwörtern besser zur Erfassung der Poltersymptomatik als die Silbenreihen. Das lag einerseits vermutlich daran, dass diese Sätze der Spontansprache ähnlicher sind als die sinnlosen Silbenreihen. Zweitens ist es möglich, dass sich die Probanden bei den Silbenreihen besser konzentrieren und die in der Sprachtherapie erlernten Verhaltensmuster anwenden konnten. Daraus resultierten weniger produzierte Silben gegenüber den Normalsprechern, die dafür sehr präzise und deutlich artikuliert wurden.

Anhand einer EMMA-Untersuchung von 15 Normalsprechern konnten Tasko / McClean (2004) aufgabenspezifische Unterschiede im kinematischen Verhalten beobachten. Bei sinnlosen Sprechaufgaben wurden größere, schnellere und längere Bewegungen festgestellt. Diese Angaben widersprechen zum Teil den Beschreibungen anderer Autoren. Perkell et al. (2002), die die deutliche Aussprache („clear speech“) untersuchten, charakterisierten die artikulatorischen Bewegungen unter dieser Bedingung als aufwendiger, da sie mit größeren, präziseren und im Gegensatz zu den Angaben bei Tasko / McClean (2004) langsameren Bewegungen produziert wurden. Der bewusste Einsatz von Hyperartikulation wird demnach vermutlich am stärksten durch die Verlangsamung der Sprechbewegungen unterstützt.

Die vorliegende Studie verfolgte das Ziel, kinematische und akustische Parameter bei Polterern und Normalsprechern u.a. bezüglich Bewegungsdauern, Amplituden, deren Korrelationen, Variabilität und Fehlerhäufigkeit zu überprüfen. Bei dem Vergleich konnten folgende Unterschiede für die Polterer nachgewiesen werden:

1.) mehr Unflüssigkeiten in Form von intraverbalen Akzelerationen bzw. phonologischen Auffälligkeiten und Versprechern bei den Fremdwörtern bei zwei von drei Polterern,
2.) erhöhtes Sprechtempo von nur einem Polterer,
3.) kürzere artikulatorische Bewegungsdauern bei den Öffnungsgesten der Fremdwörter,
4.) kürzere akustische Segmentdauern bei den Fremdwörtern,
5.) entgegen den Erwartungen größere Bewegungsamplituden in beiden Untersuchungsteilen,

6.) häufigere signifikante Korrelationen zwischen der Federkonstanten und der Bewegungsdauer,
7.) deutlich variablere Ergebnisse der Bewegungsdauern und -amplituden bei den Fremdwörtern,
8.) variablere akustische Dauerergebnisse bei den Fremdwörtern.

Die wichtigsten Ergebnisse werden im Folgenden schwerpunktspezifisch zusammengefasst und interpretiert. Nach der allgemeinen Diskussion der hypothesenbezogenen Resultate endet das Kapitel mit Schlussfolgerungen für die sprachtherapeutische Arbeit und einem Ausblick auf weitere empirische Arbeiten auf dem Gebiet Poltern.

Versprecher
In der vorliegenden Studie war der Anteil nicht flüssiger Aussagen bei zwei von drei Polterern wesentlich höher als bei den Normalsprechern. Die Art der Unflüssigkeiten unterschied sich dahingehend, dass bei einem Sprecher (PM2) aufgrund der hohen Sprechgeschwindigkeit artikulatorische Bewegungen stark reduziert wurden. Zudem konnten Elisionen und Assimilationen festgestellt werden. In dem anderen Fall (PW3) zeigte sich neben diesen phonologischen Auffälligkeiten ein häufiges intraverbales Steckenbleiben.

Postma / Kolk (1990) sowie Sick (2000) gehen davon aus, dass eine höhere Sprechgeschwindigkeit häufiger phonologische Fehler verursachen. Dieser Zusammenhang ist bei Sprecher PM2 durchaus denkbar. Da diese Auffälligkeiten jedoch auch bei normalem Sprechtempo beobachtet werden konnten, wie es bei der Sprecherin PW3 der Fall war, müssen auch andere Faktoren die Sprechverständlichkeit von Polterern beeinflussen.

Undeutliche Phrasen in der Spontansprache können durch die nicht eindeutige Sprechabsicht und Wortfindungsstörungen zustande kommen. Weiss (1967) erwähnt das andere mögliche Extrem, dass verschiedene Gedanken „durch den Kopf rasen". Somit sind mehrere Formulierungen aktiv, die bei der Artikulation in Form von Kontaminationen miteinander vermischt werden. Im Sprachproduktionsmodell von Levelt (1991) ist die unkonkrete Gedankenprogrammierung der Ebene der Konzeptualisierung zuzuordnen. In dem Fall der diskutierten zwei Polterer müssen die Fehlerquellen jedoch an anderer Stelle zu finden sein, da keine Spontansprache untersucht wurde und durch das Testmaterial die Redeabsicht klar war. Vorstellbar sind Auslöser bei der phonologischen Enkodierung und bei der Selbstkorrektur. Beide Ansätze werden im Folgenden diskutiert.

Wenn das Steckenbleiben mitten im Wort als Selbstkorrektur gewertet wird, dann ergibt sich die Frage, weshalb die Probandin Wörter korrigiert, die in keiner Weise falsch artikuliert wurden. Möglicherweise konzentriert sie sich sehr stark auf das korrekte, fehlerfreie Sprechen. Bei den komplexen Fremdwörtern bricht sie die Sprachproduktion vermutlich an der Stelle ab, an der sie mit Versprechern oder Ausspracheschwierigkeiten rechnet. Der Versuch der fehlerfreien Artikulation wird demnach blockiert, ohne das tatsächliche Ergebnis abzuwarten und erst im Falle von Fehlern zu korrigieren. Dieses Verhalten kann als ein Beweis für die Erwartungshaltung der Probandin angenommen werden, die sich aufgrund von Erfahrungen eingestellt hat. Liebmann (1900) erwähnte bereits ähnliche Beobachtungen und führt die unnötigen Korrekturen auf die Zweifel an der Richtigkeit der Wortwahl zurück. Da im vorliegenden Experiment die Inhalte der Äußerungen vorgegeben waren, können Zweifel an der korrekten Aussprache der Wörter vermutet werden. Es ist denkbar, dass die Probandin generell versucht, Fremdwörter zu vermeiden, weil sie ihren Erfahrungen nach häufig mit Artikulationsproblemen verbunden sind.

Mit dieser Interpretation bleibt allerdings das Vorkommen von Fehlern phonologischer Art unbegründet. Da diese Fehler während des Experiments in den meisten Fällen unkorrigiert blieben, widersprechen sich das ausbleibende Feedback bei den phonologischen Auffälligkeiten und das vorzeitige Reparieren in Form der Abbrüche mitten im Wort. Andererseits könnten beide Verhaltensweisen als ein Beleg für unzureichendes Feedback gewertet werden. Da die Fremdwörter in ihrer für die Untersuchung abgewandelten Form kaum in der Alltagssprache vorkommen, liegt die Vermutung nahe, dass die Wörter unter Umständen durch oberflächliches Ablesen nicht richtig erkannt und daher auch nicht korrigiert wurden. Die Störung könnte somit auf der Ebene der phonologischen Enkodierung vorliegen, mit dem Ergebnis eines nicht adäquat erstellten phonetischen Plans. Es ist jedoch auch denkbar, dass einige dieser Fehler artikulatorisch motiviert sind. Das könnte auf den Sprecher PM2 zutreffen, der in hoher Sprechgeschwindigkeit teilweise nicht identifizierbare „Silbenhaufen“ produzierte, wobei sich keine Silbenelisionen oder Kommutationen zeigten.

Die Annahme von Fehlern auf phonologischer Ebene führt zu der Fragestellung, ob bei Polterern eine Art Lesestörung vorliegt, wie sie z.B. von Weiss (1964) beschrieben wird. Im Gegensatz zu anderen Autoren (Kleinsorge 1989; Wirth 1994) unterscheidet Weiss (ebd.) die Leseschwierigkeiten der Polterer von den Dyslexien. Er charakterisiert sie als „Buchstabierungsprobleme“, die sich im Auslassen von Lauten, Silben und Wörtern, Einschüben und dem Überspringen von Zeilen äußern.

Auf der anderen Seite ist zu bedenken, dass die korrekte Artikulation und Akzentuierung von Fremdwörtern generell auch bei einem großen Teil nichtpathologischer Sprecher problematisch zu sein scheint. In den Medien sowie in der

Alltagskommunikation tauchen Versprecher besonders häufig bei Fremdwörtern auf. Möglicherweise werden Fremdwörter im Gehirn anders abgespeichert. Empirisch nachgewiesen sind Effekte der Silbenhäufigkeit auf Sprechfehler bei Aphasikern (Aichert / Ziegler 2003). Je seltener Silben vorkommen, um so mehr Fehler wurden beobachtet. Innerhalb der Sprachproduktionsforschung wird davon ausgegangen, dass nur häufig vorkommende Silben Zugang zum Silbenlexikon haben (Levelt 1991; Levelt et al. 1999). Die motorischen Pläne für seltene Silben müssen dagegen erst erstellt werden. Weiterhin weist Butterworth (1992) auf einen Zusammenhang zwischen der Silbenanzahl der Wörter und der Fehlerhäufigkeit bei Aphasikern hin. Da die Fremdwörter aus dem vorliegenden Untersuchungskorpus aus mindestens fünf Silben bestanden und diese vermutlich eher seltene Silben enthielten, kann von besonders hohen Anforderungen an das Sprachproduktionssystem der Polterer ausgegangen werden.

Trotz dieser besonderen Schwierigkeiten erscheint die Verwendung von Fremdwörtern für die Erforschung des Polterns sinnvoll. Wie sich bei der Auswertung der Silbenreihen bestätigt hat, gestaltet sich die Symptomatik der Redeflussstörung als stark inkonstant. Bestünde ein Untersuchungskorpus aus Rahmensätzen mit gebräuchlichen Alltagswörtern, wäre dies vermutlich eine zu leichte Aufgabe, bei der sich die Probanden sehr gut konzentrieren und kontrollieren könnten. Um den Stressfaktor zu erhöhen, wären Aufgaben denkbar, bei denen die Probanden sinnvolle Sätze bilden und vorgegebene Wörter (Fremdwörter) integrieren müssen. Somit gäbe es einerseits vergleichbares Segmentationsmaterial und andererseits wären die Aufnahmebedingungen verstärkt der Spontansprache angepasst.

Artikulationspräzision

Entsprechend den beschriebenen Symptomen im Kapitel 2.1.2 wurde in der Hypothese 2.1 eine geringere Artikulationspräzision der Polterer aufgrund des hohen Sprechtempos beschrieben. Bei der Gegenüberstellung nicht auswertbarer Daten zeigte sich ein großer Unterschied zwischen den beiden Untersuchungsteilen. Während die Silbenreihen problemlos ausgewertet werden konnten, zeigten sich vor allem bei den Fremdwörtern mit /nali/ Schwierigkeiten bei den männlichen Polterern. Sowohl akustisch als auch artikulatorisch musste aufgrund von Verschleifungen, hohem Sprechtempo und starker koartikulatorischer Einflüsse ein Teil der Daten aus der statistischen Analyse ausgeschlossen werden.

Bei einer Gegenüberstellung der nicht auswertbaren und reduzierten Öffnungsgesten zum /a/ und der Verschließgesten zum /l/ innerhalb des /nali/ in beiden Betonungskontexten zeigten sich für die männlichen Polterer auffällig häufige artikulatorische Phänomene im p1-Kontext. Vor allem Sprecher PM2 neigte besonders an den Stellen vor der akzentuierten Silbe (p1) zu Verschleifungen. Anstelle von vier auszuwertenden Gesten waren teilweise nur zwei Gesten erkennbar, so dass vermutlich lediglich ein /nai/ ohne die Verschlussbildung vom /a/ zum /l/ gebildet wurde.

Aufgrund der deutschen Akzentuierungsregeln kann davon ausgegangen werden, dass der Vokal /a/ im p1-Kontext von /nali/ stärker zu Reduktionen neigt als in der p2-Variante. Da die p2-betonte Silbe /na/ entsprechend der Folge von betonten und unbetonten Silben (Eisenberg 1991) bzw. schweren und leichten Silben nebenbetont werden kann, sind an dieser Stelle weniger Reduktionen möglich. Das Hauptmerkmal der deutschen Akzentuierung stellt neben der Grundfrequenz die Dauer dar (Goldbeck / Sendlmeier 1988; Jessen et al. 1995; Dogil / Williams 1999). Deshalb werden im Deutschen unbetonte Silben quantitativ reduziert, was für das p1-betonte /a/ in der vorliegenden Untersuchung zutraf.

Die starken Reduktionen bei Sprecher PM2 wirkten sich auch auf die akzentuierte Silbe /li/ aus, indem zwar der Vokal akzentuiert, der Konsonant jedoch eingespart wurde. Möglicherweise erfolgte diese Reduktion bewusst zur Erhaltung des zu akzentuierenden Vokals.

Auch akustisch stellte sich bei PM2 die Segmentation von /nali/ als äußerst schwierig heraus. Die daraus ableitbare geringe Artikulationspräzision wurde vermutlich durch das hohe Sprechtempo hervorgerufen, das anhand der kurzen Satzdauer nachgewiesen wurde.

Im Gegensatz dazu müssen bei Sprecher PM1 nicht ein hohes Sprechtempo, sondern vor allem intraverbale Akzelerationen, die nicht eindeutig messbaren Öffnungsgesten zum vorbetonten /ɪ / in /nalɪ/ und die akustisch nachgewiesenen fehlenden velaren Verschlüsse bei der Silbenreihe /ka/, die geringe Artikulationspräzision verursacht haben. Das anhand der Satzdauern ermittelte Sprechtempo deutete bei PM1 nicht auf ein generell schnelles Sprechen hin. Eine unpräzise Artikulation zeigte sich auch bei Sprecherin PW3, bei der insbesondere unvollständige Verschlüsse bei den Silbenwiederholungen von /pa/ nachgewiesen wurden. Die Gründe hierfür lagen mit hoher Wahrscheinlichkeit an der durch Aufregung verursachten verstärkten Aspiration, die wiederum durch eine starke Verkrampfung der Larynx- und Respirationsmuskulatur zustande kam.

Sprechgeschwindigkeit

Die Angaben zur Sprechgeschwindigkeit basierten auf der gesamten akustisch gemessenen Satzdauer. Es konnte herausgefunden werden, dass nur ein Polterer deutlich schneller als die Vergleichssprecher sprach. Die Sprechgeschwindigkeit der anderen beiden Polterer war mit dem Tempo der Normalsprecher vergleichbar. Demnach traf die Hypothese 2 nur für einen Polterer zu.

Bei den folgenden Ausführungen floss die Sprechgeschwindigkeit in die Interpretation der Daten ein, so dass sie an dieser Stelle nicht isoliert, sondern in Verbindung mit den anderen analysierten Parametern diskutiert wird.

Bewegungsdauern

Bezüglich der Bewegungsdauern konnte die Hypothese, die von kürzeren Dauern ausging, weder bei den artikulatorischen noch bei den akustischen Analysen eindeutig bestätigt werden. Bei dem Vergleich der Bewegungsdauern der Fremdwörter und Silbenreihen wurde ein unterschiedliches Verhalten der Polterer deutlich. Während bei den Fremdwörtern in den meisten Fällen kürzere Dauern nachgewiesen wurden, zeigten zwei Polterer bei den Silbenreihen auffallend lange Dauern.

Konstante Ergebnisse waren nur bei Sprecher PM2 vorzufinden, der generell kurze Dauern aufwies. Anhand der akustisch erfassten Dauern wurden nahezu gleich kurze Dauern für das /nali/ im p1- und p2-Kontext beobachtet. Im Vergleich zu den anderen Sprechern, deren Dauern in der p2-Bedingung länger ausfielen, schien die Akzentuierung bei PM2 keinen Einfluss auf temporäre Parameter auszuüben. Die generell längeren Dauern im p2-Kontext können neben den unterschiedlichen Vokalrealisationen von /ɪ/ und /i/ durch eine mögliche Nebenbetonung von /na/ zu erklären sein. Es ist denkbar, dass PM2 diese Nebenbetonung nicht realisierte. Darüber hinaus konnten bei dem Polterer vergleichbar kurze Silbendauern wie bei der Normalsprecherin NW3 festgestellt werden, wobei PM2 deutlich mehr Silben produzierte. Diese quantitativ höhere Anzahl kann nur durch die nachgewiesenen kleineren artikulatorischen Bewegungen des Polterers erklärbar sein.

Gegensätzliche Resultate bezüglich der Dauern wurden bei PM1 beobachtet. Die artikulatorischen Öffnungsgesten waren bei den Fremdwörtern zwar kürzer, dafür konnten für die Silbenreihen die längsten Dauern berechnet werden. Diese waren hauptsächlich auf die langen Vokalhaltephasen zurückzuführen, was auf eine besonders große Kieferöffnungsweite schließen ließ. Während bei Sprecherin PW3 die Dauern bei den Fremdwörtern zwischen lang und kurz schwankten, waren sie bei der Silbenproduktion einheitlich länger.

Die entgegen den Erwartungen langen Dauern bei der Silbenproduktion entsprechen den Aussagen der Literatur. So wurden in der Stotterforschung längere Bewegungsdauern häufig als eines der wichtigsten Ergebnisse formuliert (van Lieshout 1995; Peters et al. 2000).

Van Lieshout et al. (2004) weisen darauf hin, dass langsamere Bewegungen in der Literatur früher als Beweis für Gehirnschädigungen angesehen wurden. Nach heutigem Wissensstand wird dieses Verhalten jedoch als Teil einer komplexen Kompensationsstrategie gewertet, um Stabilität in der sprechmotorischen Kontrolle zu erreichen. Demnach wird das Stottern nicht als sprechmotorische Störung aufgefasst, sondern vielmehr als Erscheinung, die auf weniger ausgereiften Kontrollmechanismen basiert (van Lieshout et al. 2004).

Ein Zusammenhang zwischen der Intensität sprachtherapeutischer Behandlungen, der Stärke des Stotterns und zunehmend langen Bewegungsdauern bei Stotterern konnte experimentell von mehreren Autoren bestätigt werden. Mit zunehmender Therapieerfahrung wurden längere Bewegungsdauern nachgewiesen (McClean et al. 1990; McClean et al. 1994; Story et al. 1996). Bei dem Vergleich von leichtem und starkem Stottern zeigten sich signifikante Unterschiede zwischen der Zunahme der Bewegungsdauern und der Zunahme des Stotterns (McClean et al. 2000; McClean et al. 2004). Auch Story et al. (1996) beschrieben eine Verlängerung der Bewegungsdauern von Stotterern nach der Teilnahme an einem Intensivprogramm. Des Weiteren stellten sie längere Ausatmungsphasen fest. Respiratorische Übungen waren Bestandteil des therapeutischen Programms.

Der Vergleich der Voice Onset Time bei allen drei Silbenreihen der vorliegenden Untersuchung zeigte bei zwei der drei Polterer längere Dauern gegenüber den Normalsprechern. Ähnliche Tendenzen für Stotterer konnten Postma / Kolk (1993) beobachten.

Es ist denkbar, dass in dem vorliegenden Experiment die langsameren Bewegungsdauern der Silbenproduktion von zwei Polterern ebenfalls durch kompensatorische Einflüsse entstanden und diese auf die sprachtherapeutische Behandlung zurückzuführen sind. Verbesserungsstrategien konnten bei den repetitiven, sinnlosen Silben vermutlich wesentlich leichter umgesetzt werden als bei den Rahmensätzen mit den mehrsilbigen Fremdwörtern.

Zusammenfassend kann davon ausgegangen werden, dass Polterer generell mit kurzen Bewegungsdauern artikulieren, diese jedoch in bestimmten Situationen durch den Einsatz erlernter Verbesserungsstrategien variieren können. Anhand der Studie konnten demnach keine typischen Symptome bezüglich der Sprechgeschwindigkeit und der Bewegungsdauern bestätigt werden. Es zeigten sich jedoch ansatzweise therapeutische Effekte.

Bewegungsamplituden
Ausgehend von kurzen Bewegungsdauern und der Tendenz zur Hypoartikulation bei Polterern wurden kleine Bewegungsamplituden erwartet. Die Ergebnisse zeigten jedoch das Gegenteil: zwei Polterer artikulierten ausnahmslos mit größeren bzw. ähnlich großen Bewegungsamplituden wie die Normalsprecher. Selbst bei Sprecher PM2, der generell sehr kurze Bewegungsdauern aufwies, waren häufig große Bewegungsamplituden vorzufinden. Lediglich bei der Silbenreihe /ka/ und bei den Fremdwörtern mit /nali/ zeigte er kleine Bewegungsamplituden. Interessanterweise produzierte PM2 bei den Wörtern mit /tsion/ die größten Bewegungen. Diese Beobachtung scheint ein weiterer Beweis für die Instabilität des sprechmotorischen Systems des Probanden zu sein. Wie sich bei der aufgrund von Reduktionen und unvollständigen artikulatorischen Gesten hohen Anzahl nicht auswertbarer Daten und bei den im Kapitel 4.7.1 dargestellten Gestenplots zeigte, sind starke Variationen für den Polterer charakteristisch. Einerseits lassen sich starke Poltersymptome, gekennzeichnet durch Reduktionen, phonologische Auffälligkeiten und Unverständlichkeiten in der Aussprache feststellen, andererseits waren ebenso Äußerungen oder Silben vorzufinden, die nahezu unauffällig waren.

Wie können die unterschiedlichen Verhaltensweisen bei den Fremdwörtern bezüglich der Größe der Bewegungsamplituden gedeutet werden? Die Zungenspitze legt bei der Produktion von /nali/ normalerweise einen größeren vertikalen Weg zurück als bei /tsion/. Diese Tendenz ist bei allen anderen Sprechern sichtbar. Die kleinen Amplituden von PM2 bei /nali/ kommen möglicherweise durch eine geringe Kieferöffnung des Polterers zustande. Das wäre wiederum ein Beweis für die undeutlich artikulierten Äußerungen.

Größere Bewegungen der Zungenspitze bei der Produktion von /tsion/ sind in dem Fall denkbar, in dem das /o/ überartikuliert wird und die Zungenspitze sich aufgrund der Bewegung des Zungenrückens weiter aus der alveolaren Stellung fortbewegt. Das wäre durchaus möglich, wenn eine kurze Staupause vor der anschließenden akzentuierten Silbe erfolgt. Diese Überlegung scheint für den Sprecher PM2 jedoch nicht zuzutreffen, da er die Wörter sehr schnell produzierte und die Vokale keineswegs überartikuliert wurden.

Die großen Bewegungsamplituden der beiden anderen Polterer können als Strategie aufgefasst werden, die das flüssige und deutliche Sprechen unterstützen sollen. Dieser denkbare Therapieeffekt wurde demnach von diesen beiden Probanden sehr gut eingesetzt. Die Vorstellung, mit weiter Kieferöffnung und präzisen Sprechbewegungen das unverständliche Sprechen zu verbessern, fällt den Probanden in der Umsetzung leichter als die in der Sprachtherapie sonst übliche Hinlenkung auf die Reduzierung der Sprechgeschwindigkeit. Wenn dem so ist, könnten bei der therapeutischen Arbeit mit Polterern verstärkt hyperartikulatorische Übungen angewendet werden. Auf diesem Wege reduziert sich das Sprechtempo möglicherweise automatisch und der psychische Druck, permanent langsamer sprechen zu müssen, verringert sich. Damit könnten sich die Polterer verstärkt auf den Inhalt der Äußerung, die korrekte Wortfindung, die exakte Betonung und das Feedback konzentrieren.

Eine weitere Möglichkeit, das Sprechtempo zu reduzieren und gleichzeitig die Bewegungsamplituden zu vergrößern, bietet das laute Sprechen. Dieser Ansatz wird bei hypokinetischen Dysarthrien bei Parkinson-Patienten zur Steigerung der sprechmotorischen Kontrolle eingesetzt (Kleinow et al. 2001). Die Autoren konnten anhand ihrer Studie mit Parkinson-Patienten nachweisen, dass die Erhöhung der Lautstärke mit weniger zeitlicher und räumlicher Variabilität verbunden war als beim langsamen Sprechen. Es ist denkbar, dass lautes Sprechen motorisch einfacher auszuführen ist als langsames Sprechen. Dieser Gedankengang spricht erneut gegen das bloße Trainieren einer langsamen Sprechgeschwindigkeit bei Polterern.

Größere Bewegungsamplituden bei Stotterern beschrieben Namasivayam / van Lieshout (2004) sowie De Nil / Abbs (1991), die ohne visuelles Feedback eine Zunahme der artikulatorischen Bewegungsamplituden bei Stotterern nachwiesen und dies als Folge sensomotorischer Defizite werteten. Es existieren jedoch auch Untersuchungen, bei denen bezüglich der Bewegungsamplituden keine Differenzen zwischen Stotterern und der Kontrollgruppe herausgefunden wurden (Caruso et al. 1988). Das mag darin begründet liegen, dass sich die Artikulation während der flüssigen Sprache bei Stotterern tatsächlich nicht von Normalsprechern unterscheidet.

Interessanterweise fanden Zimmermann (1980a) sowie Story et al. (1996) verringerte Bewegungsamplituden von Kiefer und Lippen bei Stotterern. Diese unterschiedlichen Verhaltensweisen zwischen Polterern und Stotterern können durch die Messung der unterschiedlichen Artikulatoren in den Experimenten, verschiedene Messverfahren und Aufgabenstellungen zustande kommen. In der vorliegenden Untersuchung wurden vor allem die Amplituden der Zungenspitze ausgewertet. Nur für die Silbenreihen /ka/ und /pa/ wurden die Bewegungen des Zungenrückens bzw. der Unterlippe erfasst. Auf der anderen Seite ist es jedoch auch möglich, dass Polterer größere Bewegungen anwenden, um Unflüssigkeiten zu vermeiden und sich bei Stotterern ein größerer Erfolg mit minimalen Bewegungsamplituden einstellt.

Um sicher zu gehen, dass die beschriebenen größeren Bewegungsamplituden der Polterer ein Ergebnis therapeutischer Arbeit sind, müssten Polterer mit und ohne

Therapieerfahrung an kinematischen Untersuchungen teilnehmen. Anhand von EMG-Studien wies van Lieshout (1993) abweichende sprechmotorische Kontrollstrategien zwischen Stotterern und Kontrollsprechern nach. Auch er formulierte das Ziel für weitere Studien, herauszufinden, ob die Kontrollstrategien, die sich bei den Stotterern auch in größeren Bewegungsamplituden äußerten, angeboren oder Teil von erlernten Verhaltensmustern sind.

Zusammenhang zwischen den Dauern und dem Verhältnis von Maximalgeschwindigkeit und Amplitude

In den Hypothesen 2.2, 2.3 und 2.4 wurde davon ausgegangen, dass die Polterer kürzere Dauern und kleinere Bewegungsamplituden als die Normalsprecher aufweisen. Aufgrund der angenommenen hohen Sprechgeschwindigkeit wurde eine stärkere Korrelation zwischen den artikulatorischen Bewegungsdauern und der Federkonstante erwartet.

Hinsichtlich der Frage, bei welcher der beiden Untersuchungsgruppen signifikante Korrelationen überwiegen, konnte sowohl für die sinnlosen Silbenreihen als auch für die Fremdwörter eine größere Abhängigkeit bei den Polterern festgestellt werden. Der prägnanteste Unterschied zwischen beiden Probandengruppen war bei der Öffnungsgeste zum Vokal /a/ innerhalb der Silbenfolge /nali/ zu beobachten. Bis auf die Normalsprecherin NW3 im p2-Kontext, die eine schwache, aber signifikante Korrelation aufwies, konnte für die Normalsprecher kein linearer Zusammenhang zwischen beiden Parametern nachgewiesen werden, während bei den Polterern in allen Fällen ein negativer Zusammenhang auf dem Signifikanzniveau von 0.01 berechnet wurde. Mit diesem Ergebnis wurde bei abnehmender Dauer der Öffnungsgeste eine Zunahme der Federkonstante nachgewiesen und damit auf steifere bzw. schnellere Muskelbewegungen der Zungenspitze geschlossen.

Für die Fremdwörter mit /tsion/ konnten generell nur wenige signifikante Korrelationen ausgemacht werden. Bei den Silbenreihen /pa/ und /ta/ waren die Dauer und die Federkonstante bei jeweils zwei von drei Polterern und keinem Normalsprecher linear korreliert, bei der Silbenreihe /ka/ nur bei der weiblichen Normalsprecherin.

Die kürzesten Bewegungsdauern zeigte generell der Sprecher PM2. Mit Zunahme der Dauern vergrößerte sich bei ihm die Federkonstante bei der Silbenfolge /nali/ (**) und bei der ÖG von /tsion/ (**).

Bei den Silbenreihen konnte ein solcher Zusammenhang in der ÖG lediglich für /pa/ (*) und für die VG für /ka/ (*) bestätigt werden. Es stellt sich die Frage, welche Strategie der Sprecher bei der Realisation der Silben nutzt, in denen keine signifikanten Korrelationen nachgewiesen werden konnten. Bei relativ kurzen Dauern und der größten Anzahl produzierter Silben im Sprechervergleich waren die Bewegungsamplituden der entsprechenden Silbenreihen (/ta/ und /ka/ in der ÖG und /pa/ und /ta/ in der VG, vgl. Kap. 4.6) vergleichsweise klein. Demnach ist bei Sprecher PM2 bei der Artikulation der sinnlosen Silbenreihen von einer Strategie des artikulatorischen „undershoots" auszugehen.

Bei den Polterern PM1 und PW3 variierten die kinematischen Dauern zwischen den verschiedenen Untersuchungsteilen so stark, dass kaum eine generelle Tendenz bezüglich der Bewegungsdauern zu beschreiben war. Bei den Fremdwörtern zeigten sich im Vergleich zu den Normalsprechern teilweise leicht kürzere bzw. vergleichbare Dauern und bei den Silbenreihen sogar längere Dauern gegenüber der Vergleichsgruppe. Bei den Fremdwörtern mit /nali/ fielen für beide Sprecher relativ große Bewegungsamplituden auf. Die kurzen Bewegungsdauern entstanden demnach mit vergleichsweise großen Amplituden und großen Maximalgeschwindigkeiten.

Im Sprechervergleich zeigten PM1 und PW3 bei der Silbenreihe /pa/ die längsten Gestendauern in der ÖG. Daraus ergaben sich lineare Korrelationen zwischen der Bewegungsdauer und der Federkonstante auf dem Signifikanzniveau von 0.01 für PM1 und 0.05 für PW3. Dieser Zusammenhang sagt aus, dass mit der relativ langsamen Produktion der Silbenreihen die Federkonstante abnahm, was auf weniger steife Bewegungen schließen ließ.

Bei der Silbenreihe /ta/ konnte für Sprecherin PW3 eine positive Korrelation zwischen der Bewegungsdauer und der Federkonstante ermittelt werden. Das bedeutet, dass trotz der vergleichsweise langen Dauern die Federkonstante zunahm.

Der Unterschied zwischen den Korrelationen bei den Fremdwörtern und Silbenreihen wurde im Vergleich zur Kontrollgruppe mit den kürzeren Bewegungsdauern von /nali/ und den längeren Dauern bei den Silben erklärt, da die Abhängigkeiten zwischen der Federkonstante und den Dauern eher bei hohem Tempo entstehen.

Die in der vorliegenden Arbeit ermittelten Ergebnisse entsprechen den Untersuchungsergebnissen anderer Studien, die für die Probanden unterschiedliche Strategien zur Erhöhung der Sprechgeschwindigkeit beschrieben haben.

So haben Ostry / Munhall (1985) herausgefunden, dass beim schnellen Sprechen einerseits die artikulatorische Spitzengeschwindigkeit zunimmt und die Bewegungsamplituden unverändert bleiben. Auf der anderen Seite konnten die Autoren beobachten, dass sich bei anderen Sprechern mit hohem Sprechtempo die maximale Geschwindigkeit nicht veränderte und dabei die Amplituden kleiner wurden.

Auch Kuehn / Moll (1976) beschrieben unterschiedliche Sprecherstrategien zur Erhöhung der Sprechgeschwindigkeit. Entweder blieben die Amplituden unverändert und die artikulatorische Geschwindigkeit nahm zu oder die Geschwindigkeit blieb gleich und die Amplituden wurden kleiner, so dass mehr „undershoot" produziert wurde.

Da in der vorliegenden Studie nicht verschiedene Sprechgeschwindigkeiten untersucht wurden, können keine vergleichenden Aussagen über den Einsatz sprecherischer Strategien bei Tempovariationen gemacht werden. Für die im Gegensatz zu den Normalsprechern kurzen Dauern wurden bei den Polterern vor allem große Amplituden mit großen Maximalgeschwindigkeiten herausgefunden.

Variabilität der Dauern und Amplituden

Sowohl bei der Auswertung der artikulatorischen als auch der akustischen Ergebnisse konnte bei den Silbenreihen bezüglich der Dauern keine größere Variabilität der Polterer bestätigt werden. Die Wiederholung dieser einfachen Silben führte vermutlich schnell zu automatisiert ablaufenden Artikulationsbewegungen, die in ihrer Produktion nicht stark voneinander abwichen. Im Gegensatz dazu lagen bei den Fremdwörtern weitaus variablere Ergebnisse bei den Polterern vor. Die größte Differenz stellte sich bei den Bewegungsamplituden der Fremdwörter mit /nali/ heraus, hier variierten die Ergebnisse der Polterer besonders im Bereich der großen Amplituden.

Bei den Fremdwörtern mit /tsion/ waren die Werte der Polterer ebenfalls variabler, der Unterschied zu den Normalsprechern fiel allerdings nicht so groß aus. Damit bestätigt sich die Aussage, dass die Symptomatik von Polterern inkonstant ist. Die Artikulation ein und desselben Wortes unterschied sich von Wiederholung zu Wiederholung bezüglich der zeitlichen Dauer und der Größe der Bewegungsauslenkung erheblich. Die Produktion von /nali/ war dem Anschein nach größeren artikulatorischen Schwankungen unterworfen, da der Vokal /a/ unterschiedlich große Kieferöffnungsweiten zulässt. Daraus resultierten stark abweichende Amplituden und Bewegungsdauern.

Die akustisch nachgewiesenen variierenden Dauern waren für /nali/ oder /tsionı/ stärker als für die Gesamtwortdauer. Diese starken zeitlichen Schwankungen wurden als Tendenz zu intraverbalen Akzelerationen gewertet, wie sie bereits von Seeman / Novák (1963) und Braun (1999) beschrieben wurden.

Die für den Untersuchungsteil der Fremdwörter nachgewiesene größere Variabilität bei den Polterern kann durch verschiedene Ursachen begründet sein:

Wenn die Variabilität als Index für die Stabilität und Ausgereiftheit des sprechmotorischen Systems gewertet wird, zeigte sich bei den Polterern anhand der Ergebnisse eine größere Stabilität des sprechmotorischen Systems bei dem sinnlosen Silbenmaterial als bei den Rahmensätzen mit integrierten Fremdwörtern. Sowohl bei den artikulatorischen als auch bei den akustischen Ergebnissen konnte für die Polterer eine größere Variabilität der Ergebnisse nachgewiesen werden.

Als Grund für die unterschiedlich ausfallenden Ergebnisse der beiden Untersuchungsteile sind die wesentlich vereinfachten Prozesse der Sprachproduktion bei den sinnlosen Silbenreihen zu nennen. Vermutlich konnten sich die Polterer hierbei leichter auf die Untersuchungsaufgabe konzentrieren. Da es sich weiterhin um die Wiederholung von Silben handelt, stellt sich eine Automatisierung des Sprechablaufes wesentlich schneller ein als bei den ungewöhnlichen, komplizierten Fremdwörtern. Zugunsten der Verständlichkeit, was einen Teil der Testaufgabe ausmachte, haben die Polterer mit unterschiedlich ausgeprägten Tempovariationen und zunehmender Größe der Sprechbewegungen versucht, dieses Ziel zu erreichen. Im Gegensatz zu Normalsprechern sind Polterer möglicherweise sehr viel unsicherer, was die Einschätzung des eigenen Sprechens betrifft und probieren deshalb immer wieder neue Strategien aus, die sich in Form der variablen Ergebnisse widerspiegeln.

Bei sportmotorischen Bewegungen wird der Terminus Bewegungskonstanz verwendet, wenn es um den Vergleich von Wiederholungen geht (Meinel / Schnabel 1987). Die Bewegungen verlieren an Konstanz, wenn sie noch nicht optimal eingeübt wurden. Das heißt, die Befehle sind noch nicht automatisiert und es bedarf der verstärkten motorischen Kontrolle. Weiterhin wird die Bewegungskonstanz durch äußere Bedingungen beeinflusst, wie beispielsweise bei sportlichen Wettkämpfen vom Wetter, den Wettkampfbedingungen, dem Gesundheitszustand und der allgemeinen körperlichen und geistigen Verfassung. Auf das Sprechen wirken ebenfalls äußere Faktoren ein. Bei Polterern scheint vor allem die Konzentration entscheidend zu sein. Unabhängig davon ist die Situation für die Polterer während des Experiments vergleichbar mit den Versuchen, neue sportmotorische Bewegungen auszuführen. Zunächst mussten sich die Sprecher an die gesamte Untersuchungstechnik gewöhnen, vor allem an das anfängliche Störgefühl der Empfängerspulen. Zudem handelt es sich bei dem Untersuchungskorpus um keine gewöhnlichen, der Spontansprache entnommenen Äußerungen. So ist demnach denkbar, dass die Polterer im Gegensatz zu den

Normalsprechern mehr Zeit und Übung brauchten, um konstante sprechmotorische Bewegungsmuster anzuwenden. Dies wird besonders anhand der starken Variationen innerhalb der Wiederholungen deutlich.

Bezogen auf die Spontansprache kann das wechselseitige Auftreten von automatisierten und neuen, zu kontrollierenden Sprechbewegungen dahingehend erklärt werden, dass die Gedankeninhalte bei besonders großer Konzentration mehrfach durchdacht und ausgesprochen werden, was zu einer guten Verständlichkeit führt. Dagegen verschlechtert sich das Sprechen in Situationen, die spontane Äußerungen verlangen oder durch starke Emotionen geprägt sind. In solchen Fällen nimmt sich der Polterer für die Sprechplanung wenig Zeit, er schwankt zwischen mehreren Formulierungen, es entstehen Versprecher, die Koordination verläuft nicht optimal, so dass im Endeffekt die Sprechbewegungen genauso variabel wie die Auswahl an Wörtern und grammatischen Strukturen ausfallen.

Eine größere Variabilität stellt auch eines der häufigsten und eindeutigsten Ergebnisse in den Studien zur sprechmotorischen Produktion bei Stotterern dar (Zimmermann 1980; Caruso et al. 1988; van Lieshout et al. 1993; Gracco 1994; Jäncke 1994; Ward 1997). Diese Beobachtung wird beispielsweise von Ward (1997) als Folge der Anwendung unterschiedlicher artikulatorischer Strategien interpretiert, um „flüssig“ zu sprechen. Normalsprecher produzieren dagegen „flüssige“ Äußerungen innerhalb eines begrenzten Rahmens an Variabilität.

Koenig et al. (2003) wiesen darauf hin, dass die einzelnen Artikulatoren eine unterschiedlich große Variabilität aufweisen. Lippenbewegungen sind demnach variabler als Bewegungen am harten Gaumen. Die stärkere Variabilität von /nali/ gegenüber /tsion/ kann durch die unterschiedliche Rolle des Kiefers bei den Lauten in den Silbenfolgen erklärt werden. Einerseits kann der Vokal /a/ in /nali/ durch verschieden große Kieferöffnungsweiten entstehen. Dazu müssten allerdings die Bewegungen der Kieferspule analysiert werden. Andererseits weist die Artikulation der alveolaren Konsonanten /t/ und /s/ eine generell geringere Variabilität als /n/ und /l/ auf (Hoole 1996).

Als ein weiterer möglicher Ansatz ist der Zusammenhang von Sprechgeschwindigkeit und Variabilität denkbar. Nach der von Fitts (1954) beschriebenen Gesetzmäßigkeit kann davon ausgegangen werden, dass mit Zunahme der Sprechgeschwindigkeit die Variabilität der Bewegungen zunimmt. Diesen Zusammenhang konnte Ward (1997) bei Stotterern nachweisen, der Testsätze in normaler, schneller und langsamer Sprechgeschwindigkeit aufnahm. In der vorliegenden Untersuchung konnte für die Polterer nicht in jedem Fall eine schnellere Sprechgeschwindigkeit (Auswertung anhand der akustischen Satzlänge) gegenüber den Normalsprechern festgestellt werden. Die Untersuchungsaufgabe bestand zwar darin, „so schnell wie möglich und so verständlich wie möglich zu artikulieren“, die Sprecher mussten jedoch keine Tempovariationen anwenden. Unabhängig von der angenommenen höheren Sprechgeschwindigkeit wiesen die Polterer variablere Ergebnisse im Vergleich zu den Normalsprechern auf. Es müssen demnach andere Ursachen für eine zunehmende Variabilität zu finden sein.

Dabei können die auffallend großen Bewegungsamplituden der Polterer in Betracht gezogen werden. Je größer Bewegungen ausfallen, um so ungenauer werden vermutlich artikulatorische Ziele erreicht.

Weiterhin ist ein Ansatz unabhängig der artikulatorischen Parameter denkbar. Nach Aussagen von Smith et al. (2000), die die Variabilität von Stotterern untersuchten, nahm die Variabilität bei linguistisch komplexeren Äußerungen bei allen Sprechern zu, nicht nur speziell bei Stotterern. Demnach kann man annehmen, dass einerseits die Realisation von Fremdwörtern für die Polterer eine schwierigere Aufgabe als für die Normalsprecher darstellte. Es ergibt sich die Frage, ob es generell für die Polterer komplizierter war, die Fremdwörter zu lesen und die Konsonantenkonstellation richtig zu erfassen. Wenn dem so wäre, würde dies auf die bereits angedeuteten Lesestörungen bei Polterern hinweisen. Möglich ist jedoch auch, dass sich andererseits für Polterer die Artikulation der Fremdwörter als besonders schwierig gestaltete, da es beim Durchlaufen der verschiedenen Ebenen der Sprachproduktion beim Speichern und Abrufen des phonetischen Planes aus dem artikulatorischen Speicher zu Störungen kam (Levelt 1991).

Van Lieshout (1995) erklärt die Komplexität langer Wörter aus sprachproduktiver Sicht. Demnach liegen langen Wörtern mehr Produktionseinheiten zugrunde, die entweder beim Entwerfen und Speichern des phonetischen Plans oder bei der Umwandlung in Muskelbefehle gestört werden können.

Anhand von Reaktionszeitmessungen bei Stotterern fanden Peters et al. (1989) eine Zunahme der Reaktionszeit bei mehrsilbigen Wörtern heraus. Daraus schlussfolgern die Autoren, dass Stotterer Probleme im Erstellen abstrakter motorischer Pläne haben.

Es ist jedoch auch zu bedenken, dass komplexe Wörter weniger geläufige artikulatorische und prosodische Muster haben (van Lieshout 1995). Das scheint für die langen Fremdwörter aus dem vorliegenden Untersuchungskorpus mit den komplizierten und für die deutsche Sprache sonst unüblichen Konsonantenkonstellationen und Akzentuierungsregeln zuzutreffen.

Bei der Überprüfung der Verteilung der Formantwerte F1 und F2 (von /ɪ/ und /i/) stellten sich für die Polterer jedoch weniger variable Ergebnisse als bei den Normalsprechern heraus. Es ist möglich, dass Polterer die Artikulation der Vokale stärker kontrollieren, da sie bestrebt sind, die Akzentuierung normgerecht umzusetzen. Auffällige Poltersymptome, wie sie anhand der verstärkten Variabilität von Dauern und Amplituden, Reduktionen, Verschleifungen und phonologischen Auffälligkeiten beschrieben wurden, entstehen demnach weniger bei akzentuierten Vokalen, sondern eher bei unbetonten Silben, wobei die Konsonanten am häufigsten betroffen sind. Andererseits kann die geringe Variabilität der Formantwerte auch damit erklärt werden, dass sich bei den Polterern die Form des Vokaltraktes nicht so stark ändert. Dafür jedoch variieren die Bewegungen der Zungenspitze umso mehr, wie anhand der kinematischen Daten nachgewiesen wurde.

Gestenüberlappung

Artikulatorische Gesten überlagern sich mit der Zunahme der Sprechgeschwindigkeit (Gay 1981). Für Polterer wurde daher angenommen, dass aufgrund des hohen Sprechtempos die artikulatorischen Gesten stark überlappen. Die Studie zeigte bei der Auswertung der Fremdwörter für einige Probanden eine Überlappungstendenz, die sich jedoch nicht von den Normalsprechern unterschied. Die Bewegungen der Zungenspitze des Polterers, bei dem generell die kürzesten Bewegungsdauern gemessen wurden, tendierten am wenigsten zur Gestenüberlappung, obwohl teilweise fast die Hälfte der Daten aufgrund von Reduktionen und unvollständigen Bewegungen nicht in die Statistik einbezogen werden konnte. Demnach war die Überlappung in mehreren Fällen so groß, dass die Daten nicht analysiert werden konnten. Andererseits produzierte der Sprecher die gleichen Testsätze tendenziell hyperartikulatorisch mit sehr großen Bewegungsamplituden und es kam keine Überlappung zustande.

Dieses Phänomen passt in das symptomatische Erscheinungsbild der Polterer. Situations- und konzentrationsabhängig sind sie in der Lage, ihr unverständliches und intraverbal akzeleriertes Sprechen in eine gut verständliche Sprache zu verwandeln.

Obwohl Lindblom (1983) Bewegungsdauern als wichtigste Bestimmungsgröße für reduzierte Bewegungen auffasst, sehen Kuehn / Moll (1976) aufgrund der verschiedenen Strategien Möglichkeiten, trotz schnellen Sprechtempos den artikulatorischen „undershoot" zu vermeiden. Das wird erreicht, indem die artikulatorischen Ziele schneller angesteuert werden. Wenn sich die geringe Überlappungstendenz des Sprechers PM2 dementsprechend erklären lässt, muss ihm eine große sprechmotorische Geschicklichkeit nachgewiesen werden.

Bei den Silbenreihen bestand bei keinem der sechs Sprecher eine Überlappungstendenz. Dieses Ergebnis ist nicht verwunderlich, da Reduktionstendenzen häufiger für die Spontansprache beschrieben werden. Auch wenn die Silben relativ schnell produziert wurden, konnten die artikulatorischen Bewegungen wegen der permanenten Wiederholung gleicher Silben vermutlich so präzise koordiniert werden, dass die Zielpositionen der einzelnen Artikulatoren mühelos erreicht wurden.

Sprechabsicht

Bernstein (1988) nennt die Antizipation als Voraussetzung koordinierter motorischer Aktionen. Auf sprachliche Prozesse übertragen bedeutet das: ohne Sprechabsicht erfolgt keine Sprechkoordination. Dies könnte eine einfache Erklärung für das Auftreten verschiedener Poltersymptome sein. Autoren wie Weiss (1964) beispielsweise erwähnen die Beobachtung, dass Polterer „drauflosreden“, als ob sie keine Absicht hätten. Da in der vorliegenden Untersuchung die Sprechabsicht fest stand und sich in Form von Silbenwiederholungen und dem Sprechen einfacher Sätze mit integrierten Fremdwörtern äußerte, ist anzunehmen, dass die Poltersymptome im Gegensatz zur Spontansprache stark reduziert auftreten. Im Gegensatz zu alltäglichen Sprechsituationen trat das Poltern während der Aufnahme zunächst eingeschränkt in Erscheinung. Trotz dieses ersten Eindrucks zeigten sich später bei der Datenanalyse teilweise so starke Symptome in Form von intraverbalen Akzelerationen und Silbenvertauschungen oder -auslassungen, dass Daten teilweise nicht ausgewertet werden konnten. Dieser Teil der Symptomatik kann demnach nicht an der mangelnden Antizipation der Polterer liegen, da die Sprechabsicht klar formuliert war. Mit der von mehreren Autoren formulierten fehlenden Sprechabsicht lassen sich möglicherweise Satzabbrüche und Formulierungsprobleme in der Spontansprache erklären. Dieser Aspekt müsste im Rahmen psycholinguistischer Experimente untersucht werden.

Kann das Poltern organische Ursachen haben?

Im Kapitel 2.1.3 wurden verschiedene Ursachen beschrieben, die für das Poltern denkbar sind. Weiterhin wurden im Kapitel 2.2.2 die Auswirkungen neurologischer Störungen des motorischen Systems in Bezug auf die Sprachproduktion thematisiert. Dabei wurden vor allem Parallelen zu den neurologischen Erkrankungen Morbus Parkinson, Multiple Sklerose und Dysarthrie erkennbar. Sie bezogen sich vor allem auf eine gestörte zeitliche Koordination der Respirations-, Phonations- und Artikulationsmuskulatur. Trotz dieser engen Beziehungen können neurologische Läsionen bei Polterern nicht zwangsläufig angenommen werden. Entsprechend den Ergebnissen dieser Studie können organische Störungen, wie sie von Gutzmann (1912), Luchsinger / Landolt (1951) sowie Langová / Morávek (1966) beschrieben wurden, eher ausgeschlossen werden. Lägen Hirnschädigungen wie bei den soeben genannten neurologischen Störungsbildern vor, müssten die Symptome immer erkennbar sein und dürften nicht je nach Testmaterial, Situation und Konzentration verschieden stark auftreten. Andererseits verstärken sich die durch das Kleinhirn verursachten Symptome bei schnellen Bewegungen (Müller / Konczak 1995). Auf das Poltern bezogen heißt das, dass durch Temporeduktionen die Defizite in der zeitlichen Koordinierung verringert werden können, was bei zwei der untersuchten Polterer mehrfach zu beobachten war. Unabhängig von neurologischen Aspekten scheinen die Prozesse des Feedbacks und der Programmierung auf phonologischer Ebene innerhalb der Sprachproduktion eine entscheidende Rolle bei der Verursachung des Polterns zu spielen.

Mit der Studie wurde angestrebt, die sprechmotorischen Fähigkeiten als mögliche Ursache von Polterern zu erforschen. Wie die Resultate zeigen, wurden für die Polterer keine auffälligen artikulatorischen Schwierigkeiten festgestellt, wie sie beispielsweise von Lees et al. (1996), Daly / Burnett (1996) und bereits von Gutzmann (1912) beobachtet wurden. Ein Beurteilungskriterium war die Anzahl der produzierten Silben. Trotz der teilweise geringeren Anzahl bei den Polterern war die Silbenproduktion keineswegs auffallend. Somit konnte nicht auf eine verlangsamte diadochokinetische Rate geschlossen werden. Andernfalls würde damit ein Hinweis auf eine neurologische Erkrankung vorliegen. Bei Dysarthriepatienten wurde anhand verlangsamter Silbendauern der Beweis für die gestörte Fähigkeit geliefert, Tempo zu erzeugen (Jaeger et al. 2000).

Ein bisher nicht erforschter Ansatz bei der Ursachenfindung des Polterns ist die Beschaffenheit der an der Artikulation beteiligten Muskeln. Innerhalb der Sportmotorik ist bekannt, dass sich entsprechend der angeborenen Struktur der Muskelfasern der eine Sportler eher für den Langstreckenlauf und der andere eher für Sprints eignet. Solche Unterschiede sind für die Sprechmuskulatur ebenfalls denkbar. Duffy et al. (2003) führen an, dass linguale und laryngeale Muskeln unterschiedlich beschaffen sind und verschiedene Funktionsmöglichkeiten gegenüber der Skelettmuskulatur aufweisen. Eine Besonderheit einiger der Artikulationsmuskeln ist die Ermüdungsbeständigkeit und schnelle Verkürzung. Inwieweit die Beschaffenheit der über 60 am Sprechvorgang beteiligten und zu koordinierenden Muskeln bei sprachpathologischen Störungen eine Rolle spielt, müsste durch Mediziner und Neurologen erforscht werden.

Vergleich der Ergebnisse mit Studien zum Stottern:
Aufgrund der fehlenden vergleichbaren kinematischen Untersuchungen von Polterern wurde in der Ergebnisdiskussion vermehrt auf Studien mit Stotterern verwiesen. Da bisherige vergleichende Experimente von Stotterern und Polterern generell signifikant unterschiedliche Ergebnisse ergeben haben (Hutchinson / Burk 1973; Rieber et al. 1972), dürfen die Resultate der vorliegenden Studie je-

doch nicht mit den Ergebnissen der Stotterer gleichgesetzt werden. Sie dienen lediglich als Diskussionsgrundlage.

In zweierlei Hinsicht zeichnen sich jedoch Gemeinsamkeiten beider Störungsbilder ab. Für die Ergebnisse kinematischer Studien kann die Tendenz beschrieben werden, dass sowohl bei Stotterern als auch bei Polterern eine hohe Variabilität der Ergebnisse ebenso wie längere Bewegungsdauern vorzufinden sind. Obwohl der Einfluss der Intensität der Sprachtherapie in der vorliegenden Arbeit nicht expliziert erforscht wurde, wurden die Ergebnisse, die teilweise entgegen den Erwartungen ausfielen, (z.B. größere Bewegungsamplituden bei zwei Polterern bei den Fremdwörtern und Produktion von weniger Silben) als Folge therapeutischer Arbeit gewertet. Bei einem Polterer (PM2) kam die Poltersymptomatik teilweise deutlich zum Vorschein. Es wurde angenommen, dass es ihm im Rahmen der Untersuchung schwer fiel, Verbesserungsstrategien anzuwenden.

Eines der Hauptprobleme der vorliegenden Studie ist die geringe Probandenzahl, da sich das Verhalten von drei Polterern nur eingeschränkt verallgemeinern lässt. Anhand der Ergebnisse wurde ersichtlich, dass sich bis auf die auffallend große Variabilität kaum einheitliche Ergebnisse für die Polterer beschreiben lassen. Dadurch war es notwendig, die Sprecher isoliert zu betrachten, was wiederum ein generelles methodisches Problem bei kinematischen Untersuchungen darstellt. Es ist nicht geklärt, ob die unterschiedlichen Verhaltensweisen durch die Anwendung von Verbesserungsstrategien beeinflusst wurden oder dies auf die generell unterschiedliche Erscheinungsform des Polterns zurückzuführen ist. Innerhalb der Gruppe der Normalsprecher zeigten sich ebenfalls stark variierende Resultate. Um in weiteren EMMA-Untersuchungen mit einer größeren Probandenanzahl arbeiten zu können, muss zur Analyse der Daten ein aus mehreren Personen bestehendes Team eingesetzt werden.

Schlussfolgerungen für die therapeutische Arbeit

Von Therapeuten und Forschern wird häufig das Fehlen standardisierter diagnostischer Verfahren zur Abgrenzung des Polterns von der Redeflussstörung Stottern kritisiert. Es wäre wünschenswert, wenn bisherige Forschungsergebnisse als Basis für die weitere therapeutische Forschung dienen würden. Beispielsweise konnten anhand von akustischen Aufnahmen (Rieber et al. 1972; Rieber 1975; Rieber et al. 1976; St. Louis et al. 1985) unterschiedliche Verhaltensweisen von Stotterern und Polterern hinsichtlich der Pausendauer, der Fehlerhäufigkeit und der Sprechgeschwindigkeit aufgezeigt werden. Daraus ergibt sich die Möglichkeit, für diagnostische Zwecke akustische Aufnahmen auszuwerten. Dazu müssen Kriterien zusammengestellt werden, nach denen die Therapeuten in Praxen,

Kliniken und Sprachheilschulen vorgehen können. Die akustische Auswertung eines einheitlichen Sprachkorpus oder sogar der Spontansprache könnte die Abgrenzung des reinen Polterns vom Stottern und den Mischformen erleichtern.

Entsprechend den diskutierten Ergebnissen lassen sich für die sprachtherapeutische Arbeit mit Polterern einige Vorschläge ableiten. Anhand der Ergebnisse konnte nachgewiesen werden, dass Polterer entgegen ursprünglicher Annahmen mit sehr großen Bewegungsamplituden artikulieren. Es wurde die Vermutung formuliert, dass es den Probanden leichter fällt, mehr Sprachqualität durch deutliche und große Bewegungen im Vergleich zur Fokussierung auf die Reduzierung des Sprechtempos zu erreichen. Die Arbeit an der Artikulation muss demnach mehr an Bedeutung gewinnen. Durch den bewussten Einsatz von Hyperartikulation lassen sich Atmung, Sprechrhythmus, Akzentuierung sowie Sprechtempo gleichzeitig verbessern.

Ebenso wichtig scheint die Arbeit am auditiven Feedback der Polterer, wie es Sick (2004) in einer umfangreichen Übungssammlung vorschlägt. Unflüssigkeiten und Fehler sollten von den Sprechern besser wahrgenommen werden. Eine Möglichkeit wäre, Aufnahmen von anderen Polterern anzuhören, um die Wirkung auf den Hörer selbst nachzuempfinden. Allerdings stellt sich die Frage, wie stark die Schwierigkeiten der Polterer im Hinblick auf das auditive Feedback wirklich sind. Einerseits sind vorzeitige Abbrüche zu beobachten, um vermutlich Fehler zu vermeiden und andererseits zeigten sich während des Experiments Beispiele, bei denen vor allem phonologische Auffälligkeiten unbeachtet blieben. Wahrscheinlich denken Polterer sehr viel über das Wie und nicht über das Was einer Äußerung nach. Sie beugen Fehlern oder schwierigen grammatikalischen Konstruktionen vor, versuchen, „flüssig" zu bleiben, nicht zu schnell zu sprechen und wissen am Ende nicht mehr, was sie eigentlich ausdrücken wollten. In der Therapie sollten sie deshalb lernen, dass mit einer klaren Gedankenstrukturierung und einer deutlichen Aussprache das Sprechen weniger Störungen unterworfen ist.

Generell muss hervorgehoben werden, dass die an der Studie beteiligten Polterer keineswegs motivationslos und ohne Störungsbewusstsein erschienen. Das beweist allein die Zusage zu dem Experiment, das zweifelsohne einem hohen Interesse und einer großen Teilnahmebereitschaft bedarf. Die Bedürfnisse und Vorstellungen des sich in der Therapie befindlichen Polterers müssen demnach sehr ernst genommen werden. Die immer noch häufig in der Literatur vorzufindenden Beschreibungen von unmotivierten und unsensiblen Polterern sollten unbedingt relativiert werden. Es sollte aus therapeutischer Sicht dahingehend investiert werden, den Patienten die Behandlungsschritte und –ziele zu erklären, damit bei den Polterern ein höheres Verständnis für die Übungen entsteht, die nach Aussagen der Probanden häufig als „kindisch und nutzlos“ gewertet werden.

Im Kapitel 2.2.6 wurde die Bedeutung des propriozeptiven Feedbacks für die sprechmotorische Kontrolle herausgestellt. Die Propriozeptoren arbeiten sehr schnell und stellen dem motorischen Programm Informationen über den Spannungszustand der beteiligten Muskeln zur Verfügung. Da diese Feedbackkreise normalerweise unbewusst ablaufen, ist die aktive therapeutische Arbeit an den propriozeptiven Überwachungskanälen nicht möglich. Werden anhand von Experimenten Störungen dieser Feedbackkreise nachgewiesen, muss nach Möglichkeiten gesucht werden, diese therapeutisch zu verbessern. Generell sind Irritationen der Propriozeptoren denkbar, die die Feedbackmechanismen unterbrechen. Das Feedback nutzt dann andere Mechanismen (taktiles oder auditives Feedback), weshalb die Rückkopplung länger dauert und sich negativ auf die Qualität des Sprechens auswirkt. In diesem Fall kann eine osteopathische Behandlung zur Stabilisierung der propriozeptiven Regelkreise beitragen.

In Anlehnung an das Kapitel 2.2.5, in dem die häufig auftretenden Symptome des Polterns in das Sprachproduktionsmodell von Levelt (1991) eingeordnet wurden, sollten Therapeuten den Versuch unternehmen, diesen Ansatz zu diagnostischen Zwecken zu nutzen und zu erweitern. Anhand der Gegenüberstellung und Gewichtung der individuellen Symptomatik der Polterer kann ein schneller Überblick gewährleistet werden.

Bei der Einordnung in das Modell wurde ersichtlich, dass aufgrund der Vielfältigkeit an Symptomen das Poltern auf verschiedenen Ebenen der Sprachproduktion verursacht werden kann. Zeigen sich hauptsächlich Störungen in Form von unvollständigen und unstrukturierten Sätzen, sollten vor allem rhetorische Übungen zur Gedankenstrukturierung angewendet werden. Äußert sich dagegen eher eine hohe Unverständlichkeit, muss zunächst überprüft werden, inwieweit phonologische Auffälligkeiten und das Sprechtempo dafür eine Rolle spielen. Es wurde bereits erwähnt, dass zur Reduktion des Sprechtempos Strategien der Hyperartikulation und Erhöhung der Lautstärke eingesetzt werden können.

Zur Verbesserung der phonologischen Auffälligkeiten sollten die Patienten zunächst für diese Fehler sensibilisiert werden und lernen, diese zu akzeptieren. Wie bei der weiblichen Sprecherin während des Experiments zu beobachten war, lösen Versprecher Unmut und großen Ärger aus. Das zeigte sich bei der Polterin in zunehmender Wut, was sich besonders in der Veränderung ihres Stimmklangs äußerte. Es ist möglich, dass durch diese Reaktionen ein Kreislauf beginnt, der durch die Verkrampfung und die pessimistische Erwartungshaltung noch mehr Fehler entstehen lässt. So sollte ein natürlicher Umgang mit den phonologischen

Auffälligkeiten trainiert werden. Das impliziert auch, dass Fehler durch ein hastiges Korrigieren und Fluchen mehr auffallen können, als ein selbstverständliches erneutes Starten des Wortes oder Satzes.

Die Häufigkeit phonologischer Auffälligkeiten kann möglicherweise durch eine verstärkte Konzentration auf die Sprechplanung verringert werden. Dabei spielen die Atmung und Sprechpausen eine übergeordnete Rolle. Bei alternierenden Formulierungen sollte sich der Sprecher rechtzeitig für eine Formulierung entscheiden lernen. Damit könnten Kontaminationen verhindert werden.

Ausblick auf weitere empirische Fragestellungen bezüglich der Redeflussstörung Poltern

Da das Ziel empirischer Forschung zum Thema Poltern immer die verbesserte therapeutische Arbeit beinhaltet und die Therapieschwerpunkte nur nach gesicherter Differentialdiagnose zum Stottern gelegt werden können, ist es ratsam, bei zukünftigen Experimenten Polterer, Stotterer und Normalsprecher zu untersuchen. Anhand des Vergleichs von Stotterern und Polterern ließen sich diagnostik- und therapierelevante Unterschiede analysieren. Durch den Vergleich mit Normalsprechern könnten Aussagen über pathologische Abweichungen getroffen werden.

Wie bei Studien mit Stotterern sollten für die Polterer nicht isolierte sprechmotorische Defizite, wie z.B. eine eingeschränkte Zungenbeweglichkeit, sondern eher die Koordination getestet und diskutiert werden, da sich bei der Auswertung der Daten keinerlei Hinweise auf Probleme der Sprechmotorik erkennen ließen. Um verstärkt die koordinativen Aspekte von Polterern zu erforschen, müssten bei einem wiederholten Einsatz der EMMA eine weitere Empfängerspule auf die Oberlippe geklebt werden, um die bilabiale Koordination zu messen.

Sinnvoll für weitere EMMA-Experimente wären vergrößerte Zeitintervalle zur Signalspeicherung, um spontansprachähnliche Äußerungen aufzunehmen. Die maximale Aufzeichnungsdauer der vorliegenden Untersuchung betrug bei den Silbenreihen zehn Sekunden. Wie bereits zu Beginn der Ergebnisdiskussion vorgeschlagen, könnten Testaufgaben darin bestehen, zu vorgegebenen Zielwörtern so schnell wie möglich Sätze zu bilden. Dabei sollte den Probanden nicht bekannt sein, dass bei der Analyse der Daten lediglich einzelne Wortteile verwendet werden. Durch diese erweiterte Aufgabenstellung könnten möglicherweise Symptome wie Wortfindungsstörungen, Rhythmusprobleme oder generelle Schwierigkeiten der Gedankenstrukturierung und vor allem deren Auswirkungen auf die Artikulation der Zielwörter nachgewiesen werden. Es muss mit dem

Sprachkorpus generell beabsichtigt werden, so viel sprachliche Ablenkung wie möglich zu erreichen.

Weitere kinematische Untersuchungen könnten an Effektivität gewinnen, wenn die Probanden dabei stärker eingebunden werden. Das könnte wie folgt aussehen: Nach einer Aufnahme wird gefragt, wie der Proband die Untersuchung empfunden hat, an welcher Stelle es Probleme gab, was schwer fiel oder besonders leicht war, wobei er sich besonders angestrengt hat oder wann Bestandteile aus der Therapie geholfen haben. Danach wird das Video der Aufnahme angesehen, die Probanden geben sich selbst Feedback, es wird überprüft, inwieweit die geschilderten Eindrücke mit der Realität übereinstimmen. Dabei geht es besonders um die Fragestellung, ob die Probanden bei der Betrachtung des Videos Fehler entdecken, die sie bei der Untersuchung unkorrigiert ließen.

Weiterführend lassen sich Überlegungen anstellen, inwiefern die Ergebnisse kinematischer Studien die weitere therapeutische Arbeit oder das generelle Sprechverhalten beeinflussen können. Auch, wenn der Einsatz der EMMA momentan im sprachtherapeutischen Alltag nicht anwendbar ist, sollte überprüft werden, ob es Polterern hilft, ihre artikulatorischen Bewegungen anhand der Gestenplots anzusehen. Es ist gut vorstellbar, dass diese Visualisierung hilft, mehr Artikulationspräzision zu erreichen. Zu der Bemerkung: „Oh, das war aber schnell" fügt sich dann das Bild, dass artikulatorische Bewegungen unvollständig sind bzw. vollkommen reduziert wurden, sie nicht sichtbar und deshalb nicht hörbar wurden, was folglich die Verständlichkeit einschränkt.

Eine weitere lohnenswerte Untersuchung zur Erforschung kinematischer Variablen von Polterern wäre der Einsatz des dreidimensionalen Artikulographen, der am Institut für Phonetik und Sprachliche Kommunikation der Universität München getestet wird. Damit wäre es möglich, auch den Probanden zu untersuchen, der aufgrund der lateralen Zungenbewegungen in der vorliegenden Studie nicht ausgewertet werden konnte. Anhand der Technik könnten Aussagen über seine kompensatorischen Artikulationsmuster gemacht werden.

Ferner kann eine kieferorthopädische Beurteilung des Gaumens und der Zahnstellung für die Interpretation der Daten von enormer Wichtigkeit sein.

Das Poltern sollte in Zukunft natürlich auch auf anderen Gebieten Gegenstand von Untersuchungen möglichst vieler Probanden werden. Auf dem Gebiet der EEG-Forschung wurde bereits viel Vorarbeit geleistet. Obwohl mehrfach pathologische Befunde bei den Polterern nachgewiesen wurden, können noch keine Allgemeinaussagen über die genaue Lokalisation der Störung gemacht werden. Einheitliche Ergebnisse sind jedoch notwendig, um die Frage zu klären, inwieweit neurologische Auffälligkeiten bei Polterern vorliegen. Des Weiteren sollte der Ansatz von Molt (1996) aufgegriffen werden, der hinter der Redeflussstörung ein Defizit der auditiven Verarbeitung vermutet.

Sehr aufschlussreiche Resultate liegen von der Forschergruppe Neumann et al. (2003), Preibisch et al. (2003) und Neumann (2005) vor, die mit Hilfe von fMRT-Aufnahmen (funktionelle Magnetresonanztomografie) bei Stotterern vor und nach therapeutischer Behandlung von Normalsprechern abweichende Aktivitäten in den Gehirnhälften nachweisen konnten. Sie fanden eine Mehraktivität in einem bestimmten Areal in der rechten Hirnhälfte (rechtes frontales Operculum / RFO) heraus, dass normalerweise bei Fehlerkorrekturen genutzt wird. Nach sprachtherapeutischer Behandlung verlagerte sich die Hirnaktivität auf die linke Seite, auf der die Sprachzentren bei rechtshändigen Personen liegen (motorischer Cortex, Broca-Areal, Hörcortex). Die Anwendung dieser Methode bei Polterern wäre für die Ursachenforschung wegweisend.

Weiterhin könnten mittels EMG-Experimenten Aussagen über die zeitliche Koordinierung von artikulatorischen Muskeln abgeleitet werden. Diese müssten im Hinblick auf mögliche Störungen des motorischen Systems im ZNS interpretiert werden. Wenn das Kleinhirn oder das extrapyramidale System in ihrer Funktion gestört sind, wie beispielsweise bei Dysarthrien oder bei der Parkinson-Krankheit, müssten sich besonders zeitliche Ablaufstörungen der Muskelbewegungen nachweisen lassen.

Im vorherigen Kapitel wurde für die weitere therapeutische Arbeit mit Polterern eine Verbesserung des Feedbacks als wichtiger Behandlungsbestandteil beschrieben. Dazu fehlen jedoch weitreichende Untersuchungen, die beispielsweise die Effekte des DAF (verzögertes auditives Feedback) auf die Symptomatik des Polterns empirisch nachweisen. Ein ebenso interessanter Ansatz wären Experimente, bei denen das auditive Feedback vollkommen ausgeblendet wird. Die daraus resultierenden Ergebnisse würden Hinweise darüber liefern, ob und inwieweit die Feedbackmechanismen bei Polterern gestört sind.

6 Zusammenfassung

Das Poltern ist innerhalb der sprachtherapeutischen Forschung eine wenig analysierte Redeflussstörung, für die zahlreiche Symptome charakteristisch sein können. Die vorliegende Studie befasst sich mit der Erforschung der sprechmotorischen Fähigkeiten von Polterern. Die wenigen existierenden Angaben darüber widersprechen sich dahingehend, dass einerseits sehr gute sprechmotorische Fähigkeiten (Seeman / Novák 1963), andererseits jedoch ebenso Defizite (St. Louis 1996; Lees et al. 1996; Daly / Burnett 1996) nachgewiesen wurden. Mit Hilfe der Elektromagnetischen Mediosagittalen Artikulographie (EMMA) sowie akustischer Aufnahmen wurde überprüft, ob und worin sich erwachsene Polterer von Normalsprechern bei der Artikulation unterscheiden.

Im einleitenden theoretischen Teil der Arbeit wurden Definitionen gegenübergestellt, die durch verschiedene inhaltliche Perspektiven gekennzeichnet sind. So wurde das Poltern zu Beginn des vorigen Jahrhunderts durch die Aufzählung von persönlichen Charaktereigenschaften beschrieben und damit gleichzeitig vom Stottern abgegrenzt. Heutzutage beinhalten die Definitionen ausgewählte Symptome, aber auch bei diesen Versuchen zeigt sich die Schwierigkeit, das Störungsbild einheitlich zu beschreiben. In der vorliegenden Arbeit wurden zur Beschreibung des Polterns bei erwachsenen Sprechern häufig genannte Symptome dargestellt. Es konnte herausgestellt werden, dass die Ausführungen beispielsweise zum Störungsbewusstsein des Polterers konträr sind. Deshalb wurde vorgeschlagen, widersprüchliche Symptome, beispielsweise zum Störungsbewusstsein, zu den mathematischen und musikalischen Fähigkeiten nicht als Basis für Definitionen zu nutzen.

Im Anschluss an die Beschreibung des Störungsbildes Poltern wurde ein Überblick über die Ursachen der Redeflussstörung gegeben. Dabei zeigen sich ebenfalls die unzureichend empirisch gesicherten Ansätze. Es ist bisher noch nicht geklärt, ob das Poltern durch neurologische Läsionen oder andere Einflüsse verursacht wird.

Im Kapitel zur Sprachproduktion wurden Parallelen zwischen Störungen des motorischen Systems im Zentralnervensystem und dem Poltern aufgezeigt. Hintergrund für diese Zusammenstellung war die Frage, inwieweit neurologische Störungen als Ursache für die Redeflussstörung denkbar sind. Dabei wurde ersichtlich, dass durch Defekte des Kleinhirns, wie sie bei einer zerebellaren Dysarthrie vorliegen, ein schnelles Sprechtempo hervorgerufen werden können. Störungen des extrapyramidalen Systems führen zu einer verwaschenen und undeutlichen Artikulation (z.B. bei Morbus Parkinson) sowie zu einer gestörten Koordination von Respiration, Phonation und Artikulation.

Ausgehend von der Fragestellung, wie Poltersymptome ohne neurologische Beeinflussung entstehen, wurde aufgezeigt, auf welchen Ebenen der Sprachproduktion verschiedene Symptome verursacht werden können. Entsprechend der Einteilung nach Levelt (1991) wurden Wortfindungsschwierigkeiten der Ebene der grammatischen Enkodierung zugeordnet, während Konzentrationsprobleme eher die Überwachungsmechanismen behindern. Versprecher und Sprechfehler wie Substitutionen und Kommutationen wurden in der vorliegenden Studie als phonologische Auffälligkeiten bezeichnet, da sie im Gegensatz zu weiteren üblichen Termini (artikulatorische bzw. phonetische Auffälligkeiten) den Ort der Störung verdeutlichen, nämlich die Ebene der phonologischen Enkodierung im Sprachproduktionsmodell. Neben diesen Sprechfehlern ist ein hohes Sprechtempo für das Poltern charakteristisch. Aus diesem Grund wurde der Einfluss hoher Sprechgeschwindigkeit auf den Sprachproduktionsprozess erläutert. Die Ausführungen basieren auf der Anwendung des Masse-Feder-Modells, das Aussagen über den Zusammenhang des Sprechtempos und dem Verhältnis der Bewegungsgeschwindigkeit und Bewegungsauslenkung der entsprechenden Artikulatoren ermöglicht.

Im Kapitel 2.4 wurden bisherige Studien und Experimente mit Polterern zusammengefasst. Angaben über die sprechmotorischen Fähigkeiten von Polterern wurden bereits von Seeman / Novák (1963) gemacht. Sie wiesen mit Hilfe eines Silbenschnelligkeitstests unauffällige Befunde in der Sprechmotorik nach. Das Gegenteil bewiesen Lees et al. (1996) sowie Daly / Burnett (1996). In Fallstudien zeigten sie eine eingeschränkte Beweglichkeit der Zunge und eine gestörte Koordination der Artikulatoren.

Es wurde außerdem deutlich, dass das Poltern in der Vergangenheit vor allem durch neurologische Untersuchungen (EEG) erforscht wurde. Dabei konnten Parallelen zwischen den Gehirnströmen beim Poltern und der Epilepsie nachgewiesen werden, was jedoch für das Stottern nicht zutraf.

Weiterhin konnte die DAF-Methode, bei der mit verzögertem auditivem Feedback gearbeitet wird, als geeignetes differentialdiagnostisches Mittel von Polterern und Stotterer herausgestellt werden. Des Weiteren wurden Studien vorgestellt, die anhand verschiedener Messmethoden kinematische Daten von Stotterern erfasst haben. Sie wurden zu Vergleichszwecken herangezogen, da analoge Untersuchungen zum Poltern nicht existieren.

Ausgehend von den teilweise widersprüchlichen Symptomen, den fehlenden empirischen Untersuchungen und den noch ungeklärten Ursachen des Polterns wurden folgende konkrete Hypothesen für die vorliegende Studie formuliert: Im Vergleich zu den Normalsprechern wurden für die Polterer kürzere artikulatorische Bewegungsdauern und akustische Segmentdauern vermutet, ebenso kürzere Bewegungsamplituden. Weiterhin wurde eine starke Variabilität der Daten mit einer erhöhten Überlappungstendenz der Sprechbewegungen angenommen.

Zur Überprüfung dieser Parameter kam die 10-kanalige Elektromagnetische Mediosagittale Artikulographie (EMMA) zum Einsatz. Simultan zur Aufnahme der kinematischen Daten wurde die Akustik mitgeschnitten. Die Bewegungen der Empfängerspulen auf der Zungenspitze, dem Zungenrücken und der Unterlippe wurden anhand von KV-Silbenwiederholungen (/pa/, /ta/, /ka/) und den in mindestens 5-silbigen Fremdwörtern enthaltenen Silbenfolgen /nali/ bzw. /nalı/ und /tsionı/ segmentiert. An der Studie teilgenommen haben drei Polterer und drei Vergleichssprecher zwischen 21 und 36 Jahren.

Mit Hilfe der EMMA konnten bei dem in Rahmensätzen integrierten Wortmaterial die meisten artikulatorischen Auffälligkeiten festgestellt werden. Demgegenüber zeigten die nichtsprachlichen Silbenwiederholungen weniger spezifische Poltereigenschaften. Diese Beobachtung wurde als Therapieeffekt gewertet, da die Konzentration auf die Wiederholungen einfacher Silben wesentlich leichter fällt als auf die mehrsilbigen Fremdwörter. Es wurde angenommen, dass das sprechmotorische System bei den Silbenwiederholungen relativ stabil arbeitet, während es bei dem komplizierten Wortmaterial große Instabilität aufweist.

Die vorliegende Studie konnte generell keine sprechmotorischen Defizite der Artikulatoren von Polterern nachweisen. Die Probleme liegen vermutlich eher in der Koordination aller an der Artikulation beteiligten Prozesse. Das wichtigste Resultat der Arbeit stellt die erhöhte Variabilität dar, die sowohl artikulatorisch als auch akustisch bestätigt werden konnte.

Bei der zehnfachen Wiederholung der Testsätze zeigten sich stark voneinander abweichende Bewegungen der Zungenspitze. Wie auch in anderen kinematischen Untersuchungen üblich, wurden die Ergebnisse der Studie aufgrund der individuell geprägten Variabilität sprecherspezifisch ausgewertet.

Bei einem Sprecher konnten bei fast der Hälfte der Daten reduzierte Sprechbewegungen beobachtet werden. In den Fällen, in denen er unauffällig artikulierte, zeigten sich große Bewegungsamplituden. Diese waren größer als bei den Kontrollsprechern und deuteten auf eine bewusst eingesetzte Hyperartikulation hin. Bei den beiden anderen Polterern konnten ebenfalls stark voneinander abweichende Bewegungen nachgewiesen werden. Die Bewegungen der Zungenspitze variierten in der Größe der Bewegungsauslenkung, es waren Verschleifungen zu beobachten. Auch die zeitlichen Parameter zeigten variable Resultate bei den Polterern, diese waren jedoch im Vergleich zu den Amplituden nicht so stark ausgeprägt.

Bezüglich der großen Variabilität wurden Parallelen zur Sportmotorik gezogen. Bewegungen fallen generell variabel aus, wenn ihnen Bewegungskonstanz fehlt, wenn sie nicht automatisiert ablaufen. Bezogen auf die Resultate der vorliegenden Arbeit heißt das, dass die Polterer längere Zeit benötigten, bis die Produktion der Rahmensätze mit Fremdwörtern automatisiert ablief. Die Normalsprecher konnten sich vermutlich schneller auf diese Anforderung einstellen.

Der Vergleich der gesamten Satzdauer zeigte bei zwei von drei Polterern ein langsameres Sprechtempo gegenüber den Vergleichssprechern. Bei der Analyse der artikulatorischen und akustischen Segmentdauern konnten jedoch meist kürzere Dauern bei den Polterern festgestellt werden. Das Verhältnis der relativ langen Satzdauern und der kurzen Bewegungsdauern wurde als Hinweis auf intraverbale Akzelerationen sowie längere interverbale Pausen gewertet. Die Auswertung des nichtsprachlichen Silbenmaterials brachte den Beweis für den Einsatz therapeutischer Muster, denn bei Polterern wurden entgegen den Erwartungen längere Silbendauern nachgewiesen.

Sowohl bei den Fremdwörtern als auch bei den Silbenreihen konnten bei den Polterern größere Bewegungsamplituden festgestellt werden. Die Ausnahme bildet ein Sprecher, dessen Ergebnisse besonders stark variierten. Bei einem Teil der Ergebnisse wurden auch kleinere Amplituden beobachtet.

Die Tendenz zu größeren Bewegungen der Artikulatoren im Vergleich zur Kontrollgruppe wurde als Folge der Anwendung therapeutischer Muster gewertet. Für die therapeutische Arbeit wurde daraus der Schluss gezogen, dass hyperartikulatorische Übungen einen größeren Erfolg bei der Umsetzung im Alltag bringen als temporeduzierende Strategien.

Durch die Anwendung des Masse-Feder-Modells konnte für Polterer eine stärkere Korrelation zwischen kurzen Bewegungsdauern und dem Verhältnis der Bewegungsgeschwindikeit zu den Amplituden bestätigt werden. Da trotz kurzer Bewegungsdauern der Zungenspitze bei der Produktion der Fremdwörter verhältnismäßig große Bewegungen vorzufinden waren, musste die Bewegungsgeschwindigkeit bei den Polterern eher groß sein, andernfalls kämen keine signifikanten Korrelationen zustande. Demzufolge verfügen Polterer über sehr schnell bewegbare Artikulatoren.

Für zukünftige Untersuchungen mit Polterern, die keine Analyse von Spontansprache ermöglichen, wird empfohlen, Testmaterial mit viel Redundanz zu verwenden, um damit die bloße Konzentration auf die zu analysierenden Segmente zu vermeiden.

Die mehrfachen Wiederholungen innerhalb des Sprachkorpus erwiesen sich als günstig, da deutliche Veränderungen in der Produktion bzw. Artikulationspräzision erkennbar wurden. Die Polterer zeigten, dass ihre Sprache genauso unauffällig wie die der Kontrollsprecher sein kann, andererseits jedoch die Symptome so deutlich in Erscheinung treten, dass die Sprache zwar noch verständlich war, die Artikulationsbewegungen jedoch unpräzise realisiert wurden. Da der Inhalt des Gesagten vorgegeben war, ließ sich auch dadurch die relative Verständlichkeit erklären.

Die Erfahrungen der vorliegenden Studie führten zu folgender Erkenntnis bezüglich der Symptomatik:

Die typischste Charakteristik des Polterns ist seine inkonstante Erscheinung. Es zeigt sich eine starke Variabilität der Sprachproduktion, die durch verkürzte Bewegungsamplituden ebenso gekennzeichnet ist wie durch langsame und sehr präzise artikulatorische Bewegungen. Es besteht ein enger Zusammenhang zwischen der linguistischen Komplexität der Äußerungen und der Qualität der Sprachproduktion.

In der abschließenden Diskussion wurden Vorschläge für weiterführende Experimente und deren Bedeutung für die therapeutische Arbeit formuliert. Beispielsweise wurde die Möglichkeit diskutiert, die EMMA als Feedback-Methode zu nutzen. Dabei könnten die Probanden mit ihren auffälligen Gestenplots (Abbildung der artikulatorischen Bewegungen in einem Koordinatensystem) konfrontiert werden, um das Bewusstsein der Auswirkungen undeutlicher Artikulation zu erweitern.

Als lohnenswerte Forschungsansätze wurden die Methoden der funktionellen Magnet-Resonanz-Tomographie (fMRT), Elektroenzephalographie (EEG), Elektromyographie (EMG) sowie verzögertes auditives Feedback (DAF) hervorgehoben. Mit Hilfe von fMRT-Aufnahmen wurden bei rechtshändigen Stotterern Aktivitäten in der rechten Gehirnhälfte festgestellt, die sich nach sprachtherapeutischer Behandlung in die linke Hemisphäre verschoben haben, in der die für die Sprache relevanten Areale liegen. Ergebnisse über das Poltern könnten ebenso vollkommen neue Daten bezüglich neurologischer Auffälligkeiten liefern.

Als Ziel für weitere EEG-Experimente müsste die Lokalisation der mehrfach nachgewiesenen Abnormalitäten bei Polterern formuliert werden. Mit Hilfe von EMG-Aufnahmen könnte die Koordination von Lippen- und Kieferbewegungen untersucht werden. Als mögliches Instrument für die Therapie und als Differentialdiagnostik sollte die DAF-Methode erforscht werden.

Ausgehend von den Erkenntnissen der vorliegenden Studie sowie den Ergebnissen bisheriger Analysen des Polterns und auch des Stotterns ist ein hohes Potential an Themen für weitere Forschungsprojekte gegeben.

7 Literaturverzeichnis

Abbs, J. H. (1973): The influence of the gamma motor system on jaw movements during speech: A theoretical framework and some preliminary observations. Journal of Speech and Hearing Research 16, 175-200.

Adams, S. G. / Weismer, G. / Kent, R. D. (1993): Speaking rate and speech movement velocity profiles. Journal of Speech and Hearing Research 36, 41-54.

Aichert, I., Ziegler, W. (2003): Syllable frequency and syllable structure in apraxia of speech. Brain and Language 88, (1), 148-159.

Alfonso, P. J. / van Lieshout, P. H. H. M. (1997): Spatial and temporal variability in obstruent gestural specification by stutterers and controls: Comparisons across sessions. In: Hulstijn, W. / Peters, H. F. M. / van Lieshout, P. H. H. M. (eds.): Speech Production: Motor Control, Brain Research and Fluency Disorders. Amsterdam, 151-160.

Arnold, G. E. (1960): Studies in Tachyphemia. Logos 3, 24-45.

Bakker, K. (1996): Cluttering: Current scientific status and emerging research and clinical needs. Journal of Fluency Disorders 21, 359-365.

Becker, K.-P. / Grundmann, K. (1970): Investigations on incidence and symptomatology of cluttering. Folia Phoniatrica 22, 261-271.

Beckman, M. E. / Edwards, J. / Fletcher, J. (1992): Prosodic structure and tempo in a sonority model of articulatory dynamics. In: Docherty, G. J. / Ladd, R. D. (eds.): Papers in Laboratory Phonology II: Segment, Gesture, Prosody. Cambridge 68-86.

Bernstein, N. A. (1988): Bewegungsphysiologie. Leipzig.

Bierwisch, M. (1970): Fehler-Linguistik. Linguistic Inquiry, 1, (4), 397-414.

Birbaumer, N., Schmidt, R. F. (1991): Biologische Psychologie. Heidelberg.

Blackmer, E. R. / Mitton, J. L. (1991): Theories of monitoring and the timing of repairs in spontaneous speech. Cognition 39, 173-194.

Böhme, G. (1997): Sprach-, Sprech-, Stimm- und Schluckstörungen. Band 1: Klinik. Stuttgart.

Braun, O. (1999): Sprachstörungen bei Kindern und Jugendlichen: Diagnostik, Therapie, Förderung. Stuttgart.

Browman, C. P. / Goldstein, L. (1986): Towards an articulatory phonology. Phonology Yearbook 3, 219-252.

Browman, C. P. / Goldstein, L. (1989): Articulatory gestures as phonological units. Phonology 6, 201-251.

Browman, C. P. / Goldstein, L. (1990): Gestural specification using dynamically-defined articulatory structures. Journal of Phonetics 18, 299-320.

Bühl, A. / Zöfel, P. (2000): SPSS Version 10. Einführung in die moderne Datenanalyse unter Windows. München.

Butterworth, B. (1992): Disorders of phonological encoding. Cognition 42, 261-286.

Byrd, D. (1996): Saying consonant clusters quickly. Journal of Phonetics 24, 263-282.

Byrd, D. / Kaun, A. / Narayanan, S. / Saltzman, E. L. (2000): Phrasal signatures in articulation. In: Broe, M. B. / Pierrehumbert, J. B. (eds.): Papers in Laboratory Phonology V: Acquisition and the Lexicon. Cambridge, 70-87.

Byrd, D. / Saltzman, E. L. (2002): Speech Production. In: Arbib, M. (eds.): The Handboock of Brain Theory and Neural Networks. Cambridge, 1072-1076.

Carstens (1992): Articulograph AG100. Elektromagnetisches Artikulations-Meßsystem. Benutzerhandbuch. Carstens Medizinelektronik GmbH.

Caruso, A. J. / Abbs, J. H. / Gracco, V. L. (1988): Kinematic analysis of multiple movement coordination during speech in stutterers. Brain 111, 439-455.
Cooke, J. D. (1980): The organization of simple, skilled movements. In: Stelmach, G. E. / Requin, J. (eds.): Tutorials in Motor Behavior. Amsterdam, 199-212.
Cooke, J. D. (1982): Position-velocity-torque relations during human arm movements. Society for Neuroscience Abstracts, 8, 731.
Daly, D. A. / Burnett, M. L. (1996): Cluttering: Assessment, treatment planning, and case study illustration. Journal of Fluency Disorders 21, 239-248.
De Nil, L. F. / Abbs, J. H. (1991): Kinaesthetic acuity of stutterers and non-stutterers for oral and non-oral movements. Brain 114, (5), 2145-2158.
Dell, G. S. (1986): A spreading activation theory of retrieval in sentence production. Psychological Review 93, 283-321.
Dogil, G. / Williams, B. (1999): The phonetic manifestation of word stress. In: van der Hulst, H. (eds.): Word Prosodic Systems in the Languages of Europe. Berlin, 273-309.
Drosdowski, G., (Hg.) (1996): Duden, Die deutsche Rechtschreibung. Band 1. Mannheim.
Duffy, J. R. / Kent, R. / Kent, J. F. (2003): The contribution of motor speech disorders to understandig motor speech control. Proceedings of the 15th International Congress of Phonetic Sciences (ICPhS), Barcelona August 3-9, 2003. Barcelona, 159-162.
Dumke, H.-D. / Heese, G. / Kroker, W. / Siems, L. (1963): Zur Symptomatologie des Polterns. Folia Phoniatrica 15, 155-169.
Eccles, J. C. (1975): Das Gehirn des Menschen. München.
Eisenberg, P. (1991): Syllabische Struktur und Wortakzent. Zeitschrift für Sprachwissenschaft 10, (1), 37-64.
Evarts, E. V. (1980): Die Steuerung von Bewegungen durch das Gehirn. In: Stevens, C. F. (Hg.): Gehirn und Nervensystem: Woraus sie bestehen; wie sie funktionieren; was sie leisten. Weinheim, 153-158.
Fel'dman, A. G. (1966a): Functional tuning of the nervous system with control of movement or maintenance of steady posture. II. Controllable parameters of the muscles. Biophysics 11, 565-578.
Fel'dman, A. G. (1966b): Functional tuning of the nervous system with control of movement or maintenance of steady posture. III. Mechanicographic analysis of the execution by man of the simplest motor tasks. Biophysics 11, 766-775.
Fitts, P. M. (1954): The information capacity of the human motor system in controlling the amplitude of movement. Journal of Experimental Psychology 47, 381-391.
Fletcher, S. G. (1972): Time-by-count measurement of diadochokinetic syllable rate. Journal of Speech and Hearing Research 15, 763-770.
Freund, H. (1952): Studies in the interrelationship between stuttering and cluttering. Folia Phoniatrica 4, 146-168.
Fromkin, V. A. (1971): The non-anomalours nature of anomalous utterances. Language 47, (1), 27-52.
Garrett, M. F. (1980): Levels of processing in sentence production. In: Butterworth, B. (eds.): Language Production: Volume 1. London, 177-220.
Garrett, M. F. (1984): The organisation of processing structure for language production: Applications to aphasic speech. In: Caplan, D. / Lecours, A. R. / Smith, A. (eds.): Biological Perspectives on Language. Cambridge, Massachusetts, 172-193.
Gay, T. (1981): Mechanisms in the control of speech rate. Phonetica 38, 148-158.
Goldbeck, T. P. / Sendlmeier, W. (1988): Wechselbeziehungen zwischen Satzmodalität und Akzentuierung in satzfinaler Position bei der Realisierung von Intonationskonturen. In: Altmann, H. (Hg.): Intonationsforschungen. Tübingen, 305-321.

Gracco, V. L. (1988): Timing factors in the coordination of speech movements. The Journal of Neuroscience 8, (12), 4628-4639.
Gracco, V. L. (1994): Some organizational characteristics of speech movement control. Journal of Speech and Hearing Research 37, 4-27.
Graichen, J. (1973): Teilleistungsschwächen dargestellt an Beispielen aus dem Bereich der Sprachbenutzung. Zeitschrift für Kinder- und Jugendpsychiatrie 1, 113-144.
Graichen, J. (1981): Störungen der Integration. In: Remschmidt, H. / Schmidt, M. (Hg.): Neuropsychologie des Kindesalters. Stuttgart, 280 – 291.
Graichen, J. (1985): Organismische Fehlregulationen als direkte Ursachen von Redeflußstörungen (Stottern) in neuropsychologischer Differentialdiagnostik. Sprache - Stimme - Gehör, 9, 34-40.
Graichen, J. (1986): Zentrale Bedingungen von Sprachentwicklungsstörungen. Die Sprachheilarbeit 31, (2), 60-74.
Guiot, G. / Hertzog, E. / Rondot, P. / Molina, P. (1961): Arrest or acceleration of speech evoked by thalamic stimulation in the course of stereotaxic procedures for parkinsonism. Brain 84, 363-379.
Gutzmann, H. (1912): Sprachheilkunde: Vorlesungen über die Störungen der Sprache mit besonderer Berücksichtigung der Therapie. Berlin.
Hardcastle, W. J. (1976): Physiology of Speech Production: An introduction for speech scientists. London.
Hertrich, I. / Ackermann, H. (1997): Articulatory control of phonological vowel lenght contrasts: Kinematic analysis of labial gestures. Journal of the Acoustical Society of America 102, (1), 523-536.
Hildenbrandt, E. (1976): Bewegung und Sprache. In: Hahn, E. / Preising, W. (Hg.): Die menschliche Bewegung; Human movement. Bericht des wissenschaftlichen Kongresses der 6. Gymnaestrada Berlin vom 29. Juni bis 1. Juli 1975. Schorndorf, 168-182.
Hixon, T. J. / Hardy, J. C. (1964): Restricted motility of the speech articulators in cerebral palsy. Journal of Speech and Hearing Disorders 29, (3), 293-306.
Hoole, P. (1993): Methodological considerations in the use of electromagnetic articulography in phonetic research. Forschungsberichte des Instituts für Phonetik und Sprachliche Kommunikation der Universität München (FIPKM) 31, 43-64.
Hoole, P. (1996): Theoretische und methodische Grundlagen der Artikulationsanalyse in der experimentellen Phonetik. Forschungsberichte des Instituts für Phonetik und Sprachliche Kommunikation der Universität München (FIPKM) 34, 3-173.
Hoole, P. / Mooshammer, C. / Tillmann, H. G. (1994): Kinematic analysis of vowel production in German. Proceedings of ICSLP, Yokohama, 53-56.
Hülshoff, T. (1996): Das Gehirn. Bern.
Hulstijn, W. / van Lieshout, P. H. H. M. / Peters, H. F. M. (1991): The measurement of coordination. In: Peters, H. F. M. / Hulstijn, W. / Starkweather, C. W. (eds.): Speech Motor Control and Stuttering. Amsterdam, 211-230.
Hutchinson, J. M. / Burk, K. W. (1973): An investigation of the effects of temporal alterations in auditory feedback upon stutterers and clutterers. Journal of Communication Disorders 6, 193-205.
Jaeger, M. / Hertrich, I. / Stattrop, U. / Schönle, P.-W. / Ackermann, H. (2000): Speech disorders following severe traumatic brain injury: Kinematic analysis of syllable repetitions using electromagnetic articulography. Folia Phoniatrica et Logopaedica 52, 187-196.
Jäncke, L. (1994): Variability and duration of voice onset time and phonation in stuttering and nonstuttering adults. Journal of Fluency Disorders 19, 21-37.
Jäncke, L. / Bauer, A. (1995): Sprechkoordination. Psychologische Beiträge 37, 453-497.

Jessen, M. / Marasek, K. / Schneider, K. / Claßen, K. (1995): Acoustic correlates of word stress and the tense/lax opposition in the vowel system of German. Proceedings of the International Congress of Phonetic Sciences, Stockholm, 428-431.

Katz, W. / Machetanz, J. / Orth, U. / Schönle, P.-W. (1990): A kinematic analysis of anticipatory coarticulation in the speech of anterior aphasis subjects using electromagnetic articulography. Brain and Language 38, (4), 555-575.

Kelso, J. A. S. / Saltzman, E. L. / Tuller, B. (1986): The dynamical perspective on speech production: Data and theorie. Journal of Phonetics 14, 29-59.

Kelso, J. A. S. / Vatikiotis-Bateson, E. / Saltzman, E. L. / Kay, B. (1985): A qualitative dynamic analysis of reiterant speech production: Phase portraits, kinematics, and dynamic modeling. Journal of the Acoustical Society of America 77, 266-280.

Kempen, G. / Hoenkamp, E. (1987): An incremental procedural grammar for sentence formulation. Cognition Science 11, 201-258.

Kent, R. D. / Moll, K. L. (1972): Cinefluographic analyses of selected lingual consonants. Journal of Speech and Hearing Research 15, (453-473),

Klatt, D. H. (1975): Voice onset time, frication, and aspiration in word-initial consonant clusters. Journal of Speech and Hearing Research 18, 686-706.

Kleinow, J. / Smith, A. / Ramig, L. O. (2001): Speech motor stability in IPD: Effects of rate and loudness manipulations. Journal of Speech, Language and Hearing Research 44, (5), 1041-1051.

Kleinsorge (1989): Untersuchung zu den Persönlichkeitsmerkmalen und dem Lern- und Leistungsverhalten bei Polterern. Die Sprachheilarbeit 34, 113-121.

Koenig, L. L. / Lucero, J. C. / Löfqvist, A. (2003): Studying articulatory variability using functional data analysis. Proceedings of the 15th International Congress of Phonetic Sciences (ICPhS), Barcelona August 3-9, 2003. Barcelona, 269-272.

Kohler, K. (1995): Einführung in die Phonetik des Deutschen. Berlin.

Krech, E.-M., (Hg.) (1982): Großes Wörterbuch der deutschen Aussprache. Leipzig.

Kretschmer, I. M. (1996): Untersuchungen zur Analyse von Sprech- und Schluckbewegungen mit Hilfe der elektromagnetischen Artikulographie. Dissertation Tübingen (Mskr.).

Kuehn, D. P. / Moll, K. L. (1976): A cineradiographic study of VC and CV articulatory velocities. Journal of Phonetics 4, 303-320.

Kussmaul, A. (1910): Die Störungen der Sprache. Leipzig.

Langová, J. / Morávek, M. (1966): An Experimental Study of Stuttering and Cluttering. Praha.

Lees, R. M. / Boyle, B. E. / Woolfson, L. (1996): Is cluttering a motor disorder? Journal of Fluency Disorders 21, 281-287.

Levelt, W. J. M. (1987): Hochleistung in Millisekunden - Sprechen und Sprache verstehen. Jahrbuch der Max-Planck-Gesellschaft, 61-77.

Levelt, W. J. M. (1991): Speaking. Cambridge, Massachusetts.

Levelt, W. J. M. (1992): Accessing words in speech production: Stages, processes and representations. Cognition 42, 1-22.

Levelt, W. J. M. (1995): The ability to speak: From intentions to spoken words. European Review. Interdisciplinary Journal of the Academia Europaea 3, 13-23.

Levelt, W. J. M. / Roelofs, A. / Meyer, A. S. (1999): A theory of lexical access in speech production. Behavioral and Brain Sciences 22, 1-38.

Liebmann, A. (1900): Vorlesungen über Sprachstörungen. 4. Heft Poltern. Berlin.

Lindblom, B. (1963): Spectrographic study of vowel reduction. Journal of the Acoustical Society of America 35, (11), 1773-1781.

Lindblom, B. (1983): Economy of speech gestures. In: MacNeilage, P. F. (eds.): The Production of Speech. New York, 217-246.

Lindblom, B. (1990): Explaining phonetic variation: A sketch of the H&H theory. In: Hardcastle, W. J. / Marchal, A. (eds.): Speech Production and Speech Modelling. Dordrecht, 403-439.
Lindner, G. (1981): Grundlagen und Anwendung der Phonetik. Berlin.
Loosch, E. (1999): Allgemeine Bewegungslehre. Wiebelsheim.
Luchsinger, R. (1962): Inter- und intraverbale Acceleration beim Poltern. Experimentell-phonetische Untersuchungen der Sprachakzente beim Poltern. Archiv für Ohren-, Nasen- und Kehlkopfheilkunde 180, 804-813.
Luchsinger, R. (1963): Poltern: Erkennung, Ursachen und Behandlung. Berlin.
Luchsinger, R., Arnold, G. E. (1959): Lehrbuch der Stimm- und Sprachheilkunde. Wien.
Luchsinger, R. / Landolt, H. (1951): Elektroencephalographische Untersuchungen bei Stotterern mit und ohne Polterkomponente. Folia Phoniatrica 3, 135-150.
Luchsinger, R. / Landolt, H. (1955): Über das Poltern, das sogenannte "Stottern mit Polterkomponente" und deren Beziehung zu den Aphasien. Folia Phoniatrica 7, (12), 12-43.
McClean, M. C. / Kroll, R. E. / Loftus, N. S. (1990): Kinematic analysis of lip closure in stutterers fluent speech. Journal of Speech and Hearing Research 33, (4), 755-760.
McClean, M. C. / Levandowski, D. R. / Cord, M. T. (1994): Intersyllabic movement timing in the fluent speech of stutterers with different disfluency levels. Journal of Speech and Hearing Research 37, 1060-1066.
McClean, M. D. / Runyan, C. M. (2000): Variations in the relative speeds of orofacial structures with stuttering severity. Journal of Speech, Language and Hearing Research 43, (6), 1524-1531.
McClean, M. D. / Tasko, S. M. / Runyan, C. M. (2004): Orofacial movements associated with fluent speech in persons who stutter. Journal of Speech, Language, and Hearing Research 47, (2), 294-303.
Meinel, K. / Schnabel, G. (1987): Bewegungslehre - Sportmotorik. Berlin.
Meixner, F. (1992): Poltern aus entwicklungspsychologischer Sicht. In: Grohnfeld, M. (Hg.): Störungen der Redefähigkeit. Handbuch der Sprachtherapie Band 5. Berlin, 468-490.
Meyer, A. S. (1997): Word form generation in language production. In: Hulstijn, W. / Peters, H. F. M. / van Lieshout, P. H. H. M. (eds.): Speech Production: Motor Control, Brain Research and Fluency Disorders. Elsevier, 73-88.
Molt, L. F. (1996): An examination of various aspects of auditory processing in clutterers. Journal of Fluency Disorders 21, 215-225.
Mooshammer, C. (1998): Experimentalphonetische Untersuchungen zur artikulatorischen Modellierung der Gespanntheitsopposition im Deutschen (Dissertation Humboldt-Universität Berlin). Forschungsberichte des Instituts für Phonetik und Sprachliche Kommunikation der Universität München (FIPKM) 36, 3-192.
Morávek, M. / Langová, J. (1962): Some electrophysiological findings among stutterers and clutterers. Folia Phoniatrica 14, 305-316.
Müller, F. / Konczak, J. (1995): Neuromotorische Kontrolle bei Funktionsstörungen der Basalganglien und des Cerebellums. Psychologische Beiträge 37, 664-686.
Munhall, K. G. / Löfqvist, A. (1992): Gestural aggregation in speech: Laryngeal gestures. Journal of Phonetics 20, 111-126.
Munhall, K. G. / Ostry, D. J. / Parush, A. (1985): Characteristics of velocity profiles of speech movements. Journal of Experimental Psychology: Human Perception and Performance 11, (4), 457-474.
Myers, F. L. / Bradley, C. L. (1992): Clinical management of cluttering from a synergistic framework. In: Myers, F. L. / St. Louis, K. O. (eds.): Cluttering: A Clinical Perspective. Kibworth, England, Far Communications, 85-105.

Myers, F. L. / St. Louis, K. O. (1996): Two youth who clutter, but is that the only similarity? Journal of Fluency Disorders 21, 297-304.
Namasivayam, A. K. / van Lieshout, P. H. M. M. (2004): Kinematic changes following static pertubation in people who stutter. In: Packman, A. / Meltzer, A. / Peters, H. F. M. (eds.): Theory, Research and Therapy in Fluency Disorders - Proceedings of the 4th World Congress on Fluency Disorders. Nijmegen, 331-338.
Neumann, K. (2005): Wortstau im Gehirn. Gehirn und Geist 1-2, 30-35.
Neumann, K. / Euler, H. A. / von Gudenberg, A. W. / Giraud, A.-L. / Lanfermann, H. / Gall, V. / Preibisch, C. (2003): The nature and treatment of stuttering as revealed by fMRI. A within- and between-group comparison. Journal of Fluency Disorders 28, 381-410.
Nix, W. A. (1995): Wörterbuch der klinischen Neurologie. Reinbek.
Ostry, D. J. / Keller, E. / Parush, A. (1983): Similarities in the control of the speech articulators and the limbs: Kinematics of tongue dorsum movement in speech. Journal of Experimental Psychology: Human Perception and Performance 9, (4), 622-636.
Ostry, D. J. / Munhall, K. G. (1985): Control of rate and duration of speech movements. Journal of the Acoustical Society of America 22, (2), 640-648.
Pascher, W. / Bauer, H. (1984): Differentialdiagnose von Sprach,- Stimm- und Hörstörungen. Stuttgart.
Pearson, L. (1962): Studies in tachyphemia: V. Rhythm and dysrhythmia in cluttering associated with congenital language disability. Logos 5, 51-59.
Penfield, W. / Rasmussen, T. (1950): The Cerebral Cortex of Man. A Clinical Study of Localization of Function. New York.
Perkell, J. S. / Zandipour, M. / Matthies, M. L. / Lane, H. (2002): Economy of effort in different speaking conditions. I. A preliminary study of intersubject differences and modeling issues. Journal of the Acoustical Society of America 112, (4), 1627-1641.
Peters, H. F. / Hulstijn, W. / Starkweather, C. W. (1989): Acoustic and physiological reaction times of stutterers and nonstutterers. Journal of Speech and Hearing Research 32, 668-680.
Peters, H. F. M. / Hulstijn, W. / van Lieshout, P. H. M. M. (2000): Recent developments in speech motor research into stuttering. Folia Phoniatrica et Logopaedica 52, 103-119.
Pétursson, M. / Neppert, J. (1991): Elementarbuch der Phonetik. Hamburg.
Poeck, K. (1989): Klinische Neuropsychologie. Stuttgart.
Pompino-Marschall, B. (2003): Einführung in die Phonetik. Berlin.
Postma, A /Kolk, H. (1990): Speech errors, disfluencies, and self-repairs in stutterers in two accuracy conditions. Journal of Fluency Disorders 15, 291-303.
Postma, A. / Kolk, H. (1993): The covert repair hypothesis: Prearticulatory repair processes in normal and stuttered disfluencies. Journal of Speech and Hearing Research 36, 472-487.
Preibisch, C. / Neumann, K. / Raab, P. / Euler, H. A. / von Gudenberg, A. W. / Lanfermann, H. / Giraud, A.-L. (2003): Evidence for compensation for stuttering by the right frontal operculum. NeuroImage 20, 1356-1364.
Preus, A. (1996): Cluttering upgraded. Journal of Fluency Disorders 21, 349-357.
Pschyrembel, W. (2002): Klinisches Wörterbuch. Berlin.
Rieber, R. W. (1975): A study in psycholinguistics and communication disorders. Linguistics, 160, 33-70.
Rieber, R. W. / Breskin, S. / Jaffe, J. (1972): Pause time and phonation time in stuttering and cluttering. Journal of Psycholinguistic Research 1, 149-154.
Rieber, R. W. / Smith, N. / Harris, B. (1976): Neurological aspects of stuttering and cluttering. In: Rieber, R. W. (eds.): The Neuropsychology of Language. New York, 45-66.

Saltzman, E. L. / Kelso, J. A. S. (1987): Skilled actions: A task-dynamic approach. Psychological Review 94, 84-106.
Schönle, P.-W. (1988): Elektromagnetische Artikulographie. Berlin.
Seeman, M. / Novák, A. (1963): Über die Motorik bei Polterern. Folia Phoniatrica 15, 170-176.
Shattuck-Hufnagel, S. (1979): Speech errors as evidence for a serial-ordering mechanism in sentence production. In: Cooper, W. E. / Walker, E. C. T. (eds.): Sentence Processing: Psycholinguistic Studies Presented to Merrill Garrett. Hillsdale, New Jersey, 295-342.
Shattuck-Hufnagel, S. (1983): Sublexical units and suprasegmental structure in speech production planning. In: MacNeilage, P. F. (eds.): The Production of Speech. New York, 109-136.
Sick, U. (2000): Spontansprache bei Poltern. Forum Logopädie 4, (14), 7-16.
Sick, U. (2004): Poltern: Theoretische Grundlagen, Diagnostik, Therapie. Stuttgart.
Smith, A. / Johnson, M. / McGillem, C. / Goffman, L. (2000): On the assessment of stability and patterning of speech movements. Journal of Speech, Language and Hearing Research 43, 277-286.
Smith, A. / Kleinow, J. (2000): Kinematic correlates of speaking rate changes in stuttering and normally fluent adults. Journal of Speech, Language and Hearing Research 43, (2), 521-36.
St. Louis, K. O. (1992): On defining cluttering. In: Myers, F. L. / St. Louis, K. O. (eds.): Cluttering: A Clinical Perspective. Kibworth, England, 37-53.
St. Louis, K. O. (1996): A tabular summary of cluttering subjects in the special edition. Journal of Fluency Disorders 21, 337-343.
St. Louis, K. O. / Hinzman, A. R. (1986): Studies of cluttering: Perceptions of cluttering by speech-language pathologists and educators. Journal of Fluency Disorders 11, 131-149.
St. Louis, K. O. / Hinzman, A. R. / Hull, F. M. (1985): Studies of cluttering: Disfluency and language measures in young possible clutterers and stutterers. Journal of Fluency Disorders 10, 151-172.
St. Louis, K. O. / Myers, F. L. / Cassidy, L. J. / Michael, A. J. / Penrod, S. M. / Litton, B. A. / Coutras, S. W. / Olivera, J. L. R. / Brodsky, E. (1996): Efficacy of delayed auditory feedback for treating cluttering: Two case studies. Journal of Fluency Disorders 21, 305-314.
Stegemann, J. (1991): Leistungsphysiologie. Stuttgart.
Sternberg, S. / Wright, C. E. / Knoll, R. L. / Monsell, S. (1982): Motor programs in rapid speech: Additionell evidence. In: Cole, R. A. (eds.): Perception and Production of Fluent Speech. Hillsdale, New Jersey, 507-534.
Story, R. S. / Alfonso, P. J. / Harris, K. S. (1996): Pre- and posttreatment comparison of the kinematics of the fluent speech of persons who stutter. Journal of Speech and Hearing Research 39, (5), 991-1005.
Streifler, F. / Gumpertz, M. (1955): Cerebral potentials in stuttering and cluttering. Confinia Neurologica 15, 344-359.
Tasko, S. M. / McClean, M. D. (2004): Variations in articulatory movement with changes in speech task. Journal of Speech Language and Hearing Research 47, 85-100.
Teigland, A. (1996): A study of pragmatic skills of clutterers and normal speakers. Journal of Fluency Disorders 21, 201-214.
van Lieshout, P. H. H. M. (1993): Physiological differences between stutterers and nonstutterers in perceptually fluent speech: EMG amplitude and duration. Journal of Speech and Hearing Research 36, 55-63.

van Lieshout, P. H. H. M. (1995): Motor planning and articulation in fluent speech of stutterers and nonstutterers. Dissertation, Nijmegen Institute for Cognition and Information.
van Lieshout, P. H. H. M. / Alfonso, P. J. / Hulstijn, W. / Peters, H. F. M. (1993): Electromagnetic articulography (EMA) in stuttering research. Forschungsberichte des Instituts für Phonetik und Sprachliche Kommunikation der Universität München (FIPKM) 31, 215-224.
van Lieshout, P. H. H. M. / Hijl, M. / Hulstijn, W. (1999): Flexibility and stability in bilabial gestures: 2) Evidence from continuous syllable production. Proceedings of the 14th International Congress of Phonetic Sciences (ICPhS), San Francisco, 45-48.
van Lieshout, P. H. H. M. / Hulstijn, W. / Alfonso, P. J. / Peters, H. F. M. (1997): Higher and lower order influences on the stability of the dynamic coupling between articulators. In: Hulstijn, W. / Peters, H. F. M. / van Lieshout, P. H. M. M. (eds.): Speech Production: Motor Control, Brain Research and Fluency Disorders. Elsevier, 161-170.
van Lieshout, P. H. H. M. / Hulstijn, W. / Peters, H. F. M. (2004): Searching for the weak link in the speech production chain of people who stutter: A motor skill approach. In: Maassen, B. / Kent, R. / Peters, H. / van Lieshout, P. H. H. M. / Hulstijn, W. (eds.): Speech Motor Conrol in Normal and Disordered Speech. Oxford, 313-355.
van Riper, C. (1970): Stuttering and cluttering. The differential diagnosis. Folia Phoniatrica 22, 347-353.
van Riper, C. (1990): Final thoughts about stuttering. Journal of Fluency Disorders 15, 317-318.
Varley, R. / Whiteside, S. (2001): What is the underlying impairment in acquired apraxia of speech. Aphasiology 15, 39-49.
Ward, D. (1997): Intrinsic and extrinsic timing in stutterers' speech: Data and implications. Language and Speech 40, (3), 289-310.
Weber, C. (2002): Poltern - eine vergessene Sprachbehinderung. Schriften zur Sprachheilpädagogik Band 10. Berlin.
Weiss, D. A. (1964): Cluttering. New York, Prentice-Hall.
Weiss, D. A. (1967): Cluttering. Folia Phoniatrica 19, 233-263.
Wendler, J. / Seidner, W. / Kittel, G. / Eysholdt, U. (1996): Lehrbuch der Phoniatrie und Pädaudiologie. Stuttgart.
Wieneke, G. H. / Eijken, E. / Janssen, P. / Brutten, G. J. (2001): Durational variability in the fluent speech of stutterers and nonstutterers. Journal of Fluency Disorders 26, 43-53.
Wirth, G. (1994): Sprachstörungen, Sprechstörungen, Kindliche Hörstörungen. Köln.
Ziegler, W. (2002): Psycholinguistic and motor theories of apraxia of speech. Seminars in Speech and Language 23, (4), 231-244.
Ziegler, W. / Maassen, B. (2004): The role of the syllable in disorders of spoken language production. In: Maassen, B. / Kent, R. / Peters, H. / van Lieshout, P. H. H. M. / Hulstijn, W. (eds.): Speech Motor Control in Normal and Disordered Speech. Oxford, 415-447.
Zimmermann, G. (1980a): Articulatory dynamics of fluent utterances of stutterers and nonstutterers. Journal of Speech and Hearing Research 23, 95-107.
Zimmermann, G. (1980b): Articulatory behaviors associated with stuttering: A cinefluographic analysis. Journal of Speech and Hearing Research 23, 108-121.

Glossar

ADS: Abkürzung für Aufmerksamkeits-Defizit-Syndrom

ADHS: Abkürzung für Aufmerksamkeits-Defizit-Syndrom mit Hyperaktivität

Afferente Nervenbahn: leitet Impulse von den Gelenken und der Muskulatur zum zentralen Nervensystem (ZNS)

Akzeleration: Beschleunigung, die zwischen Wörtern (interverbal) und innerhalb von Wörtern (intraverbal) auftreten kann

Alpha-Welle: Wellen im EEG zwischen 8 und 13 Hz; im normalen EEG größtenteils dominierende α-Wellen

Alveolar: am Gaumen unmittelbar hinter den Zähnen gebildeter Laut

Antizipation: ein späterer Laut, ein Wort- oder Satzteil verdrängt einen früheren

Apikal: mit der Zungenspitze artikulierter Laut

Ataxie: Bezeichnung für gestörte Koordination von Bewegungsabläufen

Bilabial: mit den Lippen gebildeter Laut

Bite-Block: Methode zur Messung kompensatorischer Effekte; durch den Einsatz des Bite-Blocks werden die Bewegungen des Unterkiefers verhindert

Coda: Silbenauslaut

Dorsal: mit dem Zungenrücken gebildeter Laut

Dental: an den oberen Schneidezähnen gebildeter Laut

Dental-labial: Zahn-, Lippenlaut

Diadochokinetische Rate (DDK): Ermittlung der Anzahl schnell aufeinander folgender Sprechbewegungen, z.B. bei Silbenwiederholungen

Diphthong: Doppellaut, z.B. /ei/, /au/

Dyslexie: internationale Bezeichnung für Lese-Rechtschreibschwäche

EEG: Elektroenzephalogramm; Methode zur Registrierung von Potentialschwankungen (Spannungsunterschiede) des Gehirns

Efferente Nervenbahn: steuert Informationen von der Großhirnrinde zu den Empfangs-, Befehls- und Ausführungsorganen

Euklidische Distanz: kürzester Weg zwischen zwei Punkten

Federkonstante: wird aus dem Verhältnis der Maximalgeschwindigkeit zur Amplitude berechnet und ermöglicht Aussagen über die Muskelsteifheit nach dem Prinzip: je steifer, umso schneller arbeiten die Muskeln

Fitts Law: Gesetz, das das Prinzip der menschlichen Bewegung beschreibt; kann Zeit voraussagen, die benötigt wird, von einer Startposition zu einer Zielposition zu gelangen; das Gesetz bezieht sich auf schnelle, zielgerichtete Bewegungen, dabei wird die Zeit von der Distanz und Genauigkeit des angesteuerten Ziels beeinflusst

Formant: Frequenzregion, in der die Partialtöne (Obertöne) besonders intensiv sind; für Klangfarbe der Vokale verantwortlich

Freiheitsgrad: Anzahl der voneinander unabhängigen Bewegungen

Frikativ: Reibe- bzw. Engelaut

Friktion: Reibung

Fokale Veränderung: Herdbefund, d.h. örtliche Veränderung der EEG-Aktivität; epileptische Anfälle werden in fokale (partielle) und generalisierte Anfälle eingeteilt

Geste: zielgerichtete und kontrollierte Bewegung des Vokaltrakts

Homunculus: sogenannte motorische Landkarte des Gehirns; der kanadische Neurochirurg Wilder Penfield präsentierte 1950 den ersten Homunculus (lateinisch = kleiner Mann)

Hyperventilation: übermäßiges Atmen; Provokationsmethode in der Neurologie für pathologische Veränderungen im EEG

Innervationsverhältnis: Verhältnis zwischen Zahl der Nervenfasern und Zahl der durch sie motorisch versorgten Muskelfasern; richtet sich nach motorischen Anforderungen, z.B. bei Steuerung von Augenbewegungen 1:3 (Feinmotorik), bei Innervation eines Skelettmuskels 1:2000, d.h., eine Nervenfaser für 2000 Muskelzellen zuständig (Grobmotorik)

Interneuron: Nervenzelle, die weder dem afferenten noch dem efferenten Typ zugeordnet ist; Mehrzahl der Neuronen des Nervensystems sind Interneuronen

Iteration: zwangsmäßige Wiederholung von Wörtern, Sätzen, Satzteilen oder Handlungen

Kinematik: Lehre von den Bewegungen

Klonisches Stottern: kurze, rasch aufeinanderfolgende Kontraktionen der Sprechmuskulatur

Krampfpotentiale: auf erhöhte Krampfbereitschaft hinweisende Wellen, Komplexe oder Wellenmuster in Form von spikes und sharp waves; veraltete Bezeichnung für epilepsietypische Potentiale

Labial: mit Lippen gebildeter Konsonant; Lippenlaut

Latenzzeit: von der Nervenleitungsgeschwindigkeit peripherer Nerven abhängiges Zeitintervall zwischen Reiz und Reizantwort

Lemma: lexikalische Einheit, die semantisch und syntaktisch, jedoch nicht phonologisch spezifiziert ist

Lexem: lexikalische Einheit; zum Lexem *Traum* gehören die grammatischen Wörter *Traum*, *Traums*, *Träume* und *Träumen*

Logatom: Testsilbe ohne Bedeutung

Mediosagittal: parallel zur Mittelachse liegend

Motoneuron: zählt zum efferenten System; Nervenzelle, die Muskelaktivitäten auslöst

Motorische Einheit: Gesamtheit der von einer motorischen Nervenzelle versorgten Muskelzellen

Nervenbahn: über Nervenbahnen (afferent, efferent) gelangen Informationen vom ZNS zur Skelettmuskulatur; besteht aus Nervenzellen; eine Nervenbahn (Nervenfaser) innerviert mehrere Muskelfasern

Nucleus: Silbenkern

Okklusionsebene: normale Schlussbissstellung der Zähne

Osteopathie: zur Alternativmedizin gehörendes ganzheitliches therapeutisches Verfahren; löst Spannungen an Muskeln und Gelenken, optimiert dadurch deren Funktion

Pallidum: Teil des extrapyramidalen Systems; Zentrum der Trieb- und primitiven Reaktionsbewegungen

Peak to Peak Ratio: berechnetes Verhältnis der Zeitpunkte der Maximalgeschwindigkeiten zweier Gesten und der Gestendauer; ermöglicht Aussage über Überlappungstendenz benachbarter Gesten

Perseveration: Wiederholung zuvor produzierter, nicht adäquater Items (Laute, Silben, Wörter, Phrasen)

Plosiv: Verschlusslaut

Propulsion: schnelles Vorwärtsschießen beim Gehen infolge von Gleichgewichtsstörungen; vor allem bei Parkinson-Syndrom

Propulsiv: hervorschießend

Propriozeptoren: in den Muskeln enthaltene Sinnesorgane, die die Muskeldehnung und Muskelspannung messen und an das ZNS melden

Sharp waves: steil ansteigende und langsamer abfallende Wellen im EEG in einer Frequenz von 3 Hz, typisch für idiopathische Epilepsien, epilepsietypische Potentiale

Spikes: hochgespannte rasche Entladungen von 80ms Dauer im EEG, epilepsietypische Potentiale

Spoonerism: englische Bezeichnung für Versprecher; wurde nach dem Dekan William A. Spooner (1844-1930) des New Oxford College benannt, dem viele Versprecher nachgesagt wurden

Stereotaktische Reizung: Reizungen in Gehirnregionen, in denen die Aktivitäten durch eine Erkrankung abnorm verändert sind; dabei werden kleine Sonden über ein kleines Bohrloch im Schädel an genau vorausberechnete Stellen platziert; typisches Parkinson-Zittern kann durch eine stereotaktische Reizung reduziert werden

Striatum: gehört zu den Basalganlien; wichtige Schaltstelle im extrapyramidalen System

Striopallidäres System: umfasst das Striatum und Pallidum; Teil des extrapyramidalen Systems; für Regulierung des Muskeltonus zuständig

Tachylalie: beschleunigtes Sprechtempo

Taktil: den Tastsinn betreffend

Target undershoot: Verkürzung von Bewegungsamplituden; artikulatorische Ziele (targets) werden nicht erreicht

Thalamus: Sammlung sensorischer Zellkerne; sensorische Auslösestation; Sprachfunktionen sind im Thalamus repräsentiert

Tonisches Stottern: relativ lang andauernde Verkrampfungen der Sprechmuskulatur

Transillumination: Durchleuchten von Körperteilen mit heller Lampe; hier: Beleuchten der Glottis mit einem Endoskop (bildgebendes Gerät)

Velar: Gaumensegellaut, Hintergaumenlaut

Voice Onset Time: Zeit von der Verschlusslösung eines Konsonanten bis zum Stimmeinsatz

Vokalstopp: Steckenbleiben im Vokal

Zentralfurche: trennt Stirn- und Scheitellappen des Gehirns; Furche zwischen Gyrus pre- und postcentralis

Hallesche Schriften zur Sprechwissenschaft und Phonetik

Herausgegeben von Lutz Christian Anders, Ursula Hirschfeld, Eva-Maria Krech und Eberhard Stock

Bände 1–15 herausgegeben von Eva-Maria Krech und Eberhard Stock

Band 1 Eva-Maria Krech / Eberhard Stock (Hrsg.): Beiträge zur deutschen Standardaussprache. Bericht von der 16. Sprechwissenschaftlichen Fachtagung 1994 an der Martin-Luther-Universität Halle-Wittenberg. Zum Gedenken an Hans Krech. 1996.

Band 2 Eva-Maria Krech / Eberhard Stock (Hrsg.): Sprechen als soziales Handeln. Festschrift zum 70. Geburtstag von Geert Lotzmann. 1997.

Band 3 Eva-Maria Krech / Eberhard Stock (Hrsg.): Sprechwissenschaft – Zu Geschichte und Gegenwart. Festschrift zum 90jährigen Bestehen von Sprechwissenschaft/Sprecherziehung an der Universität Halle. 1999.

Band 4 Yvonne Anders: Merkmale der Melodisierung und des Sprechausdrucks ausgewählter Dichtungsinterpretationen im Urteil von Hörern. Sprechwissenschaftlich-phonetische Untersuchungen. 2001.

Band 5 Margret Bräunlich / Baldur Neuber / Beate Rues (Hrsg.): Gesprochene Sprache – transdisziplinär. Festschrift zum 65. Geburtstag von Gottfried Meinhold. 2001.

Band 6 Eva-Maria Krech (Hrsg.): Sprach-, Sprech- und Stimmstörungen – interdisziplinäre Kooperation in der Therapie. Festschrift zum 65. Geburtstag von Volkmar Clausnitzer. 2002.

Band 7 Baldur Neuber: Prosodische Formen in Funktion. Leistungen der Suprasegmentalia für das Verstehen, Behalten und die Bedeutungs(re)konstruktion. 2002.

Band 8 Eberhard Stock / Ludmila Velickova: Sprechrhythmus im Russischen und Deutschen. 2002.

Band 9 Ines Bose: *dóch da sín ja' nur mûster //.* Kindlicher Sprechausdruck im sozialen Rollenspiel. 2003.

Band 10 Eva-Maria Krech / Eberhard Stock (Hrsg.): Gegenstandsauffassung und aktuelle phonetische Forschungen der halleschen Sprechwissenschaft. 2003.

Band 11 Wieland Kranich: Phonetische Untersuchungen zur Prosodie emotionaler Sprechausdrucksweisen. 2003.

Band 12 Lutz Christian Anders / Ursula Hirschfeld (Hrsg.): Sprechsprachliche Kommunikation. Probleme, Konflikte, Störungen. 2003.

Band 13 Kati Hannken-Illjes: Gute Gründe geben. Ein sprechwissenschaftliches Modell argumentativer Kompetenz und seine didaktischen und methodischen Implikationen. 2004.

Band 14 Annaliese Benkwitz: Kontrastive phonetische Untersuchungen zum Rhythmus. Britisches Englisch als Ausgangssprache – Deutsch als Zielsprache. 2004.

Band 15 Norbert Gutenberg (Hrsg.): Schreiben und Sprechen von Hörfunknachrichten. Zwischenergebnisse sprechwissenschaftlicher Forschung. 2005.

Band 16 Christiane Ulbrich: Phonetische Untersuchungen zur Prosodie der Standardvarietäten des Deutschen in der Bundesrepublik Deutschland, in der Schweiz und in Österreich. 2005.

Band 17 Christiane Miosga: Habitus der Prosodie. Die Bedeutung der Rekonstruktion von personalen Sprechstilen in pädagogischen Handlungskontexten. 2006.

Band 18 Ursula Hirschfeld / Lutz Christian Anders (Hrsg.): Probleme und Perspektiven sprechwissenschaftlicher Arbeit. 2006.

Band 19 Ramona Benkenstein: Vergleich objektiver Verfahren zur Untersuchung der Nasalität im Deutschen. 2007.

Band 20 Beate Wendt: Analysen emotionaler Prosodie. 2007.

Band 21 Uwe Hollmach: Untersuchungen zur Kodifizierung der Standardaussprache in Deutschland. 2007.

Band 22 Ines Bose (Hrsg.): Sprechwissenschaft. 100 Jahre Fachgeschichte an der Universität Halle. 2007.

Band 23 Ute Gonnermann: Quantifizierbare Verfahren zur Bewertung von Dysphonien. Auditiv-perzeptive Heiserkeitsbeurteilung, apparative Stimmdiagnostik und Selbsteinschätzung der Stimme. 2007.

Band 24 Mariam Hartinger: Untersuchungen der Sprechmotorik von Polterern mit Hilfe der Elektromagnetischen Mediosagittalen Artikulographie (EMMA). 2008.

www.peterlang.de

FSC
www.fsc.org
MIX
Papier | Fördert gute Waldnutzung
FSC® C083411

Kolibri 360 GmbH
Ferdinand-Jühlke-Straße 7
99095 Erfurt, Deutschland
produktsicherheit@kolibri360.de

Druck:
CPI Druckdienstleistungen GmbH
im Auftrag der
Kolibri 360 GmbH
Ferdinand-Jühlke-Str. 7
99095 Erfurt